英汉汉英
消化病学词典

第 2 版

主　编　董卫国　许　昱
副主编　廖家智　冉志华
　　　　魏云巍　李晓斌

人民卫生出版社

图书在版编目（CIP）数据

英汉汉英消化病学词典/董卫国,许昱主编.—2版.—北京：
人民卫生出版社,2014

ISBN 978-7-117-20037-0

Ⅰ.①英… Ⅱ.①董…②许… Ⅲ.①消化系统疾病-诊疗-
对照词典-英、汉 Ⅳ.①R57-61

中国版本图书馆 CIP 数据核字（2014）第 274983 号

人卫社官网	www.pmph.com	出版物查询，在线购书
人卫医学网	www.ipmph.com	医学考试辅导，医学数
		据库服务，医学教育资
		源，大众健康资讯

英汉汉英消化病学词典
第 2 版

主　　编：董卫国　许　昱
出版发行：人民卫生出版社（中继线 010-59780011）
地　　址：北京市朝阳区潘家园南里 19 号
邮　　编：100021
E - mail：pmph @ pmph.com
购书热线：010-59787592　010-59787584　010-65264830
印　　刷：北京铭成印刷有限公司
经　　销：新华书店
开　　本：787×1092　1/32　**印张：**17
字　　数：279 千字
版　　次：2010 年 9 月第 1 版　　2014 年 12 月第 2 版
　　　　　　2014 年 12 月第 2 版第 1 次印刷（总第 2 次印刷）
标准书号：ISBN 978-7-117-20037-0/R·20038
定　　价：48.00 元

打击盗版举报电话：010-59787491　E-mail：WQ @ pmph.com
　　（凡属印装质量问题请与本社市场营销中心联系退换）

编 者 （按姓氏笔画排序）

王　静（武汉大学人民医院）

冉志华（上海交通大学仁济医院）

吕晓光（武汉大学人民医院）

朱文倩（武汉大学人民医院）

伍丹丹（武汉大学人民医院）

向　荣（武汉大学人民医院）

刘　娅（武汉大学人民医院）

刘　敏（武汉大学人民医院）

刘玉兰（武汉大学人民医院）

许　昱（武汉大学人民医院）

李　娇（武汉大学人民医院）

李晓斌（北京协和医院）

张吉翔（武汉大学人民医院）

张韵婷（武汉大学人民医院）

易佳盛（武汉大学人民医院）

季梦遥（武汉大学人民医院）

柳　舟（武汉大学人民医院）

徐　曼（武汉大学人民医院）

董卫国（武汉大学人民医院）

雷宏博（武汉大学人民医院）

编 者

廖　斐（武汉大学人民医院）

廖家智（华中科技大学同济医院）

潘　俊（武汉大学人民医院）

魏云巍（哈尔滨医科大学附属第一医院）

学术秘书　李　娇

前　言

随着医学科学信息化的迅猛发展,广大医务人员和医学生可更快捷地获取最新医学进展,但要更准确地了解最新医学知识,同时熟练运用于国际交流,充分掌握医学专业英语词汇极为重要。2010 年我们编写了《英汉汉英消化病学词典》,为从事消化病学的广大医务人员和医学生查阅与学习医学专业英语词汇提供了一本简便、实用的工具书,受到读者一致好评。近年来消化病学的新概念、新技术发展迅速,大量专业新词汇如雨后春笋般涌现。为更好地满足读者需求,我们在第 1 版的基础上增加了词汇收录量,特别是补充了近年出现的消化病学专业新词。尽管目前软件版词典应用广泛,但这本小册子有着独特、突出的优势:一是作为口袋书携带方便,在学习与工作中可随手查阅;二是实用性强,相比软件版词典,本词典收录的消化病学专业词汇更系统、更全面,是从事消化病学医务人员及医学生的理想参考工具。

《英汉汉英消化病学词典》(第 2 版)形

式上延续第 1 版风格,包括英汉医学词汇和汉英医学词汇两部分,词汇量在第 1 版的基础上新增六千余条,达到一万一千余条,并附有缩略语两百余条。英汉医学词汇对照部分按英文字母顺序排列,词条各项内容的顺序为:英文词目、国际音标、汉语对应词;汉英医学词汇对照部分按拼音顺序排列,词条各项内容的顺序为:汉语词目、英文对应词、国际音标;缩略语部分按相对应的英文字母排列,词条各项内容的顺序为:缩写形式、英文全名、汉语译名。但并非每个词条或缩略语都包含以上内容。一个单词或词组有两个或多个译名时,同义词用";"分隔;异义词用①②③……分开。如:

unconjugated bilirubin(UCBR)　非结合胆红素;游离胆红素

belly　['beli]　①腹部;②食欲;③膨胀

尽管我们在编写过程中做了最大努力,但由于水平有限,且消化病学发展日新月异,不足之处恳请广大读者惠予批评指正。

董卫国　许　昱
2014 年 10 月

目　录

第一部分　英汉消化病学词典

第二部分　汉英消化病学词典

第一部分

英汉消化病学词典

A

abacterial [ˌeibæk'tiəriəl] 无菌的

abdomen ['æbdəmən] 腹部

abdomen circumference 腹围

abdomen obstipum 曲腹

abdominal [æb'dɔminəl] 腹部的

abdominal angina 腹绞痛

abdominal angiography 腹部血管造影术

abdominal aorta 腹主动脉

abdominal apoplexy 腹部卒中

abdominal asthma 腹性气喘

abdominal ballottement 腹部冲击触诊法

abdominal bulge 腹膨隆

abdominal circumference 腹围

abdominal compartment syndrome 腹腔间隔室综合征

abdominal compression 腹部压迫

abdominal decompression 腹部减压

abdominal dropsy 腹水

abdominal fistula 腹瘘

abdominal jugular reflux 腹颈反流试验

abdominal mass 腹部包块

abdominal paracentesis 腹腔穿刺术

abdominal phthisis 肠及肠系膜淋巴结结核

abdominal reflex 腹壁反射

abdominal retraction 腹部凹陷

abdominocardiac reflex 腹心反射

abdominocardiac sign 腹心征

abdominocentesis [æb͵dɔminɔsen'tiːsis] 腹腔穿刺术

abnormality [͵æbnɔː'mæliti] ①异常；②畸形

abrosia [ə'brəuziə] 禁食

abscess ['æbsis] 脓肿

abscess gastric 胃脓肿

absence of inferior vena cava 下腔静脉缺如

absence of superior vena cava 上腔静脉缺如

absolute contraindication 绝对禁忌证

absolute diet 禁食

absorb [əb'sɔːb] 吸收

absorbance [ɔb'sɔːbəns] 吸收率

absorber for endoscopic cautery 内镜电灼烟雾吸收器

absorption [əb'sɔːpʃən] 吸收

absorption coefficient 吸收系数

absorptivity [əb'sɔːptiviti] ①吸收系数；②可吸收性

acanthesthesia [ə͵kænθis'θiːziə] 针刺感

acataposis [əkætə'pəusis] 咽下困难

acathectic jaundice 胆汁排泄障碍性黄疸

acathexia [͵ækə'θeksiə] 排泄失禁

accessory [æk'sesəri] ①副的；②附属的

accessory pancreatic duct 副胰管

accessory parotid gland 副腮腺

accessory spleen 副脾

accident poisoning 意外中毒

accident ward 急症病房

acetaminophen（AAP）［ˌæsiˈtæminəufen］
对乙酰氨基酚

acetone body 酮体

acetylcholine（ACh）［ˌæsetilˈkəuliːn］乙酰
胆碱

achalasia ［ˌækəˈleiziə］失弛缓性

achalasia of cardia 贲门失弛缓

achalasia- akinesia syndrome 食管失弛缓-
运动不能综合征

acholangic biliary cirrhosis 无胆管性胆汁
性肝硬化

acholia ［əˈkəuliə］无胆汁（症）

acholic stools 无胆色粪

acholuria ［əkəuˈljuəriə］无胆色素尿

acholuric jaundice 无胆色素尿性黄疸

achylia gastrica 胃液缺乏

achylia pancreatica 胰液缺乏

achylic anemia 胃液缺乏性贫血

achylic chlorosis 胃液缺乏性萎黄病

achymia ［əˈkaimiə］食糜缺乏

acid ［ˈæsid］①酸；②酸性的

acid base balance 酸碱平衡

acid citrate dextrose（ACD）酸性枸橼酸葡
萄糖

5

acid phosphatase(ACP) 酸性磷酸酶

acidity total 总酸度

acidol-pepsin 酸性胃蛋白酶

acidophilic [əˌsidəˈfilik] ①嗜酸性染色的；②嗜酸的

acidophilic body 嗜酸小体

acidophilic degeneration 嗜酸性变

acidophilus therapy 乳酸菌疗法

acidosis [ˌæsiˈdəusis] 酸中毒

acinar [ˈæsinə] ①腺泡；②腺泡的

acinar cell carcinoma 腺泡细胞癌

acini hepatic 肝小叶

acini pancreatis 胰腺泡

acinus lienalis 脾小体

aclorhydria [əkˈlɔːhaidriə] 胃酸缺乏

acoprosis [ˌækəˈprəusis] 肠内空虚；肠内粪便缺乏

acoria [əˈkɔːriə] 贪食

acoustic [əˈkuːstik] ①听觉的；②声学的

acoustic shadow 声影

acquired functional megacolon 获得性功能性巨结肠

acquired immune deficiency syndrome(AIDS) 获得性免疫缺乏综合征；艾滋病

acquired oesophageal stricture 后天性食管狭窄

acrodermatitis enteropathica 肠病性肢皮炎

activate ['æktiveit] 激活

activation [ˌækti'veiʃən] ①活化；②激活

active coagulative time(ACT) 活化凝血时间

active oxygen 活性氧

activity [æk'tiviti] 活性

acute [ə'kjuːt] ①急性的；②尖锐的

acute abdomen 急腹症

acute acalculous cholecystitis 急性非结石性胆囊炎

acute alcoholic hepatitis 急性酒精性肝炎

acute alcoholic liver disease 急性酒精性肝病

acute alcoholism 急性酒精中毒

acute anemia 急性贫血

acute appendicitis 急性阑尾炎

acute bacillary dysentery 急性细菌性痢疾

acute bacterial peritonitis 急性细菌性腹膜炎

acute blood loss anemia 急性失血性贫血

acute cecitis 急性盲肠炎

acute colitis 急性结肠炎

acute corrosive gastritis 急性腐蚀性胃炎

acute diarrhea 急性腹泻

acute diffuse appendicitis 急性弥漫性阑尾炎

acute diffuse peritonitis 急性弥漫性腹膜炎

acute dilatation of stomach 急性胃扩张

acute duodenal ulcer 急性十二指肠溃疡

acute edematous hepatitis 急性水肿性肝炎

acute edematous pancreatitis 急性水肿型

胰腺炎

acute emphysematous cholecystitis 急性气肿性胆囊炎

acute epidemic gastroenteritis virus 急性流行性胃肠炎病毒

acute erosion of duodenum 急性十二指肠糜烂

acute erosive and hemorrhagic gastritis 急性糜烂出血性胃炎

acute erosive gastritis 急性糜烂性胃炎

acute esophagitis 急性食管炎

acute febrile jaundice 急性发热性黄疸

acute fibrinous enteritis 急性纤维素性肠炎

acute fluid collection 急性液体积聚

acute gangrenous appendicitis 急性坏疽性阑尾炎

acute gangrenous cholecystitis 急性坏疽性胆囊炎

acute gangrenous inflammation 急性坏疽性炎症

acute gastric mucosal bleeding 急性胃黏膜出血

acute gastric mucosal erosion 急性胃黏膜糜烂

acute gastric mucosal lesion 急性胃黏膜病变

acute gastric ulcer 急性胃溃疡

acute gastric volvulus 急性胃扭转

acute gastritis 急性胃炎

acute gastro-duodenal mucosal lesion 急性胃十二指肠黏膜损害

acute gastroenteritis 急性胃肠炎

acute gastrointestinal bleeding 急性胃肠道出血

acute gastrointestinal hemorrhage 急性胃肠道出血

acute hemorrhagic enteritis 急性出血性小肠炎

acute hemorrhagic gastritis 急性出血性胃炎

acute hemorrhagic necrosis of pancreas 急性出血性胰腺坏死

acute hemorrhagic necrotic enteritis 急性出血坏死性肠炎

acute hepatic failure 急性肝功能衰竭

acute hepatic necrosis 急性肝坏死

acute hepatitis 急性肝炎

acute icteric hepatitis 急性黄疸型肝炎

acute ileitis 急性回肠炎

acute infective enteritis 急性感染性肠炎

acute inflammation 急性炎症

acute intense pain 急性剧痛

acute irritated gastritis 急性刺激性胃炎

acute lower gastrointestinal hemorrhage 急性下消化道出血

acute megacolon 急性中毒性巨结肠

acute mesenteric vascular insufficiency 急性肠系膜血管功能不全

acute necrosis of pancreas 急性胰腺坏死

acute necrotizing enteritis 急性坏死性肠炎

acute necrotizing pancreatitis(ANP) 急性坏死性胰腺炎

acute obstructive suppurative cholangitis（AOSC）急性梗阻性化脓性胆管炎

acute pain 急性痛

acute pancreatitis 急性胰腺炎

acute peritonitis 急性腹膜炎

acute phase reactive proteins 急性期蛋白质

acute phlegmonous appendicitis 急性蜂窝织炎性阑尾炎

acute phlegmonous gastritis 急性蜂窝织性胃炎

acute primary peritonitis 急性原发性腹膜炎

acute pseudomembranous inflammation 急性假膜性炎症

acute pseudo- obstruction of the colon 急性结肠假性梗阻

acute segmental enteritis 急性节段性小肠炎

acute self- limited colitis 急性自限性结肠炎

acute severe hepatitis 急性重症型肝炎

acute simple appendicitis 急性单纯性阑尾炎

acute suppurative appendicitis 急性化脓性阑尾炎

acute ulcer 急性溃疡

acute upper gastrointestinal hemorrhage 急性上消化道出血

acute viral hepatitis 急性病毒性肝炎

acute yellow atrophy of liver 急性黄疸性肝萎缩

ademetionine 腺苷蛋氨酸

adenocarcinoma [ˌædinəuˌkɑːsiˈnəumə] 腺癌

adenohypersthenia gastrica 胃腺功能亢进

adenoma [ˌædiˈnəumə] 腺瘤

adenoma of pancreas 胰腺瘤

adenoma of papillary colon 结肠乳头状腺瘤

adenomatosis of the colon and rectum(ACR) 结直肠腺上皮增生

adenomatous polyp 腺瘤性息肉

adenomesenteritis [ˌædinəuˌmesentəˈraitis] 肠系膜淋巴结炎

adenomyomatous hyperplasia of gallbladder 胆囊腺肌增生症

adenopathy [ˌædiˈnɔpəθi] 腺病

adenosine diphosphate(ADP) 二磷酸腺苷

adenosine triphosphate(ATP) 三磷酸腺苷

adhesion [ədˈhiːʒən] ①粘连;②附着

adhesion molecule 黏附分子

adhesive ileus 粘连性肠梗阻

adhesive intestinal obstruction 粘连性肠梗阻

adiposis hepatica 脂肪肝

A

aditus laryngis 喉口

aditus oesophagi 食管口

adjuvant ['ædʒuvənt] ①辅助的；②辅药

administration by gavage 灌胃法

admission and discharge(A and D) 出院和入院

admixture [ad'mikstʃə] ①混合；②添加物

adrenocorticotrophin(ACTH) 促肾上腺皮质激素

adriamycin [ˌeidriə'maisin] 阿霉素

adult celiac disease 成人腹腔疾病

adult lactase deficiency 成人乳糖酶缺乏症

advanced gastric cancer 进展期胃癌

adventitia [ˌædvən'tiʃiə] ①外膜；②动脉外膜

adynamic bowel 肠无力症

adynamic ileus 无力性肠梗阻

aerenterectasia 肠胀气

aerobulbia [ˌeərəu'bʌlbiə] 十二指肠球内积气

aerocoly [ˌeərəu'kəuli] 结肠积气

afferent loop obstruction of jejunum 空肠输入袢梗阻

aganglionosis [əˌɡæŋɡliə'nəusis] 神经节细胞缺失症；先天性巨结肠症

agarose ['ɑːɡərəus] 琼脂糖

agastria [ə'ɡæstriə] 无胃畸形

agastric [ə'ɡæstrik] 无胃的；无消化道的

aggregate ［'ægrigit］ ①聚集；②凝集物

aggregated lymphatic follicles 集合淋巴滤泡

aggressive factor 侵袭因子

aggressive hepatitis 攻击性肝炎

akoria ［ə'kɔriə］ 贪食；不饱症

alanine aminotransferase（ALT） 丙氨酸转氨酶

albumin（ALB） ［'ælbjuːmin］ 清蛋白

albumin milk （高）蛋白乳

albumin tannate 鞣酸蛋白

albumin/globulin ratio（A/G ratio） 白—球蛋白比

albuminemia ［ælˌbjuːmi'niːmiə］ 白蛋白血症

albuminimetry ［ælˌbjuːmi'nimitri］ 白蛋白定量法

albuminocholia ［ælˌbjuːminəu'kɔuljə］ 蛋白胆汁症

albuminoid degeneration 蛋白样变性

albuminoid liver 蛋白样肝

albuminolysis 蛋白分解

albuminone ［ælˌbjuːminəun］ 白蛋白胨

albuminorrhea ［ælˌbjuːminə'riːə］ 白蛋白溢

albuminous ［æl'bjuːminəs］ 白蛋白的

albuminous gland 蛋白腺

albuminous swelling 蛋白性肿胀

alcohol ［'ælkəhɔl］ 乙醇；酒精

alcohol abuse 酗酒

A

alcohol addiction 酒瘾

alcohol dehydrogenase 乙醇脱氢酶

alcohol ketoacidosis 酒精性酮症酸中毒

alcohol nystagmus 酒精中毒性眼震

alcohol withdrawal delirium 酒精戒断性谵妄

alcoholic [ˌælkəˈhɔlik] 乙醇的;酒精的

alcoholic cirrhosis 酒精性肝硬化

alcoholic coma 酒精毒性昏迷

alcoholic fatty liver 酒精性脂肪肝

alcoholic hepatic fibrosis 酒精性肝纤维化

alcoholic hepatitis 酒精性肝炎

alcoholic hyaline body 酒精透明小体

alcoholic liver damage 酒精性肝损害

alcoholic liver disease 酒精性肝病

alcoholic psychosis 酒精中毒性精神病

alcoholic steatonecrosis 酒精性脂肪坏死

alcoholism 酒精中毒

alexin 补体

alexipharmac [əˌleksiˈfɑːmæk] ①解毒的;
②解毒药

alimentary [ˌæliˈmentəri] ①饮食的;②营
养的;③消化的

alimentary abstinence 饮食节制

alimentary albuminuria 饮食性蛋白尿

alimentary canal 消化道

alimentary edema 营养不良性水肿

alimentary infection 胃肠道感染

alimentary intoxication 胃肠道中毒

alimentary juice 消化液

alimentary organ 饮食性消化不良

alimentary system 消化系统

alimentary tissue 营养组织

alimentary toxemia 食物性毒血症

alimentary toxic aleukia 食物中毒性白细胞缺乏症

alimentary tract 消化道

alimentary tract hemorrhage 消化道出血

alimentary tube 消化管

alimentation [ˌælimen'teiʃən] ①饮食疗法；②营养法；③饮食法

alipogenic [eiˌlipəu'dʒenik] 不生脂肪的

alkaline ['ælkəlain] 碱性的

alkaline phosphatase(AKP) 碱性磷酸酶

alkalosis [ˌælkə'ləusis] 碱中毒

allergic colitis 过敏性结肠炎

allergy ['ælədʒi] 变态反应

Allingham's operation 阿林厄姆手术

allodynia [ˌæləu'diniə] 异常性疼痛

allotransplantation
[ˌæləuˌtrænsplæn'teiʃən] ①同种移植(术)；②异体移植法

allotriogeustia [əlɔtriə'gjuːstiə] 味觉异常

allotriolith [ˌælə'traiəliθ] ①异位结石；②异质结石

15

allotriophagia ［ˌælətriːəuˈfeigiə］ 异食癖

allotrophic ［ˌæləˈtrɔfik］ 营养异常的

alpha anti- trypsin α- 抗胰蛋白酶

alpha- chymotrypsin α- 糜蛋白酶

alpha- fetoprotein（AFP）甲胎蛋白

alternative complement pathway 补体旁路

aluminium hydroxide 氢氧化铝

aluminium hydroxide gel 氢氧化铝凝胶

alveoli of stomach 胃小泡

alvine concretion ①胃肠结石；②粪石

alvine flux 腹泻

alvus 腹脏

amasesis ［ˌæməˈsiːsis］ 咀嚼不能

ambulance ［ˈæmbjuləns］ 救护车

ambulant clinic 门诊部

amebic ［əˈmiːbik］ 阿米巴的；变形虫的

amebic appendicitis 阿米巴性阑尾炎

amebic colitis 阿米巴结肠炎

amebic dysentery 阿米巴痢疾

amebic liver abscess 阿米巴肝脓肿

amine ［ˈæmin］ 胺类

amine precursor uptake and decarboxyla-
tion（APUD）胺前体摄取和脱羧

amine precursor uptake and decarboxyla-
tion cell APUD 细胞

amino ［æˈminəu］ 氨基

amino acid 氨基酸

aminotransferase ［ˌæminəuˈtrænsfəreis］ 转氨酶

ammonemia ［ˌæməˈniːmiə］ 氨血症

ammonia ［əˈməuniə］ ①氨；②氨水

ammonia gas 氨气

ammonia intoxication 氨中毒

amoeba coli 结肠阿米巴

amoeba dysenteriae 痢疾阿米巴

amoebic abscess of liver 阿米巴肝脓肿

amoebic appendicitis 阿米巴阑尾炎

amoebic dysentery 阿米巴痢疾

amoebic hepatitis ①阿米巴肝炎；②变形虫肝炎

amoebocyte lysate 阿米巴细胞溶解产物

amoxicillin ［əˌmɔksiˈsilin］ 阿莫西林

amphibolic fistula 胆囊瘘

amphophil ［ˈæmfəfil］ ①两染性的；②两染细胞

ampicillin ［ˌæmpiˈsilin］ 氨苄西林

ampulla ［æmˈpulə］ 壶腹

ampulla hepatopancreatica 肝胰管壶腹

ampulla of rectum 直肠壶腹

ampulla of vater 十二指肠乳头胆道口壶腹

ampullary ［æmˈpuləri］ 壶腹(状)的

ampullary carcinoma 壶腹癌

amputating ulcer 切断性溃疡

amylase ［ˈæmileis］ 淀粉酶

amylogenesis ［ˌæmiləu'dʒenisis］淀粉生成

amyloid degeneration 淀粉样变性

amylopsin ［ˌæmi'lɔpsin］胰淀粉酶

amylorrhea ［ˌæmilə'riə］淀粉泻

amylose ［'æmiləus］①直链淀粉；②多糖

amyxorrhea gastrica 胃黏液分泌缺乏

anadenia ventriculi 胃腺破坏

anaerobic ［əˌnei'rɔbik］①缺氧的；②厌氧的

anaerobic digestion 厌氧消化

anal ［'einl］①肛门的；②直肠的

anal appendage 肛附器

anal area 肛区

anal artery 肛动脉

anal atresia 肛门闭锁

anal canal 肛管

anal cell 肛细胞

anal cleft 肛裂

anal column 肛柱

anal cryptitis 肛窦炎

anal crypts 肛门凹陷

anal dilator 肛门扩张器

anal fistula 肛(门)瘘

anal gland 肛门腺

anal nerves 肛神经

anal papilla 肛乳头

anal pecten 肛梳

anal prolapse 脱肛

anal reflex 肛门反射

anal sinus 肛窦

anal speculum 肛门镜

anal stenosis 肛门狭窄

anal swab 肛门拭子

anal valve 肛瓣

anal verge 痔环；肛外缘

anapepsia [ˌænəˈpepsiə] 胃蛋白酶缺乏

anaplasia [ˌænəˈpleiziə] 间变

anastomosis [əˌnæstəˈməusis] 吻合术

anastomotic [əˌnæstəˈmɔtik] 吻合的

Andresen's diet 安德列森饮食；溃疡病饮食

anemia [əˈniːmiːə] 贫血；贫血症

anenteroneuria 肠无力

anenterous [æˈnentərəs] 无肠的

anepithymia [æˌnepiˈθimiə] 纳差；食欲不振

anesthesia（ANA）[ˌænisˈθiːʒə] ①麻木；
②麻醉

anesthesiology [ˌænesˌθiːziˈɔlədʒi] 麻醉学

aneurysm [ˈænjuərizəm] 动脉瘤

angina dyspeptica 消化不良性绞痛

angiocholecystitis [ˌændʒiəuˌkɔlisisˈtaitis]
胆囊胆管炎

angiocholecystography
[ˌændʒiəuˌkəulisisˈtɔɡrəfi] 胆囊胆管造影

angiocholitis [ˌændʒiəukəˈlaitis] 胆管炎

angiography [ˌændʒiˈɔɡrəfi] 血管造影术

A

angular incisure 角切迹

angular incisure of stomach 胃角切迹

anhepatic [ˌænhiːˈpætik] 非肝性的

anhepaticus icterus 非肝源性黄疸

anhepatogenic [ˌænhepətəuˈdʒenik] 非肝源性的

anicteric [ˌænikˈterik] 无黄疸的

anicteric hepatitis 无黄疸型肝炎

anicteric virus hepatitis 无黄疸型病毒性肝炎

anisodamine hydrobromide 氢溴酸山莨菪碱

anocutaneous line ①肛白线；②肛皮线

anode voltage stabilized camera tube 高速电子束摄像管

anoperineal [ˌeinəupəriˈniːəl] 肛门会阴

anoplasty [ˈeinəuˌplæsti] 肛门成形术

anopubic [ˌeinəuˈpjuːbik] 肛门耻骨的

anorectal [ˌeinəuˈrektəl] 肛门直肠的

anorectal abscess 肛门直肠脓肿

anorectal line 肛直肠线

anorectal lymph nodes 肛门直肠淋巴结

anorectal manometry 肛门直肠测压

anorectitis [ˌeinəurekˈtaitis] 肛门直肠炎

anorectocolonic [ˌeinəuˌrektəukəˈlɔnik] 肛门直肠结肠的

anorectum [ˌeinəuˈrektəm] 肛门直肠

anorexia [ˌænəuˈreksiə] 厌食症

anorexia nervosa 神经性厌食症

anorexia-cachexia syndrome 厌食—恶病质综合征

anorexiant ①减食欲药;②使厌食的

anoscope ['einəskəup] 肛门镜

anosigmoidoscopy [ˌeinəuˌsigmɔi'dɔskəpi] 直肠乙状结肠镜检查

anospinal [ˌeinəu'spainəl] 肛门脊髓的

anospinal centers 肛脊中枢

ansa interstinalis 肠袢

antacid [ænt'æsid] 碱性抗酸剂

antecardium [ænti'kɑːdiəm] 上腹部

anterior [æn'tiəriə] 前的

anterior gastric branches 胃前支

anterior glandular branch 前先支

anterior intestinal porta 前肠门

anterior intestine 前肠

anterior superior iliac spine 髂前上棘

anterior superior pancreaticoduodenal artery 胰十二指肠上前动脉

anterior surface of right lobe 肝右叶前部

anterior surface of stomach 胃前面

anterior taenia coli 前结肠带

anterior wall of rectus sheath 腹直肌鞘前层

anthelmintic [ˌænθel'mintik] ①抗蠕虫的;②驱肠虫药

anthelone [ænt'hiːləun] 抗溃疡素

anthelone E 肠抑胃素

anti- actin 抗肌动蛋白

antibiotic- associated pseudomembranous colitis(AAPC) 抗生素相关性假膜性结肠炎

antibody(Ab) ['ænti₁bɔdi] 抗体

antibody to hepatitis A virus(anti- HAV) 甲型肝炎病毒抗体

anticholelithogenic [₁ænti₁kəuli₁liθə'dʒenik] 消胆石药

anticholerin [₁ænti'kɔlərin] 抗霍乱菌素

anticholesteremic [₁æntikə₁lestə'ri:mik] ①抗胆固醇血的;②抗胆固醇血药

antichymotrypsin [₁ænti₁kaimə'tripsin] 抗胰凝乳蛋白酶

anticonstipating regimen 抗便秘措施

antidiarrheal [₁ænti₁daiə'riəl] 止泻药;止泻剂

antidiuretic hormone(ADH) 抗利尿激素

antidysenteric [₁ænti₁disən'terik] 抗痢疾药

antiedemic ①抗水肿药;②抗水肿的

antiemetic [₁ænti'metik] 止吐药

antiendotoxic [₁ænti₁endəu'tɔksik] 抗内毒素的

antiflatulent [₁ænti'flætjulənt] 抗胃肠胀气药

antigen ['æntidʒən] 抗原

antigenic mimicry 抗原模拟

antihemophilic factor(AHF) 抗血友病因子

A

antihemorrhoidal [ˌænti͵heməˈrɔidəl] 治痔药

antihepatitic activity 抗肝炎作用

antihepatocarcinoma effect 抗肝癌作用

antihepatotoxic principles 抗肝细胞毒的有效成分

anti- icteric 抗黄疸的

antilipotropic 抗脂解的

anti- mitochondrial antibody(AMA） 抗线粒体抗体

antinuclear antibody(ANA） 抗核抗体

anti- oncogene [ˌæntiˈɔŋkədʒiːn] 抑癌基因

antipancreatic serum 抗胰血清

antipepsin [ˌæntiˈpepsin] 抗胃蛋白酶

antiperistalsis [ˌæntiˈperiˈstælsis] 食管逆蠕动

antiphlogistic [ˌæntifləuˈdʒistik] 抗炎的

anti- saccharomyces cerevisiae antibodies（ASCA） 抗酿酒酵母抗体

antisepsis [ˌæntiˈsepsis] ①防腐;②消毒

antisteapsin [ˌæntistiˈæpsin] 抗胰脂酶

antisterone 螺内酯

antitrypsin [ˌæntiˈtripsin] 抗胰蛋白酶

antitrypsin deficiency 抗胰蛋白酶缺乏症

antitumorigenic 抗肿瘤发生的

antiulcer [ˌæntiˈʌlsərə] 抗溃疡

antiulcerative [ˌæntiˈʌlsərətiv] ①抗溃疡的;②抗溃疡药

anti- VCA 抗病毒衣壳抗原抗体

23

antiviral [ˌænti'vaiərəl] 抗病毒的

antral chalone 胃窦抑素

antral diverticulum of the colon（ADC） 结肠窦憩室

antral diverticulum of the ileum（ADI） 回肠窦憩室

antral gastritis 胃窦炎

antral G- cell hyperplasia 胃窦 G 细胞增生症

antral spasm 胃窦痉挛

antroduodenectomy [ˌæntrəuˌdjuəudi'nektəmi] 胃窦十二指肠溃疡切除术

antroneurolysis [ˌæntrəunjuə'rɔlisis] 幽门窦除神经支配法

antropyloric [ˌæntrəupai'lɔːrik] 窦与幽门的

antrotonia [ˌæntrəu'təuniə] 幽门窦张力

antrum ['æntrəm] ①窦；②腔

antrum cardiacum 贲门窦

antrum gastritis antral 胃窦炎

antrum pylori 幽门窦

anular pancreas 环状胰

anus ['einəs] 肛门

anusitis [einə'saitis] 肛门炎

aorta [ei'ɔːtə] ①大动脉；②主动脉

aortoenteric 主动脉与胃肠道的

apastia [ə'pæstiə] 拒食

apenteric [ə'penterik] 肠外的

apepsia [ə'pepsiə] 消化停止

apepsinia [ə'pepsiniə] 胃蛋白酶缺乏

aperitive [ə'peritiv] ①轻泻剂;②开胃酒; ③通便药

aphagopraxia [əˌfeigə'præksiə] 吞咽不能

aphthoid ulcer 口疮样溃疡

apnea [æp'niːə] 呼吸暂停

apoferritin [ˌæpə'feritin] 去铁铁蛋白

apogee ['æpəudʒiː] 病危期

apoprotein [ˌæpə'prəutiːn] 脱辅基蛋白

apoptosis [ˌæpəp'təusis] 细胞凋亡

appendectomy forceps 阑尾切除钳

appendectomy retractor 阑尾切除牵引器

appendicectomy [əˌpendi'sektəmi] 阑尾切除术

appendicism ①假阑尾征;②伪阑尾炎

appendicocele 阑尾疝

appendicolithiasis 阑尾石病

appendicolysis 阑尾松解术

appendicular artery 阑尾动脉

appendicular vein 阑尾静脉

appendix [ə'pendiks] ①阑尾;②盲肠

appendix clamp 阑尾夹

appendix forceps 阑尾钳

appendix intestinal clamp ①阑尾肠钳;②肠夹持钳

appetizer ['æpitaizə] 开胃剂

archometrum 测肛器

archoptosia 直肠下垂

archorrhagia 直肠出血

archorrhea ①肛门黏液溢;②直肠黏液溢

archostegnosis [ˌɑːkəˌstegˈnəusis] 肛门直肠狭窄

archosyrinx [ˌɑːkəˈsiriŋks] ①肛瘘;②直肠灌注器

arcus major ventriculi 胃大弯

arcus minor ventriculi 胃小弯

areas of stomach 胃区

arginine [ˈɑːdʒinin] 精氨酸

artefact [ˈɑːtifækt] ①伪差;②假象

arteria colica sinistra 左结肠动脉

arteria gastrica dorsalis 胃背(侧)动脉

arteria hepatica propria 肝固有动脉

arteriae circumflexa ilium profunda 旋髂深动脉

arteriae circumflexa ilium superficialis 旋髂浅动脉

arteriae epigastrica superficialis 腹壁浅动脉

arteriae gastrica dextra 胃右动脉

arteriae gastrica sinistra 胃左动脉

arteriae gastroduodenalis 胃十二指肠动脉

arteriae gastroepiploica dextra 胃网膜右动脉

arteriae gastroepiploica sinistra 胃网膜左动脉

arteriae mesenterica superior 肠系膜上动脉

arteriae sigmoideae 乙状结肠动脉

arterial [ɑːˈtiəriəl] 动脉的

arterial blood gas(ABG) 动脉血气

arterial blood pressure(ABP) 动脉压

arteriovenous malformation of the gastrointestinal tract 胃肠道动静脉畸形

artificial digestion 人工消化

ascaris [ˈæskəris]（复 ascarides）蛔虫

ascending colon 升结肠

ascites [əˈsaitiːz] ①腹水；②腹腔积液

ascitic fluid 腹水

asepsis [æˈsepsis] ①无菌处理；②无菌术

aseptic necrosis 无菌性坏死

aseptic peritonitis 无菌性腹膜炎

aseptic technique 无菌操作

aspartate aminotransferase(AST) 天门冬氨酸氨基转移酶

asphygmia [æsˈfiɡmiə] 无脉

aspiration [ˌæspəˈreiʃən] ①吸（引）；②吸引术

assemble [əˈsembəl] ①聚集；②集合

asterixis 扑翼样震颤

asymptomatic [ˌeisimptəˈmætik] 无症状的

atoxic [əˈtɔksik] 无毒的

atresia [əˈtriːsiə] 闭锁

atretogastria [əˌtriːtəuˈɡæstriə] 胃门闭锁

atrophia mesenterica 肠系膜萎缩

atrophic fundic gland gastritis 萎缩性胃底腺胃炎

atrophic gastritis 萎缩性胃炎

atrophy ［'ætrəfi］ ①萎缩；②虚脱；③发育停止

atropine ［'ætrəpin］ 阿托品

atropine methobromide 溴甲阿托品

atropine sulphate 硫酸阿托品

attenuation ［əˌtenju'eiʃən］ ①弱化；②衰减

attenuation value ①衰减值；②衰减系数

atypia ［ə'tipiə］ ①异型性；②非典型

autoantibody ［ˌɔːtəu'æntiˌbɔdi］ 自身抗体

autocrine ［'ɔːtəukrain］ 自分泌

autoimmune chronic active hepatitis（AICAH）自身免疫性慢性活动性肝炎

autoimmune disease 自身免疫性疾病

autoimmune gastritis 自身免疫性胃炎

autoimmune hepatitis 自身免疫性肝炎

autologous blood transfusion 自体输血

autoradiographictechnique 放射自显影技术

avenolith ［ə'viːnəliθ］ 燕麦性肠结石

azotemia ［ˌæzəu'tiːmiə］ 氮质血症

B

B cell（胰岛） B 细胞

bacillary dysentery 细菌性痢疾

bacillus coli 大肠埃希菌

bacillus dysenteriae 痢疾杆菌

bacillus typhosus 伤寒杆菌

background activity 本底放射性

background exposure 本底照射

background radiation 本底辐射

bacteremia [bæktə'riːmiə] 菌血症

bacterial diarrhea 细菌性腹泻

bacterial digestion 细菌消化

bacterial enteritis 细菌性肠炎

bacterial liver abscess 细菌性肝脓肿

bacteriophage [bæk'tiəriə,feidʒ] 噬菌体

bacteriostatic [bæk,tiəriə'stætik] ①抑菌的；
②抑菌剂

bacteriotoxin [bæk,tiəriə'tɔksin] 细菌毒素

bacteriotrypsin [bæk,tiəriəu'tripsin] 细 菌
胰蛋白酶

balloon dilator 气囊扩张器

ballooning degeneration 气球样变

ballottement [bə'laːtmənt] 冲击触诊法

Balser's fatty necrosis 巴尔泽脂肪坏死

Bard-Pic syndrome 巴—皮综合征；慢性进
行性黄疸

B

bare area　裸区

barium enema　钡餐灌肠;钡灌肠

barium meal　吞钡;钡餐

barometerism［bərɔmi'tiərizəm］高空胃肠胀气

Barrett's esophagus　Barrett 食管

Barrett's syndrome　巴雷特综合征;慢性消化性溃疡和食管炎综合征

barrier［'bæriə］障碍;屏障

basal［'beisəl］基底的;基部的

basal acid output(BAO)　基础酸排量

basal cell carcinoma　基底细胞癌

basal metabolic rate(BMR)　基础代谢率

basal metabolism　基础代谢

basal pepsin output(BPO)　基础胃蛋白酶排量

basement membrane　基底膜;基膜

baseosis［beis'iəusis］碱中毒

basic electrical rhythm　基础电节律

basilemma［,beisi'lemə］基膜

basophilia［beisəu'filiə］①嗜碱性;②嗜碱粒细胞增多

Bauhin's valve　鲍安瓣;回盲瓣

belly［'beli］①腹部;②食欲;③膨胀

bellyache［'belieik］腹痛

bellybutton［beli,bʌtn］肚脐

bellyful［'beliful］满腹

benactyzine［biː'næktaizin］贝那替嗪

30

benign [bi'nain] 良性

benign adenoma of gallbladder 胆囊良性腺瘤

benign recurrent intrahepatic cholestasis
良性复发性肝内胆汁淤积

benign tumor 良性肿瘤

Bernard duct 伯纳尔管;胰副管

Bernard granular layer 胰腺腺泡层

bezoar ['bi:zɔ:] ①粪石;②胃肠结石

bifendate [bai'fendeit] 联苯双酯

bile [bail] 胆汁;胆液

bile acid 胆汁酸

bile ascites 胆汁性腹水

bile canaliculi 胆小管

bile duct 胆管

bile duct speculum 胆管镜

bile pigment 胆色素;胆汁色素

bile pigment calculus 胆色素结石

bile plug syndrome 胆汁阻塞综合征

bile reflux gastritis 胆汁反流性胃炎

bile salt 胆汁盐

bile salt-dependent flow 胆盐依赖性胆液

bile salt-independent flow 非胆盐依赖性胆液

bile salt-stimulated esterase 胆盐刺激酯酶

bile thrombus 胆栓

bile vessel 胆管

bilharziosis [bilˌhɑːziːˈəusis] 血吸虫病;裂
体吸虫病

B

biliary ['biliəri] ①胆道的;②胆汁的

biliary atresia 胆道闭锁

biliary cirrhosis 胆汁性肝硬化

biliary colic 胆绞痛

biliary cystic duct syndrome 胆囊管综合征

biliary drainage 胆汁引流

biliary dyskinesia 胆道运动障碍;胆道运动
功能失调

biliary enterohepatic circulation 胆盐的肝
肠循环

biliary fistula 胆瘘

biliary peritonitis 胆汁性腹膜炎

biliary stent dilatation 胆管内置管扩张(术)

biliary tract 胆道

biliation [bili'eiʃən] 胆汁分泌

bilicyanin [ˌbili'saiənin] 胆青素;胆蓝素

biligenic [bili'dʒenik] 生胆汁的

bilin ['bailin] 胆汁三烯

bilinogen ['bailinədʒin] 胆色素原;胆素原

bilious ['biliəs] 胆汁的

bilious typhoid 黄疸型回归热

bilirubin [ˌbili'ruːbin] 胆红素

bilirubin encephalopathy 胆红素脑病

bilirubin total(BT) 总胆红素

bilirubinate [ˌbiliː'rubineit] 胆红素盐

bilirubinuria [ˌbiliruːbi'njuəriə] 胆红素尿

bilis ['bailis] 胆汁

biliverdin ［ˌbili'vəːdin］胆绿素

biliverdin reductase 胆绿素还原酶

biochemistry ［ˌbaiəu'kemistri］生物化学

biofeedback ［ˌbaiəu'fiːdbæk］生物反馈

biofermin ［'biəfəmin］乳酶生

biopsy ［'baiɔpsi］活组织检查

biotransformation ［ˌbaiəuˌtrænsfə'meiʃən］
生物转化

bipolar electrocoagulation 双极电凝术

bisacodyl ［'bisækədil］比沙可啶

bismuth subcarbonate 碱式碳酸铋

bismuth subsalicylate 碱式水杨酸铋

Blakemore's esophageal nasogastric tube
布累克莫尔经鼻食管胃管

bloating ［'bləutiŋ］胃气胀

blocker ［'blɔkə］阻断药

blood clotting factor 凝血因子

blood fat 血脂

blood per rectum（BPR） 经直肠（排出的）
血液

bloody ascites 血性腹水

boat-belly 舟状腹

body of gallbladder 胆囊体

body of pancreas 胰体

body of stomach 胃体

body of tongue 舌体

body temperature 体温

bolus [ˈbəuləs] ①食团;②团块

bombesin [ˈbɔmbəsin] 蛙皮素

bombus [ˈbɔmbəs] ①耳鸣;②腹鸣

borborygmus [ˌbɔːbəˈriɡməs] 腹鸣;肠鸣音

bowel [ˈbauəl] 肠

bowel complaint 腹泻

bowel obstruction(BO) 肠梗阻

bowel sound 肠鸣音

bowel sounds active(BSA) 肠鸣音活跃

bowel tones 肠鸣音

bowels ①肠;②内脏

bradykinin [ˌbrædiˈkainin] 缓激肽

bradymasesis [bˈreidimæsisiːs] 咀嚼困难

bradypepsia [breidaiˈpepsiə] 消化徐缓

brain electrical activity map 脑电活动地形图

brash [bræʃ] 胃灼热

Bright's murmur 布赖特杂音

Brinton's disease 布林顿病;皮革状胃

Brittain's sign 布里顿征

bromopnea [ˌbrəuməpˈniːə] 口臭

Brown's dilator 布朗食管扩张器

Brown's gravitation sign 布朗重力征

bruit de clapotement 振水音

Brunner's glands 布鲁纳腺;十二指肠腺

Brunschwig's operation 布朗希威格手术;
胰十二指肠切除术

bubo [ˈbjubəu] 腹股沟淋巴结炎

bubonalgia [ˌbjuːbəuˈnældʒiə] 腹股沟痛

Budd- Chiari syndrome 巴—希综合征

B

buffer [ˈbʌfə] ①缓冲溶液;②缓冲

bulb [bʌlb] 壶腹;十二指肠球

bulbogastrone [ˌbʌlbəuˈgæstrəun] 球抑胃素

bulbus duodeni 十二指肠球部

bulging [ˈbʌldʒiŋ] 膨隆

bulimia [bjuˈlimiə] 贪食症;食欲亢进

bulimia nervosa 神经性贪食症

bulk cathartic 容积性泻药;增便泻剂

bunogaster 腹膨出

bythus [ˈbiθəs] 下腹部

C

cacation ［kæˈkeiʃən］ 排粪

cacatory ［kækətəri］ 严重腹泻的

caccagogue 缓泻药；轻泻药

cachelcoma 恶性溃疡

cachexia ［kəˈkeksiə］ 恶病质

cacochylia ［ˈkækəkiliə］ 消化不良

cacotrophy ［ˌkəˈkɔtrəfi］ 营养不良

caecal tonsils 盲肠集合淋巴样组织

caecum ［ˈsiːkəm］ 盲肠

caecus ［ˈsiːkəs］ 盲囊

caenorhabditis ［siːnɔːhæbˈdaitis］ 新杆状线
虫

calbindin 钙结合蛋白

calcareus pancreatitis 结石性胰腺炎

calcification ［ˌkælsifiˈkeiʃən］ 钙化

calcification of gallbladder 胆囊钙化

calcification of pancreas 胰腺钙化

calcitonin ［ˌkælsiˈtəunin］ 降钙素

calcitonin gene- related peptide 降钙素基因
相关肽

calcium ［ˈkælsiəm］ 钙

calcium antagonist 钙拮抗剂

calcium carbonate 碳酸钙

calcium channel blocker 钙通道拮抗剂

calcium deficiency 缺钙

calculous ［'kælkjuləs］ 结石

calculus of bile duct 胆管结石

Calot's triangle 卡洛三角；胆囊动脉三角

campylobacter ［ˌkæmpiləu'bæktə］ 弯曲杆菌

campylobacter jejuni enteritis 空肠弯曲菌肠炎

campylobacter pylori 幽门弯曲杆菌

campylobacteriosis ［ˌkæmpiləubækˌtiəri'əusis］弯曲菌病

canaliculus ［ˌkænə'likjuləs］ ①小管；②微管

cancer ［'kænsə］ 癌症

cancer diffusion 癌扩散

cancer embolus 癌栓；癌细胞栓子

cancer of extrahepatic biliary duct 肝外胆管癌

cancer of larynx 喉癌

canceration ［kænsiə'reiʃən］ 癌变

canker ［'kæŋkə］ 溃疡

canula ［'kænjulə］ ①插管；②套管

capillariasis hepatica 肝毛细线虫病

capotement ［kapɔt'mɔŋ］ 胃振水音

capsule ［'kæpsjuːl］ 胶囊

capsule endoscopy 胶囊内镜

captopril ［'kæptəupril］ 卡托普利

caput medusae 脐周静脉曲张

caput pancreatis 胰头

carbenoxolone sodium 甘珀酸钠

carbohydrase [ˌkɑːbəu'haidreis] 糖酶

carbohydrate [ˌkɑːbəu'haidreit] ①碳水化合物;②糖

carbon monoxide 一氧化碳

carbonic anhydrase 碳酸酐酶

carboxyhemoglobin [kɑː'bɔksiˌhiːmə'gləubin] 碳氧血红蛋白

carboxypeptidase [kɑːbɔksi'peptideis] 羧肽酶

carbuncle ['kɑːbʌŋkəl] ①痈;②疔

carcinoembryonic antigen（CEA）癌胚抗原

carcinogen ['kɑːsinədʒən] 致癌物

carcinogenesis [ˌkɑːsinəu'dʒenisis] 致癌作用

carcinogenic [ˌkɑːsinəu'dʒenik] 致癌的

carcinoid [kɑːsinɔid] 类癌

carcinoid syndrome 类癌综合征

carcinoma [ˌkɑːsi'nəumə] 癌

carcinoma in situ 原位癌

carcinoma incipient 早期癌

carcinoma of colon 结肠癌

carcinoma of esophagus 食管癌

carcinoma of gallbladder 胆囊癌

carcinoma of gastric cardia 贲门癌

carcinoma of large intestine 大肠癌

carcinoma of pancreas 胰腺癌

carcinoma of rectum 直肠癌

carcinoma of stomach 胃癌

carcinomatosis [ˌkɑːsinəuməˈtəusis] ① 癌症;②癌扩散

carcinomatous change 癌变

carcinomatous encephalopathy 癌性脑病

carcinomatous metastasis 癌转移

cardia [ˈkɑːdiə] 贲门

cardia of stomach 胃贲门

cardiac cirrhosis 心源性肝硬化

cardiac gland 贲门腺

cardiac incisure of stomach 胃贲门切迹

cardiac part 贲门部

cardiameter [ˈkɑːdiəmitə] 贲门位置测量器

cardielcosis [ˌkɑːdiəlˈkəusis] 贲门溃疡

cardiochalasia [ˌkɑːdiəukəˈleiziə] 贲门松弛

cardiocirrhosis [ˌkɑːdiəusiˈrəusis] 心性肝硬化

cardiodiosis [ˌkɑːdiəudaiˈousis] 贲门扩张术

cardiomyotomy [ˌkɑːdiəumaiˈɔtəmi] 贲门肌切开术

cardioplasty [ˈkɑːdiəuˌplæsti] 贲门成形术

cardiopulmonary-cerebral resuscitation (CPCR) 心肺脑复苏

cardiopyloric [ˌkɑːdiəupaiˈlɔːrik] 贲门幽门的

cardiospasm [ˈkɑːdiəspæzəm] 贲门痉挛

carmellose sodium 羧甲纤维素钠

carnitine [ˈkɑːnitin] 肉(毒)碱

39

carrier ['kæriə] ①带菌者;②载体

case fatality rate 病死率

caseous necrosis 干酪样坏死

catabolism [kə'tæbəlizəm] ①分解代谢;
②异化作用

catalase ['kætəleis] 过氧化氢酶

catalyst ['kætəlist] 催化剂

catecholamine(CA) [,kætikə'læmin] 儿茶
酚胺

catgut ['kætgʌt] 肠线

catharsis [kə'θɑːsis] ①导泻;②疏泄疗法

cathartic colon 泻药性结肠

catheter ['kæθitə] ①导管;②尿液管

catheterization [,kæθitəri'zeiʃən] 导管插
入(术)

catheterize ['kæθitəraiz] 插入导管

cauda pancreatis 胰尾

caudal ['kɔːdəl] ①尾的;②尾部的

caudate lobe (肝)尾状叶

causalgia [kɔː'zældʒiə] 灼痛

cause of disease 病因

caustic ['kɔːstik] 腐蚀剂

cavernous ['kævənəs] ①海绵状的;②洞穴
状的;③多孔的

cavernous hemangioma 海绵状血管瘤

cavity ['kæviti] ①腔;②空洞

cavity of pharynx 咽腔

cecitis [si'saitis] 盲肠炎

cecum ['si:kəm] 盲肠

celiac ['si:liæk] ①腹部的；②腹腔的

celiac branches 腹腔支

celiac disease 乳糜泻；脂肪泻

celiac lymph nodes 腹腔淋巴结

celiac plexus 腹腔丛

celiac sprue 口炎性腹泻

celiac syndrome 肠吸收不良综合征；乳糜泻综合征

celiac trunk 腹腔干

celiocentesis [ˌsi:liəusen'ti:sis] 腹部穿刺术

cell antigen 细胞抗原

cell cycle 细胞周期

cellothyl 甲基纤维素

cellular immunity 细胞免疫；细胞免疫力

cellular swelling 细胞肿胀

cellulase ['seljuleis] 纤维素酶

cellulitis [ˌselju'laitis] 蜂窝织炎

cellulose ['seljuləus] 纤维素

cement [si'ment] ①粘固剂；②牙骨质

central antibechic 中枢性止咳药

central pain 中枢性痛

central vomiting 中枢性呕吐

cephalic phase （胃液分泌）头期

cerebrohepatorenal syndrome 脑肝肾综合征

challenge ['tʃælindʒ] ①激发；②挑战

chalone ［ˈkæləun］ 抑素

channel ［ˈtʃænəl］ 通道

Charcot's cirrhosis 夏科肝硬化

Charcot's syndrome 夏科综合征

Charcot's trilogy 夏科三联征

cheek ［tʃiːk］ 颊

cheesy necrosis 干酪坏死

chelatase ［kiːləˈteis］ 螯合酶

chelate ［ˈkiːleit］ ①螯合；②螯合物

chelating agent 螯合剂

chemical cirrhosis 化学性肝硬化

chemical digestion 化学性消化

chemical food poisoning 化学性食物中毒

chemical gastritis 化学性胃炎

chemical peritonitis 化学性腹膜炎

chemodectoma ［ˌkiməudekˈtəumə］ 化学感
受器瘤

chemotherapy ［ˌkeməuˈθerəpi］ 化学疗法

chemotherapy of tuberculosis 结核病化学
药物治疗

chenodeoxycholic acid 鹅去氧胆酸

chewing force 咀嚼力

Chiari syndrome 闭塞性肝静脉内膜炎综合征

chief cell 主细胞

chief complaint（CC）主诉

Chilaiditi's syndrome 奇氏综合征；膈肌下
结肠嵌入综合征

chlorosis ［klɔ'rəusis］萎黄病

chlorpromazine ［klɔː'prəuməziːn］氯丙嗪

cholagogue ［'kɔləgɔg］利胆剂

cholangeitis ［ˌkəulən'dʒaitis］胆管炎

cholangiectasis ［kəuˌlændʒi'ektəsis］ 胆管扩张

cholangiocarcinoma
［kəuˌlædʒiəuˌkɑːsi'nəumə］胆管癌

cholangiography ［kəuˌlændʒi'ɔgrəfi］胆管造影术

cholangiohepatitis ［kəuˌlængiəuˌhepə'taitis］胆管肝炎

cholangiopancreatography
［kəuˌlændʒiəuˌpæŋkriə'tɔgrəfi］胰胆管造影术

cholangioscopy ［kəuˌlændʒi'əuskəpi］胆管内镜检查

cholangitis ［ˌkɔlæn'dʒaitis］①胆管炎;②胆道炎

cholascos ［kə'læskəuz］腹腔胆汁渗入

cholecyst ［'kɔlisist］胆囊

cholecyst cholesterol polyp 胆囊胆固醇性息肉

cholecystectomy ［ˌkɔlisis'tektəmi］胆囊切除术

cholecystitis ［ˌkɔlisis'taitis］胆囊炎

cholecystography ［ˌkəulisis'tɔgrəfi］胆囊造

43

影术

cholecystokinetic [ˌkəuliˌsistəukai'netik] 促
胆囊收缩的

cholecystokinin（CCK）['kɔlisistəu'kainin]
胆囊收缩素

cholecystostomy [ˌkɔlisis'tɔstəmi] 胆囊造
口术

choledochal ['kɔlidɔkəl] 胆总管的

choledochal cyst 胆总管囊肿

choledochitis [kɔlidəu'kaitis] 胆总管炎

choledochoholangiography
[kəˌledɔkəuhəuləngi'ɔgrəfi] 胆总管胆管
造影

choledocholithiasis [kəˌledɔkəuli'θaiəsis]
胆总管结石病

choledochoscope [kə'ledəkəskəup] ①胆道
镜;②胆总管镜

cholelith ['kɔliliθ] 胆石

cholelithiasis [ˌkɔlili'θaiəsis] 胆石病

cholemesis [kə'lemisis] 呕胆汁

cholemia [kə'liːmiə] 胆血症

cholepathy 胆管病

choleperitoneum [ˌkəuliˌperitəu'niːəm] 胆
汁性腹膜炎

choler ['kɔlə] 胆汁

cholestatic [kəuli'stætik] 胆汁郁积的

cholestatic jaundice 胆汁郁积性黄疸;阻塞

性黄疸

cholesterin [kəˈlestərin] 胆固醇

cholesterol [kəˈlestərəul] 胆固醇

cholic [ˈkəulik] 胆的

choline bitartrate 重酒石酸胆碱

choline chloride 氯化胆碱

cholinoceptor blocking agent 胆碱能受体阻断剂

chronic [ˈkrɔnik] 慢性的

chronic active hepatitis 慢性活动性肝炎

chronic alcoholism 慢性乙醇中毒

chronic anal fissure 慢性肛裂

chronic appendicitis 慢性阑尾炎

chronic atrophic gastritis 慢性萎缩性胃炎

chronic cholangitis 慢性胆管炎

chronic cholecystitis 慢性胆囊炎

chronic congestive splenomegaly 慢性充血性脾大

chronic diarrhea 慢性腹泻

chronic disease face 慢性病容

chronic enteritis 慢性肠炎

chronic gastritis 慢性胃炎

chronic hepatitis 慢性肝炎

chronic hypertrophic gastritis 慢性肥厚性胃炎

chronic hypertrophic laryngitis 慢性肥厚性喉炎

chronic hypertrophic pharyngitis 慢性肥厚性咽炎

C

chronic inactive hepatitis 慢性非活动性肝炎

chronic infection 慢性感染

chronic inflammatory anemia 慢性炎症性贫血

chronic interstitial hepatitis 慢性间质性肝炎

chronic intestinal obstruction 慢性肠梗阻

chronic intussusception 慢性肠套叠

chronic liver disease 慢性肝病

chronic lobular hepatitis 慢性小叶性肝炎

chronic lymphadenitis of mesentery 慢性肠系膜淋巴结炎

chronic nonspecific ulcerative colitis 慢性非特异性溃疡性结肠炎

chronic pain 慢性痛

chronic pancreatitis 慢性胰腺炎

chronic peptic ulcer 慢性消化性溃疡

chronic regional enteritis 慢性局限性肠炎

chronic schistosomiasis 慢性血吸虫病

chronic secondary intestinal pseudo-obstruction 慢性继发性肠道假性梗阻

chronic severe hepatitis 慢性重型肝炎

chronic superficial gastritis 慢性浅表性胃炎

chronic superior mesenteric artery syndrome 慢性肠系膜上动脉综合征

chronic toxic hepatitis 慢性中毒性肝炎

chronic ulcer 慢性溃疡

chronic ulcerative colitis 慢性溃疡性结肠炎

chronic viral hepatitis 慢性病毒性肝炎

chyle peritonitis 乳糜泻腹膜炎

chylomicron [ˌkailəu'maikrɔn] 乳糜微粒

chymase ['kaimeis] 胃促胰酶;糜蛋白酶

chyme [kaim] 食糜

chymotrypsin [ˌkaimə'tripsin] ①胰凝乳蛋白酶;②糜蛋白酶

chymotrypsinogen [kaimə'trip'sinədʒən] 糜蛋白酶原

chymus ['kaiməs] 食糜

ciliated columnar epithelial cells 纤毛柱状上皮细胞

cilium ['siliəm] 纤毛

cimetidine [sai'metidiːn] 西咪替丁

cinametic acid 桂美酸

circulating blood volume 循环血量

circumfluence [sə'kʌmfluəns] ①环流;②回流

circumscribed peritonitis 局限性腹膜炎

circumvallate papillae 轮廓乳头

cirrhosis [si'rəusis] 肝硬化

cirrhosis ascites 肝硬化腹水形成

cirrhotic [si'rɔtik] ①硬变的;②肝脏硬化症的

cisapride [sisap'raid] 西沙必利

clarithromycin ［kləˌriθrəu'maisin］克拉霉素

cleansing enema 清洁灌肠

clearance ［'kliərəns］清除

clearance of amylase 淀粉酶清除率

clinical jaundice 显性黄疸

clinicopathologic staging of gastric cancer 胃癌临床病理分期

cloacogenic ［ˌkləuəkəu'dʒenik］泄殖腔原的

cloacogenic carcinoma 泄殖腔源性癌

clonidine ［'klʌnidin］可乐定

clotting time 凝血时间

coagulate ［kən'ægjuleit］①凝结;②凝固

coenzyme ［kəu'enzaim］辅酶

cohort study 队列研究

colectasia ［ˌkəulek'teisiə］结肠扩张

colibacillus ［kəulibə'siləs］大肠埃希菌

colic ［'kɔlik］①绞痛;②结肠的

colic band 结肠带

colic impression 结肠压迹

colic marginal artery 结肠缘动脉

colipase ［kəu'laipeis］辅脂酶

coliphage ［'kɔlifeidʒ］大肠埃希菌噬菌体

colitis ［kə'laitis］结肠炎

colitis polyposa 息肉状结肠炎

collagenous fibre 胶原纤维

collecting lymphatic vessel 集合淋巴管

collecting of gastric juice 胃液收集术

colloidal bismuth pectin　胶体果胶铋

colon ['kəulən]　结肠

colon carcinoma　结肠癌

colon clamp　结肠钳

colon cut-off sign　结肠截断征

colonic ischemia　结肠缺血

colonic solitary ulcer　结肠孤立性溃疡

colonoscope [kə'lɔnəskəup]　结肠镜

colonoscopy [ˌkəulə'nɔskəpi]　结肠镜检查术

colony-stimulating factors　集落刺激因子

colorectal [ˌkɔlə'rektəl]　结直肠的

colorectal carcinoma　结直肠癌

columnar epithelium　柱状上皮

coma ['kəumə]　昏迷

combined chemotherapy　联合化疗

combining bilirubin　结合胆红素

common antigen　共同抗原

common bile duct　胆总管

common excretory duct　总导管

common hepatic duct　肝总管

compartment [kəm'pɑ:tmənt]　①室；②间隔；③层

compensation [ˌkɔmpen'seiʃən]　代偿

compensatory circulation　侧支循环；代偿性循环

complete blood count(CBC)　血常规

complex ulcer　复合溃疡

complication ［ˌkɔmpliˈkeiʃən］ 并发症

compound ［kəmˈpaund］ ①混合物;②使混合

compression pain 压迫性疼痛

compton scatter tomography 康普顿散射断层

computed axial tomography（CAT） 计算机轴向体层摄影(术)

computed tomography 计算机断层扫描

computed tomography scan（CT） 计算机体层摄影扫描;CT 扫描

computed tomography x-ray system 电脑断层扫描 X 线系统

computer aided diagnosis 计算机辅助诊断

computer aided tomography 计算机辅助断层摄影(术)

computer assisted diagnosis 计算机辅助诊断

computer assisted tomography 计算机辅助体层摄影术

computer control system 计算机控制系统

computer monitoring 计算机监控;计算机监护

computer simulation 计算机模拟

computerized axial tomography 计算机化轴向断层术

computerized axial tomography scan 计算机轴向断层扫描

computerized pattern recognition 计算机型

识别仪

concentrate ['kɔnsəntreit] ①集中；②浓缩；③浓缩物

concretion [kən'kriːʃən] ①凝结物；②结石

conditioned reflex 条件反射

confidence interval 可信区间；置信区间

congenital [kən'dʒenitəl] 先天的

congenital biliary atresia 先天性胆道闭锁

congenital chloride diarrhea 先天性氯化物性腹泻

congenital cirrhosis 先天性肝硬化

congenital cyst of liver 先天性肝囊肿

congenital disease 先天性疾病

congenital diverticulum 先天性憩室

congenital erythropoietic porphyria 先天性红细胞生成性卟啉病

congenital esophageal hiatal hernia 先天性食管裂孔疝

congenital familial nonhemolytic jaundice 先天性家族性非溶血性黄疸

congenital hemolytic icterus 先天性溶血性黄疸

congenital hemolytic jaundice 先天性溶血性黄疸

congenital hypertrophic pyloric stenosis 先天性肥大性幽门狭窄

congenital intestinal atresia 先天性肠闭锁

C

congenital intestinal duplication 先天性肠重复畸形

congenital laryngeal stridor 先天性喉喘鸣

congenital malabsorption 先天性吸收不良

congenital megacolon 先天性巨结肠

congenital nonhemolytic jaundice 先天性非溶血性黄疸

congenital stenosis of esophagus 先天性食管狭窄

congest ［kən'dʒest］①充塞；②充血

congestion ［kən'dʒestʃən］充血；淤血

congestive cirrhosis 充血性肝硬化

conjugated antigen 结合抗原

conjugated bile acid 结合胆汁酸

conjugated bilirubin（CB）结合胆红素

connective tissue 结缔组织

conscious disturbance 意识障碍

consenescence ［ˌkɔnsi'nesns］衰老

constipation ［ˌkɔnsti'peiʃən］便秘

constipation- predominant pattern 便秘为主型

contraction ［kən'trækʃən］①收缩；②痉挛

contrast medium 造影剂

coronary ligament 冠状韧带

corrosive gastritis 腐蚀性胃炎

covering epithelium ①覆盖上皮；②保护上皮

creatine kinase（CK）肌酸激酶

creatine phosphokinase(CPK) 肌酸磷酸激酶

criterion of therapeutical effect 疗效标准

Crohn's colitis 克罗恩结肠炎

Crohn's disease(CD) 克罗恩病;节段性回肠炎

Crohn's disease of colon 结肠克罗恩病

Crohn's disease of ileum 回肠克罗恩病

Crohn's disease- associated small interstinal cancer 克罗恩病相关小肠癌

Crohn's disease of duodenum 十二指肠克罗恩病

Cronkhite- Canada syndrome 克—卡综合征;多发性胃肠息肉病

crown of tooth 牙冠

cruor ['kruːɔː] ①凝血;②血块

Cruveilhier disease ①克吕韦耶病;②胃溃疡

Cruveilhier ulcer ①克吕韦耶溃疡;②单纯性胃溃疡

Cruveilhier- Baumgarten syndrome 克吕韦耶—鲍姆加滕综合征;克—鲍综合征

cryoprecipitate [ˌkraiəpriˈsipiteit] 冷凝蛋白质

crypt [kript] 隐窝

crypt of Lieberkuhn ①肠腺;②肠隐窝

cryptogenic [ˌkriptəˈdʒenik] 隐发性的;病源不明的

cryptogenic cirrhosis 隐源性肝硬化

cryptogenic tetanus 隐源性破伤风

crystal ['kristəl] ①晶体;②结晶

culture ['kʌltʃə] ①培植;②培育;③繁殖

curative effect 疗效

curative treatment 根治疗法

cure [kjuə] ①治疗;②治愈;③疗法

cure rate 治愈率

Curling ulcer 柯林溃疡

Cushing ulcer 库欣溃疡

cutinization [ˌkjuːtinaiˈzeiʃən] ①角化;
②角化作用

cyclic AMP 环—磷酸腺苷

cyclic guanosine monophosphate(cGMP) 环
磷鸟苷

cyclobutanol 环丁醇

cyclooxygenase [ˌsaikləuˈɔksidʒineis] 环氧
合酶

cylindrical epithelium ①柱状上皮;②柱状
上皮组织

cynodont ['sainəudɔnt] 尖牙

cyst [sist] ①囊;②胞囊;③囊肿

cystadenocarcinoma of pancreas 胰腺囊腺癌

cystic ['sistik] ①囊的;②膀胱的;③胆囊的

cystic artery 胆囊动脉

cystic dilatation of common bile duct 胆总
管囊性扩张

cystic duct 胆囊管

cystic fibrosis of pancreas 胰囊性纤维变性

cystic lymph node 胆囊淋巴结

cystic vein 胆囊静脉

cystine ['sistiːn] 胱氨酸

cytokine [ˌsaitəu'kain] 细胞因子

cytometry [sai'tɔmitri] 细胞计数法

cytotoxin associated protein 细胞毒素相关
蛋白

D

alternating diarrhea and constipation 腹泻便秘交替

daily ［'deili］ 每日的

daily dose 日剂量；一日量；每日剂量

daily rhythmicity 昼夜节律性

damage ［'dæmidʒ］ 损害

damnification ［dæmnifi'keiʃən］ 损伤；损害

Dane particle 戴恩颗粒；完整乙型肝炎颗粒

deactivation ［di:ækti'veiʃən］ 去活作用

death rate 死亡率

death-throe 濒死挣扎

debility ［di'biliti］ 虚弱

decay ［di'kei］ 腐蚀；腐烂；衰变

deciduous teeth 乳牙

decollement ［de'kɔlimənt］ 解离；剥离

decompensation ［di:ɪkɔmpən'seiʃən］ 失代偿

decompose ［di:kəm'pəuz］ ①分解；②腐败；③被分解

decomposition ［di:kɔmpə'ziʃən］ 分解；腐烂

decompression ［di:kəm'preʃən］ 减压

decompression of rectum 直肠减压术

decubitus ［di'kju:bitəs］ ①褥疮；②卧位

56

decubitus acutus 急性褥疮

decubitus chronicus 慢性褥疮

decubitus position 卧位

Deen's test 迪恩试验

deep iliac circumflex artery 旋髂深动脉

defatted ［di'fætid］脱脂的(饮食)

defecate ［'defikeit］①净化;②通便

defecation ［ˌdefi'keiʃən］①排便;②净化

defecation center 排粪中枢

defecation reflex 排便反射

defecography ［ˌdifi'kɔɡrəfi］排便造影

defect of dentition 牙列缺损

defective nutrition 营养不足

defective virus 缺陷性病毒

defend ［di'fend］防护;防御;保护

defensive factor 防御因素

defervescent ［ˌdiːfə'vesənt］①退热的;
②退热药

deficiency ［di'fiʃənsi］缺乏

defoaming agent 消泡剂;消沫剂

degeneration ［diˌdʒenə'reiʃən］①变性;
②退化

deglutition ［ˌdeglu'tiʃən］吞咽;咽下

deglutition apnea 吞咽性呼吸暂停

deglutition center 吞咽中枢

deglutition reflex 吞咽反射

degradation ［ˌdegrə'deiʃən］①退化;②降解

dehydration [ˌdiːhaiˈdreiʃən] 脱水

dejection [diˈdʒekʃən] 排泄物

delayed gastric emptying 胃排空延迟

delayed hemolytic transfusion reaction(DHTR)
迟发溶血性输血反应

delayed peristalsis 蠕动迟缓

delta hepatitis 丁型病毒性肝炎

delta virus 丁型病毒

deltopectoral lymph nodes 锁骨下淋巴结

demulcent [diˈmʌlsənt] ①缓和药,镇痛剂;
②缓和的,镇痛的

dendritic cell(DC) 树突细胞

dense connective tissue 致密结缔组织

dense echo 强回声

dental abscess 牙脓肿

dental alveoli 牙槽

dental caries 龋齿;龋

dental cavity ①牙腔;②牙龋洞

dental crown 牙冠

dental floss 牙线

dental fluorosis 氟斑牙

dental forceps 牙钳;拔牙钳

dental hygiene 口腔卫生

dental mirror 口(腔)镜

dental pulp 牙髓

dental reflector 口(腔)镜

dental root 牙根

dental ulcer 牙源性溃疡

dentalgia ［den'tældʒiə］牙痛

dentate ［'denteit］有齿的；齿状的

dentate line 齿状线

dentate margin 肛直肠线；齿状缘

dentes ［'denti:z］牙；齿

dentes canini 尖牙；犬齿

dentes decidui 乳牙

dentes incisivi 切牙；门齿

dentes molares 磨牙；臼齿

dentes permanentes 恒牙；恒齿

dentifrice ［'dentifris］牙粉；洁牙剂

dentilave 口腔冲洗

dentine ［'denti:n］牙质；象牙质

dentulous dental arch 牙弓

denutrition ［ˌdi:nju'triʃən］营养缺乏

deoppilant ［di:'ɔpilənt］①疏通药；②疏通的

deoxycholate ［di:ˌɔksi'kəuleit］去氧胆酸盐

deoxycholic acid 去氧胆酸

depancreatize ［di:'pæŋkriətaiz］切除胰腺

depletion ［di'pli:ʃn］消耗；用尽

depressed lesion 凹陷性病变

deprivation disease 营养缺乏病

derivative ［di'rivətiv］衍生物

derivative phase 诱导期

derived albumin 衍生白蛋白

derived carbohydrate 衍生糖

derived lipid 衍生脂类

dermoid cysts 皮样囊肿

descendant duodenum 十二指肠降部

descending colon 降结肠

descending mesocolon 降结肠系膜

descensus ventriculi 胃下垂

detector [di'tektə] 探测器

detoxification [diːˌtɔksifi'keiʃən] 解毒；去毒

detoxify [diː'tɔksifai] 解毒

detumescence [ˌdiːtjuː'mesens] 消肿

devisceration [diˌvisə'reiʃən] 脏器切除术

dexamethasone [ˌdeksə'meθəsəun] 地塞米松

dextrogastria [ˌdekstrəu'gæstriə] 右位胃

diabasis [daiə'beisis] 移行

diabetes [ˌdai'əbiːtiːz] 糖尿病

diabetic diarrhea 糖尿病性腹泻

diabetic esophagopathy 糖尿病性食管病

diachorema [daiəkə'riːmə] 排泄物；粪便

diagnostic [ˌdaiəg'nɔstik] ①诊断的；②诊断法

diagnostic serology 血清学诊断

diagnostic sign 诊断体征

diagnostic stomach irrigator 诊断洗胃机

diagnostic symptom 诊断症状

diagnostic ultrasound 超声诊断

diaphanoscope [dai'æfənəˌskəup] 透照镜

diaphragma [ˌdaiə'frægmə] 膈;膈肌

diaphragmatic [ˌdaiəfræg'mætik] 膈肌的

diaphragmatic breathing 膈式呼吸;腹式呼吸

diaphragmatic chorea 膈痉挛

diaphragmatic flutter 膈扑动

diaphragmatic hiatus 膈肌裂孔

diaphragmatic nerve 膈神经

diaphragmatic paralysis 膈神经麻痹

diaphragmatic surface 膈面

diaphragmatocele [ˌdaiəfræg'mætəsiːl] 膈疝

diaphragmitis [ˌdiaəfræg'maitis] 膈炎

diaphragmodynia [ˌdaiəˌfræməu'diniə] 膈痛

diarrhea [ˌdaiə'riə] 痢疾;腹泻

diarrhea chylosa 乳糜性腹泻

diarrhea pancreatica 胰性腹泻

diarrhea-predominant pattern 腹泻为主型

diarrheogenic [ˌdaiəˌriə'dʒenik] 致腹泻的

Diarsed 苯乙哌啶

diastase ['daiəsteis] 淀粉酶

diastasic [ˌdaiə'steisik] ①淀粉酶的;②分解淀粉的

diastasic action 淀粉消化作用

D

D

diastasum [daiə'stæsəm] 淀粉酶

diastasuria [ˌdaiəstei'sjuəriə] 淀粉酶尿

diastatic enzyme 淀粉酶

diastolic blood pressure(DBP) 舒张压

diet ['daiət] ①饮食；②节食

dietary factor 饮食因素

dietary fiber 食物纤维；膳食纤维

dietary hygiene 饮食卫生

dietary therapy 饮食治疗

Dieulafoy's disease 迪厄拉富瓦病

differentiate [ˌdifə'renʃieit] ①分化；②变异

differentiation [ˌdifərenʃi'eiʃən] ①分化；②变异

diffuse aching 弥漫性痛

diffuse esophageal spasm 弥漫性食管痉挛

diffuse hepatic disease 弥漫性肝病

diffuse peritonitis 弥漫性腹膜炎

diffuse type 弥散式

diffusion- weighted imaging 弥散加权成像

digest [di'dʒest] ①消化；②吸收

digestant [di'dʒestənt] ①消化剂；②助消化的

digestibility [diˌdʒestə'biliti] 消化性；可消化性

digestible [di'dʒestəbl] 可消化的；易消化的

digestion [di'dʒestʃən] 消化

digestive [di'dʒestiv] ①消化的；②助消化药

digestive apparatus 消化系统

digestive endoscopy 消化内镜

digestive enzyme 消化酶

digestive ferment 消化酶

digestive fluid 消化分泌液

digestive functional disturbance 消化功能障碍

digestive gland 消化腺

digestive juice 消化液

digestive organs 消化器官

digestive power 消化力

digestive system 消化系统

digestive system disease 消化系统疾病

digestive tract 消化道

digestive tube 消化管

digital rectal examination 直肠指检

digital subtraction angiography(DSA) 数字减影血管造影

diisopropylamine ascorbate 维丙胺

diisopropylamine dichloroacetate 二氯醋酸二异丙胺

dilatation ［dailə'teiʃən］ ①膨胀；②扩大；③扩张症

dilation ［dai'leiʃən］ 膨胀；扩大

dilator ［dai'leitə］ ①扩张器；②扩张肌

dilute hydrochloric acid 稀盐酸

dilution ［dai'luːʃən］ ①稀释；②稀释度

dimenhydrinate ［ˌdaimenˈhaidrineit］ 茶苯
海明

dimeticone 二甲硅油

diphenhydramine ［daifenˈhaidrəmiːn］ 苯海
拉明

diphenoxylate ［ˌdaifəˈnɔksileit］ 地芬诺酯

diphtheritic enteritis 假膜性肠炎;假膜溃疡
性肠炎

direct bilirubin 直接胆红素

disability rate 残疾率

discharge ［disˈtʃɑːdʒ］ 排出物

discontinue medication 停止用药;中断用药

discussive ［disˈkʌsiv］ 消肿的

disorder of consciousness 意识障碍

dispersion ［disˈpəːʃən］ 分散;散布;传播

dissecting aneurysm 壁间动脉瘤;夹层动脉瘤

disseminate ［diˈsemineit］ 散播;传播

disseminated carcinoma 播散性癌

disseminated inravascular coagulation(DIC)
弥散性血管内凝血

dissepiment ［diˈsepimənt］ 隔膜

dissociation curve 解离曲线

dissolution ［ˌdisəˈluːʃən］ 溶解;分解

distending pain 胀痛

distinctometer 腹脏边缘触诊器

distribute ［disˈtribjut］ 分配;散布;分布

disturbance ［disˈtəːbəns］ 干扰;紊乱

disturbance of consciousness 意识障碍

diurnal rhythm 昼夜节律

diverticula of colon 结肠憩室

diverticular [ˌdaivəˈtikjulə] 憩室的

diverticulitis [ˌdivətikjuˈlaitis] 憩室炎

diverticuloma [ˌdivətikjuˈləumə] 憩室瘤

diverticulosis [ˌdaivətikjuˈləusis] (肠)憩室病

diverticulum [ˌdaivəˈtikjuləm] ①憩室,支囊;②膨部

diverticulum of bile duct 胆管憩室

diverticulum of esophagus 食管憩室

diverticulum of small bowel 小肠憩室

domperidone [dɔmˈpəridəun] 多潘立酮

donor [ˈdəunə] 供者;供体

dopamine [ˈdəupəmiːn] 多巴胺

dopamine receptor 多巴胺受体

dopaminergic neuron 多巴胺能神经元

doppler [ˈdɔplə] 多普勒

doppler broadening 多普勒展宽

doppler effect 多普勒效应

doppler ultrasonic examination 多普勒超声检查

doppler ultrasonic flowmeter 多普勒超声流量计

doppler ultrasonic scanner 多普勒超声波扫描器

doppler ultrasonic velocity detector 多普勒

超声速率检测器

doppler ultrasound 多普勒超声

doppler ultrasound technique 多普勒超声
技术

dorsal decubitus 仰卧位

dorsal mesogastrium 胃背系膜

dorsal pancreatic artery 胰背动脉

dorsal position 背卧位;仰卧位

dorsalgia [dɔːˈsældʒiə] 背痛

dorsodynia [ˌdɔːseuˈdiniə] 背痛

dosis curativa 治愈量;治疗量

dosis efficax 有效量;治愈量

double contrast 双重对比

double contrast gastrointestinal study 胃肠
双对比造影

double infection 双重感染

dough kneading sensation 柔韧感;揉面感

dragging pain 牵引痛

drainage [ˈdreinidʒ] ①引流术;②排水系统

drastic purgative 剧泻药

dribble saliva 垂涎

dried yeast 干酵母

drink back flowing 饮食反流

drinking water 饮用水

drivel [ˈdrivl] 流涎;垂涎

drooling [ˈdruːliŋ] 垂涎;多涎

dropsy of belly 腹水

drug abuse 药物滥用

drug addiction 药瘾;药物依赖

drug allergy 药物过敏

drug dependence 药瘾;药物依赖

drug depot preparation 长效制剂

drug fast 耐药;抗药的

drug for diagnostic aids 诊断用药

drug for exterior use 外用药

drug for peptic ulcer 消化性溃疡治疗药

drug induced hepatitis 药物性肝炎

drug induced liver disease 药物性肝病

drug interaction 药物相互作用

drug poisoning 药物中毒

drug reaction 药物反应

drug tolerance 药物耐药性;耐药性

dry laryngitis 干性喉炎

dry mouth 口干燥

dry mouth and cracked lips 口干唇裂

Dry Socket 干槽症

dry vomiting 干呕

dryness of the throat 咽干

dspepsodynia [ˌgæstrəuˈdiniə] 消化不良性痛;胃痛

duct adenocarcinoma 导管腺癌

duct carcinoma 导管癌

ductus biliferi 胆小管

ductus choledochus 胆总管

ductus communis 胆总管

ductus cysticus 胆囊管

ductus hepaticus 肝管

ductus hepaticus communis 肝总管

ductus hepaticus dexter 肝右管

ductus hepaticus sinister 肝左管

ductus pancreaticus 胰管

ductus pancreaticus accessorius 副胰管

ductus parotideus 腮腺管

ductusbiliferi interlobulares 小叶间胆管

dumping syndrome 倾倒综合征

duodenal ampulla 十二指肠壶腹部

duodenal artery 十二指肠动脉

duodenal atresia 十二指肠闭锁

duodenal bulb 十二指肠球部

duodenal diverticulum 十二指肠憩室

duodenal gland 十二指肠腺

duodenal ileus 十二指肠梗阻

duodenal impression 十二指肠压迹

duodenal juice 十二指肠液

duodenal open of stomach 幽门口

duodenal papilla 十二指肠乳头

duodenal stasis 十二指肠瘀积症

duodenal stenosis 十二指肠狭窄

duodenal ulcer(DU) 十二指肠溃疡

duodenal veins 十二指肠静脉

duodenal wall 十二指肠壁

duodenal white spot syndrome 十二指肠白点综合征

duodenitis [ˌdjuːəudiˈnaitis] 十二指肠炎

duodenogastric reflux 十二指肠胃反流

duodenojejunal flexure 十二指肠空肠曲

duodenojejunal fold 十二指肠上襞；十二指肠空肠襞

duodenomesocolic fold 十二指肠下襞

duodenoscope [ˌdjuːəuˈdiːnəskəup] 十二指肠镜

duovirus ①十二指肠病毒；②轮状病毒

duplication [ˌdjuːpliˈkeiʃən] ①重复；②复制

duplication of alimentary tract 消化道重复畸形

dyeing [ˈdaiiŋ] 染色

dymandon 对乙酰氨基酚

dynamic ileus ①动力性肠梗阻；②痉挛性肠梗阻

dynorphin [daiˈnɔːfin] 强啡肽

dysarthria [disˈɑːθriə] 构音困难

dysbacteria [ˌdisbækˈtiəriə] 菌群失调

dysbacteriosis [ˌdisbæktiəriˈəusis] 菌群失调症

dyscatabrosis 咽下困难

dyschesia [disˈkiːsiə] 大便困难

dyscholia [disˈkəuliə] 胆汁障碍

dysdipsia [disˈdipsiə] 饮水困难

dysenteric diarrhea 痢疾样腹泻

dysentery ['disəntri] 痢疾

dysfunction [dis'fʌŋkʃən] 功能不良；功能障碍

dysgenesis [dis'dʒenisis] ①发育不全；②生殖障碍

dysgeusia [dis'gjuːziə] 味觉障碍

dyskeratosis [ˌdiskerə'təusis] 角化不良

dysmasesia 咀嚼困难

dysmorphology [ˌdismɔː'fɔlədʒi] 畸形学；异常形态学

dysorexia [ˌdisə'reksiə] 食欲障碍

dyspancreatism [dis'pæŋkriətizəm] 胰腺功能障碍

dyspepsia [dis'pepsiə] 消化不良

dyspeptic [dis'peptik] 消化不良的

dysperistalsis [ˌdisperi'stælsis] 蠕动障碍

dysphagia [dis'feidʒiə] 吞咽困难

dysphagia constricta 狭窄性咽下困难

dysphagia inflammatoria 炎症性咽下困难

dysphagia lusoria 食管受压性咽下困难

dysphagia nervosa ①神经性咽下困难；②食管痉挛

dysphagia paralytica 麻痹性咽下困难；瘫痪性咽下困难

dysphagia spastica 痉挛性咽下困难

dysplasia [dis'pleisiə] 发育异常；异型增生

70

dysporia [dis'pɔriə] 排便障碍

dyspragia [dis'preidʒiə] 功能性疼痛

dyspragia intermittens angiosclerotica intestinalis 间歇性血管硬化性肠痉挛痛

dysthelasia [disθiˌleiziə] 吸吮困难

dystrophy ['distrəfi] 营养不良;营养障碍

dystrypsia [dis'tripsiə] 胰蛋白酶分泌障碍

E

ear [iə] ①耳朵；②听觉；③倾听

earache ['iəreik] 耳朵痛

eardrum ['iədrʌm] ①鼓膜；②耳膜；③中耳

early gastric cancer 早期胃癌

early severe acute pancreatitis 早期重症急性胰腺炎

earwax ['iəwæks] 耳垢

eccoprotic [ˌekəu'prɔtik] 泻剂

eccrisis ['ekrisis] 排泄

ecorthatic 泻的

ecphyadectomy [ekfaiə'dektəmi] 阑尾切除术

ecphyaditis [ekfaiə'daitis] 阑尾炎

ecphysesis [ek'faisəsis] 呼吸急促

ectacolia [ektə'kəuliə] 结肠部分扩张

ectocolostomy [ektɔkə'lɔstəmi] 剖腹结肠造口术

ectoperitonitis [ˌektəuˌperitəu'naitis] 腹膜外层炎

edema [i'diːmə] 水肿；浮肿

edema calidum 炎性水肿

egesta [iː'dʒestə] 排泄物

egestion [iː'dʒestʃən] 排泄

elastase [i'læsteis] ①弹性蛋白酶；②胰肽酶

elcosis [el'kəusis] 溃疡形成

electrocochleogram [iˌlektrəu'kɔkliəgræm]

72

蜗电图;耳蜗电图

electrogastrogram [iˌlektrəuˈgæstrəgræm] 胃电图

electronic gastroscope 电子胃镜

electronic gastroscopy 电子胃镜检查

electrophonoide [ˈelektrəfənəuid] 电助听器训练器

emaciation [iˌmeiʃiˈeiʃən] 消瘦

emergency endoscopy 急诊内镜检查

emesia [eˈmiːziə] 呕吐

emetic [iˈmetik] 催吐剂

emunctory [iˈmʌŋktəri] ①排泄器官,排泄管;②排泄的

encopresis [enkɔpˈriːsis] 大便失禁

endaural [enˈdɔːrəl] 耳内的

endogastric [ˌendəuˈgæstrik] 胃内的

endogastritis [ˌendəugæsˈtraitis] 胃黏膜炎

endolaryngeal [ˌendəuˌlærinˈdʒiːəl] 喉内的

endonasal [ˌendəuˈneizəl] 鼻内的

endorhinitis [ˌendəuraiˈnaitis] 鼻黏膜炎

endoscope [ˈendəskəup] 内镜

endoscopic [ˌendəˈskɔpik] 内镜的

endoscopic biopsy 内镜活检

endoscopic brush biopsy 内镜刷拭活检

endoscopic catheterization 内镜检查导管法

endoscopic destruction of lesion of pancreatic duct 胰管病变内镜毁坏(术)

endoscopic destruction of lesion of sphincter of Oddi 括约肌病变内镜毁坏(术)

endoscopic destruction of lesion of stomach 胃病变内镜毁坏(术)

endoscopic destruction of lesion or tumor of esophagus 食管病变或肿瘤内镜检查毁坏(术)

endoscopic detection 内镜检查

endoscopic diagnosis 内镜诊断

endoscopic dilation 内镜扩张(术)

endoscopic dilation of gastrojejunostomy site 内镜胃空肠吻合口处扩张(术)

endoscopic dilation of pancreatic duct 胰管内镜扩张(术)

endoscopic dilation of pyloric sphincter 内镜下幽门括约肌扩张(术)

endoscopic dilation of pylorus 内镜幽门扩张(术)

endoscopic dilator 内镜扩张器

endoscopic drainage 内镜引流(法)

endoscopic drainage of pancreatic duct 内镜下胰管引流(术)

endoscopic dye 内镜染色

endoscopic dye examination 内镜染色检查

endoscopic dye laser lithotripsy 内镜染料激光碎石(术)

endoscopic electromyography 内镜肌电图

endoscopic electrosurgery　内镜电外科手术

endoscopic enucleation　经内镜剜出(术)

endoscopic enucleation of submucosal tumor
　内镜黏膜下肿瘤切除(术)

endoscopic estimates　内镜评价

endoscopic evaluation　内镜鉴定

endoscopic examination　内镜检查

endoscopic excision　内镜切除(术)

endoscopic extraction　内镜取出

endoscopic film projector　内腔镜摄片投影仪

endoscopic fulguration of tumor　经内镜肿
　瘤电灼(术)

endoscopic hemostatic method　内视镜止血法

endoscopic image guide bundles　内镜导像束

endoscopic injector　内镜注射器

endoscopic insertion tube　内镜插入管

endoscopic instruments　内镜器械

endoscopic jejunostomy　内镜空肠造口(术)

endoscopic ligation　内镜套扎

endoscopic light guide bundles　内镜导光束

endoscopic localization　内镜定位

endoscopic locking knob　内镜角度锁钮

endoscopic management　内镜处理

endoscopic measurement　内镜测量

endoscopic micro- wave　内镜微波

endoscopic micro- wave coagulation therapy
　内镜微波凝固治疗

endoscopic mucosal resection (EMR) 内镜下黏膜切除术

endoscopic nasobiliary drainage(ENBD) 内镜下鼻胆管引流

endoscopic needle aspiration biopsy 内镜针吸活检

endoscopic operating table 内镜手术台

endoscopic operation 内镜下手术

endoscopic optical fibers 内镜光导纤维

endoscopic pancreatocholangiography 经内镜胰腺胆管造影(术)

endoscopic pancreatogram 内镜胰腺造影(照)片

endoscopic papillotomy 内镜下十二指肠乳头切开(术)

endoscopic polypectomy 内镜下息肉切除(术)

endoscopic polypectomy of large intestine 内镜下大肠息肉切除(术)

endoscopic procedure 内镜程序

endoscopic procedure of liver 肝内镜检查操作

endoscopic procedure on spleen 脾脏内镜操作

endoscopic pulsed dye laser lithotripsy 内镜脉冲染料激光碎石(术)

endoscopic reduction 内镜复位(术)

endoscopic removal of stones from pancreatic duct 内镜下胰管结石除去(术)

endoscopic repair 内镜修补

endoscopic reposition 内镜复位(术)

endoscopic resection 内镜切除(术)

endoscopic resection with local injection 内镜下局部注射切除(术)

endoscopic retrieval 内镜补救;内镜恢复

endoscopic retrograde cholangiography 内镜下逆行胆管造影(术)

endoscopic retrograde cholangiopancreatography(ERCP) 内镜逆行胰胆管造影

endoscopic retrograde pancreatography 内镜下逆行胰造影(术)

endoscopic sclerotherapy 内视硬化疗法

endoscopic stapler 内镜切割器

endoscopic stent placement 内镜支架放置(术)

endoscopic stone extraction technique 内镜取石(术)

endoscopic strip biopsy 内镜剥脱活检

endoscopic submucosal dissection(ESD) 内镜下黏膜剥离术

endoscopic suction valve 内镜吸引阀

endoscopic surgical procedure 内镜外科手术

endoscopic technician 内镜技术员;内镜操作者

E

endoscopic television 内镜电视

endoscopic transpapillary biopsy 经内镜十二指肠乳头活组织检查

endoscopic ultrasonography（EUS） 超声内镜（检查）

endoscopic ultrasonography fine needle aspiration（EUS-FNA） 内镜超声下细针穿刺

endoscopic ultrasound 超声内镜

endoscopic varices ligation（EVL） 内镜静脉曲张结扎（术）

endoscopic varices sclerotherapy（EVS） 内镜下静脉曲张硬化疗法

endoscopic video information system 内镜视频信息系统

endoscopic videoimage information system 电视内镜成像系统

endoscopic views 内镜观察

endoscopic washing 内镜冲洗

endoscopic xenon ion laser 内镜下氙离子激光

endoscopically placed stent 内镜下放置支架

endoscopie film projector 内镜照片投影仪

endoscopy ［en'dɔskəpi］ 内镜检查

endoscopy and calibration 内镜检查和校准

endoscopy and cryocautery 内镜检查和冷灼（术）

endoscopy and fulguration 内镜检查和电

灼治疗

endoscopy and removal of foreign material
内镜检查和异物取出(术)

endotoscope ［endəu'təskəup］ 耳镜;耳内镜

endotoxin ［ˌendəu'tɔksin］ 内毒素

enema ［'enimə］ 灌肠剂

enemator ［'eniˌmeitə］ 灌肠器

entamoeba coli 结肠内阿米巴

enteral diarrhea 肠性腹泻

enteral nutrition 肠内营养

enteramine ［ˌentə'ræmiːn］ 五羟色胺

enterectasis ［ˌentə'rektəsis］ 肠扩张

enterectomy ［ˌentə'rektəmi］ 肠切除(术)

enterelcosis ［entərel'kəusis］ 肠溃疡

enteric ［en'terik］ ①小肠的;②肠溶的

enteric adenoma 肠腺瘤

enteric nervous system 肠神经系统

enteritis ［entə'raitis］ 肠炎

enteritis gravis 重型肠炎

enteritis nodularis 结节性肠炎

enteritis polyposa 息肉性肠炎

entero- amylase ［ˌentərəu'æmiːleis］ 肠淀粉酶

enterobrosis ［entə'rɔbrəusis］ 肠穿孔

enterocholecystostomy
［ˌentərəuˌkɔlisis'tɔstəmi］ 小肠胆囊吻合术

enterochromaffin cell 肠嗜铬细胞

E

enterocolectomy ［ˌentərəukə'lektəmi］ 小肠结肠切除术

enterocolitis ［entərəukə'laitis］ 小肠结肠炎

enterocolostomy ［entərəukəu'lɔstəmi］ 小肠结肠吻合术

enterocrinin ［ˌentə'rɔkrinin］ 促肠液激素

enterocutaneous fistula 肠外瘘

enterocyte ［'entərəuˌsait］ 肠上皮细胞

enteroenterostomy ［ˌentərəuˌentə'rɔstəmi］ 肠—肠吻合(术)

enterogastric ［ˌentərəu'gæstrik］ 肠胃的

enterogastric reflex 肠胃反射

enterogastrone ［ˌentərəu'gæstrəun］ 肠抑胃素

enteroglucagon ［ˌentərəu'gluːkəgɔn］ 肠胰高血糖素;肠高血糖素

enterogram ［'entərəugræm］ 肠动描记图;肠动图

enterohepatic circulation 肠肝循环

enterohepatic circulation of bile salt 胆盐肠肝循环

enteroidea ［ˌentə'rɔidiə］ 肠热病

enterokinase ［ˌentərəu'kaineis］ 肠激酶

enterolysis ［ˌentə'rɔlisis］ 肠粘连松解术

enteromegalia ［ˌentərəume'geiliə］ 巨肠

enteromycodermitis ［etərəuˌmaikəudəː'maitis］ 肠黏膜炎

enteron ［'entərɔn］ 消化管

enteronitis [ˌentərəu'naitis] 肠炎

enteropeptidase [ˌentərəu'peptideis] 肠肽酶;肠激酶

enteroplegia [ˌentərəu'pliːdʒiə] 肠麻痹;肠瘫

enterorrhagia [ˌentərəu'reidʒiə] 肠出血

enterorrhea [ˌentərəu'riːə] 腹泻

enterorrhexis [ˌentərəu'reksis] 肠破裂

enteroscope ['entərəskəup] 肠镜

enterospasm ['entərəˌspæzəm] 肠痉挛

enterostomal [ˌentərəu'stəuməl] 肠造口术的

enterotomy [ˌente'rɔtəmi] 肠切开术

enterotoxemia [ˌentərəutɔk'siːmiə] 肠毒血症

enterotoxigenic [ˌentərəutɔksi'dʒenik] 肠毒性的

enterotoxin [ˌentərəu'tɔksin] 肠毒素

enterotyphus [ˌentərəu'taifəs] 肠热症;伤寒肠热病;伤寒症

enterovenous [ˌentərəu'vənəs] 肠静脉的

enteroviral [ˌentərəu'vaiərəl] 肠病毒的

enterovirus [ˌentərəu'vaiərəs] 肠病毒属

enterozoon [ˌentərə'zəuɔn] 体内寄生虫

entogastric [ˌente'gæstrik] 胃内的

enzyme ['enzaim] 酶

eosinophilic gastritis 嗜酸细胞性胃炎

eosinophilic gastroenteritis 嗜酸细胞性胃肠炎

epidemic hepatitis 流行性肝炎;传染性肝炎

81

epidermal growth factor 上皮生长因子

epidermis [ˌepi'dəːmis] 表皮;上皮

epigastralgia [ˌepigæs'træIdʒiə] 上腹部痛

epigastriocele [ˌepiːgæstri'əusiːl] 上腹疝

epigastrium [ˌepi'gæstriəm] 上腹部

epiglottectomy [ˌepiglɔ'tektəmi] 会厌切除(术)

epiglottic [ˌepi'glɔtik] 会厌的

epiglottidean [ˌepiglə'tidiən] 会厌的

epiglottiditis [ˌepiˌglɔti'daitis] 会厌炎

epiplo [e'pipləu] 网膜

epiploectomy [ˌepipləu'ektəmi] 网膜切除(术)

epiploic [ˌepi'pləuik] 网膜的

epiploitis [iˌpipləu'aitis] 网膜炎

epiplomerocele [eˌpipləu'miərəsiːl] 网膜股疝

epiplomphalocele [ˌepiplɔm'fæləsiːl] 网膜脐疝

epiploon [e'pipləɔn] 大网膜;网膜

epiplopexy [i'pipləuˌpeksi] 网膜固定(术)

epiploplasty [i'pipləuˌplæsti] 网膜成形(术)

episplenitis [epispli'naitis] 脾被膜炎

epistaxis [ˌepi'stæksis] 鼻衄;鼻出血

epithelioid cell 上皮样细胞

epithelium [ˌepi'θiːljəm] 上皮;上皮细胞

epityphlitis [ˌepiti'flaitis] 阑尾炎

epityphlon [ˌepi'tiflɔn] 阑尾

erepsin ［i'repsin］肠肽酶

ergasteric hepatitis 实验室肝炎

erode ［i'rəud］腐蚀；侵蚀

erosive gastritis 糜烂性胃炎

erysipelas ［eri'sipiləs］丹毒

erythromycin ［i,riθrəu'maisin］红霉素

Escherichia ［,eʃə'rikiə］埃希杆菌属

esogastritis ［,esəugæs'traitis］胃黏膜炎

esomeprazole ［'esəmprəzəul］埃索美拉唑

esophagalgia ［iː,sɔfə'gældʒiə］食管痛

esophageal ［iː,sɔfə'dʒiːəl］食管的

esophageal and gastric varices bleeding 食管胃静脉破裂出血

esophageal burn 食管烧伤

esophageal cyst 食管囊肿

esophageal fistula 食管瘘

esophageal hiatus 食管裂孔

esophageal impression 食管切迹

esophageal varices 食管静脉曲张

esophageal veins 食管静脉

esophagectasis ［iː,sɔfə'dʒektəsis］食管扩张

esophagectomy ［iː,sɔfə'dʒektəmi］食管切除（术）

esophagectopy ［,sɔfə'dʒektəpi］食管异位

esophagism ［iː,sɔfədʒism］食管痉挛

esophagocardiomyotomy

［iː,sɔfəgəu,kɑːdiəmai'ɔtəmi］食管贲门肌

E

层切开(术)

esophagocele ［iːˈsɔfəgəsiːl］食管疝

esophagocologastrostomy

［iːˌsɔfəgəuˌkəuləugæsˈtrɔstəmi］食管结肠胃吻合(术)

esophagocoloplasty ［iːˌsɔfəgəuˈkəuləˌplæsti］食管结肠成形(术)

esophagoenterostomy ［iːˌsɔfəgəuˌentəˈrɔstəmi］食管肠吻合(术)

esophagoesophagostomy

［iːˌsɔfəgəuiːˌsɔfəˈgɔstəmi］食管食管吻合(术)

esophagofiberscope ［iˌsɔfəgəuˈfaibəskəup］纤维食管镜

esophagogastrectomy

［iˌsɔfəgəugæsˈtrektəmi］食管胃切除(术)

esophagogastric ［iːˌsɔfəgəuˈgæstrik］食管胃的

esophagogastroanastomosis

［iːˌsɔfəgəuˌgæstrəuəˌnæstəˈməusis］食管胃吻合(术)

esophagogastrostomy ［iːˌsɔfəgəugæsˈtrɔstəmi］食管胃吻合(术)

esophagogram ［iːˌsɔfəgəgræm］食管 X 线片

esophagojejunoplasty

［iːˌsɔfəgəudʒiˈdʒiuːnəˌplæsti］食管空肠吻合(术)

esophagolaryngectomy

[iːˌsɔfəgəuˌlærinˈdʒektəmi] 食管喉切除（术）

esophagology [iːˌsɔfəˈgɔlədʒi] 食管病学

esophagomalacia [iˌsɔfəgəməˈleiʃiə] 食管软化（症）

esophagometer [iˌsɔfəˈgɔmitə] 食管长度计

esophagomycosis [iˌsɔfəgəumaiˈkəusis] 食管真菌病

esophagomyotomy [iːˌsɔfəgəumaiˈɔːtəmi] 食管肌层切开（术）

esophagopathy [iˌsɔfəˈgəpəθi] 食管病

esophagopharynx [iˌsɔfəgəuˈfæriŋks] 咽下部

esophagoplasty [iˈsɔfəgəuplæsti] 食管成形（术）

esophagoplegia [iˌsɔfəgəuˈpliːdʒiə] 食管瘫痪

esophagoplication [iˌsɔfəgəuplaiˈkeiʃən] 食管襞折（术）

esophagoptosis [iˌsɔfəgɔpˈtəusis] 食管下垂；食管脱垂

esophagorespiratory [iːˌsɔfəgəurisˈpaiərətəri] 食管气道的

esophagorrhagia [iˌsɔfəgəuˈreidʒiə] 食管出血

esophagorrhea [iˌsɔfəgəuˈriːə] 食管液溢

esophagosalivation [iˌsɔfəgəuˌsæliˈveiʃən] 食管性多涎

esophagoscope [iːˈsɔfəgəskəup] 食管镜

esophagoscopy [iːsɔfəˈgɔskəpi] 食管镜测法

esophagospasm [iːsɔˈfægəuspæzəm] 食管痉挛

esophagostenosis [iːsɔfəgəustiˈnəusis] 食管狭窄

esophagostomy [iːsɔfəˈgɔstəmi] 食管造口（术）

esophagotome [iːsɔˈfægətəum] 食管刀

esophagotomy [iːsɔfəˈgɔtəmi] 食管切开（术）

esophagotracheal [iːsɔfəgəutrəˈkiːəl] 食管气管的

esophagus [iːˈsɔfəgəs] 食管

ethmoturbinal [eθməuˈtəːbinəl] 筛鼻甲骨

ethylism [ˈeθilizəm] 乙醇中毒

eupancreatism [juˈpæŋkriətizəm] 胰腺功能正常

eupepsia [juːˈpepsiə] 消化正常

eupeptic [ˈjuːpeptik] 消化正常的

eustachitis [juːstəˈkaitis] 咽鼓管炎

excitability [iksaitəˈbiliti] 兴奋性

excitatory postsynaptic potential（EPSP） 兴奋性突触后电位

excreta [eksˈkriːtə] 排泄物；分泌物

excrete [eksˈkriːt] 排泄；分泌

exenteritis [eksentəˈraitis] 肠腹膜炎；肠浆

膜炎

exogastric [ˌeksəu'gæstrik] 胃外膜的

exogastritis [ˌeksəugæs'traitis] 胃腹膜炎

extracellular matrix(ECM) 细胞外间质

extrusion type 脱出型

exudate ['eksjudeit] 渗出物;分泌液

exudation [ˌeksjuː'deiʃən] 渗出(液);分泌（物）

exudative peritonitis 渗出性腹膜炎

exulcerans [eg'zʌlsərənz] 形成溃疡的

exulceratio [eksˌʌlsə'reiʃiəu] 溃疡

F

fabaceous lecithin 豆磷脂

falciform ligament 镰状韧带

false colonic obstruction 假性结肠梗阻

false negative 假阴性

false neurotransmitter 假神经递质

false positive 假阳性

familial adenomatous polyposis（FAP） 家族性腺瘤性息肉病

familial intestinal polyposis 家族性肠息肉病

familial intrahepatic cholestasis 家族性肝内胆汁郁积

familial lipoprotein deficiency 家族性血清脂蛋白过少

familial polyposis coli 家族性结肠息肉病

famotidine ［fæˈməutidiːn］ 法莫替丁

fasciolopsiasis ［fæsaiəulɔpˈsaiəsis］ 姜片虫病

fat determination system 脂肪测量仪

fat hernia 脂肪疝

fat indigestion 脂肪消化不良

fatal ［ˈfeitəl］ 致命的

fat-soluble 脂溶性的

fatty acid 脂肪酸

fatty change 脂肪变

fatty infiltration 脂肪浸润

fatty liver 脂肪肝

fatty stool 脂肪粪

fatty tumor 脂瘤

fauces ['fɔusiːz] 咽门

faucial catheter 咽导管

faucial tonsil 腭扁桃体

favism ['feivizəm] 蚕豆病

febuprol ['fibuːprɔl] 非布丙醇

fecal ['fiːkəl] 排泄物的;渣滓的;糟粕的

fecal calprotectin 粪便钙卫蛋白

fecal fistula 粪瘘

fecal incontinence 大便失禁

fecal ulcer 粪性溃疡

fecalith ['fiːkəliθ] 粪石

fecaloma [ˌfiːkə'ləumə] 粪结;粪瘤

fecaluria [fiːkə'ljuəriə] 粪尿

feceometer 排粪测量器

feces ['fiːsiːz] 粪便

feedback ['fiːdˌbæk] 反馈

feeding center 喂养中枢

feeding tube 饲管

fel [fel] 胆汁

felviten 茴三硫

ferment [fə'ment] 发酵

ferritin ['feritin] 铁蛋白

fever thermometer 体温计

fibercolonscopy 纤维结肠镜检查

fiberduodenoscope

［ˌfaibəˌdjuːəu'dinəskəup］纤维十二指肠镜

fiberendoscope ［ˌfaibə'endəskəup］纤维内镜

fiberesophagoscopy ［ˌfibəiˌsɔfə'gɔskəpi］纤维食管镜检查

fibergastrointestinalscope 胃肠纤维内镜

fibergastroscope ［ˌfaibə'gæstrəskəup］纤维胃镜

fibergastroscopy ［ˌfaibə'gæstrəskəpi］纤维胃镜检查

fiberoptic colonoscopy 结肠纤维镜检查

fiber-optic dual-purpose gastrascope 纤维光束两用胃镜

fiberoptic endoscope 纤维光束内镜

fiberoptic-esopgagoscope 纤维支气管镜

fiberscope disinfector 纤维内镜消毒器

fibersigmoidoscopy ［fibəsaidʒmɔi'dɔskəpi］纤维乙状结肠镜检查

fibrillary chorea 肌纤维性肌阵挛

fibrillary tremor 纤维性震颤

fibrilloblast ［fai'briləblæst］成牙本质细胞

fibrin ［'faibrin］纤维蛋白;纤维素

fibrino ［fai'brinəu］纤维蛋白;纤维素

fibrinogen ［fai'brinədʒən］纤维蛋白原

90

fibrinoid ['faibrinɔid] 纤维蛋白样的

fibrinoid degeneration 纤维素样变性

fibrinoid necrosis 纤维素样坏死

fibrinolysis [ˌfaibri'nɔlisis] 纤维蛋白溶解

fibroadamantoblastoma

[ˌfaibrəuˌædəˌmæntəublæs'təumə] 纤维性
釉质瘤

fibroadenia [ˌfaibrəuə'diːniə] 腺纤维化

fibroadenoma [ˌfaibrəuˌædi'nəumə] 纤维腺
瘤

fibroblast ['faibrəblæst] 成纤维细胞

fibroblastoma [ˌfaibrəublæs'təumə] 原始纤
维细胞瘤

fibrocaseous peritonitis 纤维干酪性腹膜炎

fibrohamartoma [ˌfaibrəuˌhæmɑː'təumə]
纤维错构瘤

fibrolamellar carcinoma 纤维板层癌

fibrolamellar carcinoma of liver（FLC） 纤
维板层肝癌

fibroma [fai'brəumə] 纤维瘤

fibromyxoma [faibrəumik'səumə] 纤维黏
液瘤

fibromyxosarcoma

[ˌfaibrəuˌmiksəusɑː'kəumə] 纤维黏液肉瘤

fibropolypus [faibrəu'pɔlipəs] 纤维息肉

fibrosarcoma [ˌfaibrəusɑː'kəumə] 纤维肉
瘤

fibrous ['faibrəus] 纤维性的;含纤维的

fibrous membrane 纤维膜

field block 局部麻醉

filarial [fi'lɛəriəl] 丝虫

filariasis [ˌfilə'raiəsis] 丝虫病

filiform ['filifɔːm] 线形的;线形探条

filiform papillae 丝状乳头

filling defect 充盈缺损

filterable virus 可滤性病毒

filtration [fil'treiʃən] 过滤;滤光作用

filtratometer 胃滤液测量器;胃滤液计

first-aid ['fəːst'eid] 急救

first-aid packet 急救包

fission ['fiʃən] 分裂;分体

fissurae ligamenti venosi 静脉韧带裂

fissure ['fiʃə] 裂缝;裂隙

fistula ['fistjulə] 瘘(管)

fistula cannulas 瘘管;指管

fistula clamp 瘘夹

fistula forceps 瘘管镊

fistula sign 瘘管征

fistulation [fistju'leiʃən] 瘘管形成;造瘘术

fistulotomy [fistju'lɔtəmi] 瘘管切开术

fixed acid 固定酸;不挥发酸

fixed speed and quantity injector 定速定量注射器

fixed volume pipette 固定容量移液管

flagellar movement 鞭毛运动

flagellate ['flædʒəleit] 鞭毛虫类

flagellation [ˌflædʒə'leiʃən] 轻叩法

flapping tremor 扑翼样震颤

flat lesion 平坦性病变

flatulence ['flætjuləns] 胃肠积气

flexible arterial cannula 软性动脉插管

flexible colonoscope 挠屈性结肠镜

flexible nasopharyngolaryngoscope 挠屈性鼻咽喉镜

flexura coli dextra 结肠右曲

flexura coli sinistra 结肠左曲

flexura duodeni superior 十二指肠上曲

flexura duodenojejunalis 十二指肠空肠曲

flexura perinealis recti 直肠会阴曲

flexura sacralis recti 直肠骶曲

flora imbalance enteritis 菌群失调性肠炎

flow cytometry 流式细胞仪

flumazenil [fluː'meizənil] 氟马西尼

fluoroscopy [ˌfluə'rɔskəpi] 荧光屏检查;荧光镜透视检查

focal infection 灶性感染

focalization [ˌfəukəlai'zeiʃən] 局部化

fold [fəuld] 襞

folds of large intestine 大肠襞

foliate papillae 叶状乳头

foramen [fə'reimen] 孔

F

foramen cecum of tongue 舌盲孔

foreign bodies in the esophagus 食管异物

foreign body granuloma 异物肉芽瘤

foreign body sensation 异物感

formic acid 蚁酸;甲酸

formication [ˌfɔːmiˈkeiʃən] 蚁走感

formula [ˈfɔːmjulə] 处方

fornix [ˈfɔːniks] 穹窿;穹

fornix of stomach 胃穹;胃穹窿

forward viewing fiberscope 前视式纤维内镜

forward viewing fiberscopy 前视式纤维内镜(检查)

fossa of gallbladder 胆囊窝

foveolae gastrica 胃小凹

fractional dose 分离量

fractional irradiation 分次照射

fractional sterilization 间歇灭菌法

free bile acid 游离胆汁酸

free fatty acid(FFA) 游离脂肪酸

fremitus [ˈfremitəs] 震颤

frenotomy [friˈnɔtəmi] 系带切开术

frenum [ˈfriːnəm] 系带

frequency converter tube 变频管

fresh frozen plasma(FFP) 新鲜冷冻血浆

friction fremitus 摩擦感

frogbelly 蛙形腹

fulguration [ˌfʌlgjuˈreiʃən] 电灼疗法

fulminant [ˈfʌlminənt] 暴发

fulminant hepatic failure(FHF) 暴发性肝功能衰竭

fulminant hepatitis 暴发型肝炎

fulminant pancreatitis 暴发型胰腺炎

fumigation [ˌfjuːmiˈgeiʃən] 熏烟消毒法

functional bowel disorder 功能性肠紊乱

functional constipation 功能性便秘

functional dyspepsia(FD) 功能性消化不良

functional gastrointestinal disorder(FGID) 功能性胃肠病

fundament [ˈfʌndəmənt] 肛门

fundectomy [fʌnˈdektəmi] 胃底部切除术

fundic gland 胃底腺

fundoplication [ˌfʌndəuplaiˈkeiʃən] 胃底折叠术

fundus [ˈfʌndəs] 基底;底部

fundus of gallbladder 胆囊底

fundus ventriculi 胃底

fungal [ˈfʌŋgəl] 真菌的;霉菌的

fungal abscess 真菌性脓肿

fungiform [ˈfʌndʒifɔːm] 蕈状的;真菌样的

fungiform papilla 蕈状乳突;真菌样乳头

fungous esophagitis 真菌性食管炎

funnel [ˈfʌnəl] 漏斗

funnel breast 漏斗状胸
furazolidone [ˌfjuərəˈzɔlidəun] 呋喃唑酮
furuncle [ˈfjuərʌŋkəl] 疖

F

G

gag ［gæg］开口器

gain ［gein］增益

gain amplifier 增益放大器

gain controller 增益控制器

gait ［geit］步态

galactan ［gəˈlæktən］半乳聚糖

galactitol ［gəˈlæktitɔl］半乳糖醇

galactoscope ［gəˈlæktəskəup］乳酪计

galactose ［gəˈlæktəus］半乳糖

gall ［gɔːl］胆汁

gall bladder 胆囊

gall bladder drainage tube 胆囊引流管

gall bladder forceps 胆囊钳

gall bladder radiography 胆囊摄影

gall bladder scissors 胆囊剪

gall bladder traction forceps 胆囊牵开钳

gall bladder trocar 胆囊套针

gall canal forceps 胆管钳

gall capillary 胆囊毛细管

gall duct clamp 胆管夹

gall duct forceps 胆管钳

gall duct knife 胆管刀

gall stone 胆石

gall stone forceps 胆石钳

gall stone operation retractor 胆石手术用

牵开器

gall stone probe 胆石探针

gall stone probe and scoop 胆石探针和匙

gall stone scoop 胆石匙

gall stone sound 胆石探子

gallbladder ['gɔːlˌblædə] 胆囊

gallipot ['gælipɔt] 药罐

gallstone ['gɔːlstəun] 胆结石

galvanic cautery 电烧灼器

galvanic current apparatus 直流电疗机

galvanic ecrasevr 电烙绞勒器

galvanic electricity 伽伐尼电

galvanic skin response 皮肤电反应

galvanic stimulation 直流电刺激

galvanization [ˌgælvəni'zeiʃən] 电镀

galvanization apparatus 直流电疗机

galvanoacupuncture [gælveinəu'kuːpʌŋktʃər]
电针术

galvanoacupuncture anesthesia 电针麻醉

galvanoadcupuncture anesthesiaunit 电针麻仪

galvanocaustic snare 直流电熨绞断器

galvanocautery [ˌgælvənəu'kɔːtəri] 电烙器

galvanocautery knife 电烙刀

galvanograph 电流记录图

galvanogustometer 电味觉计

galvanometer [ˌgælvə'nɔmitə] 电流计

galvanometer amplifier 检流计放大器

galvanometer oscillograph 检流计示波器

gamma globulin 丙种球蛋白

gamma radiation γ 射线

gamma- amino- butyric- acid γ-氨基丁酸

ganglion ['gæŋgliən] 神经节

ganglion hook 神经节钩

ganglion knife 神经节刀

ganglion scissors 神经节剪

gangliosympathectomy
[ˌgæŋgliəuˌsimpə'θektəmi] 交感神经节切
除术

gangrene ['gæŋgriːn] 坏疽

gangrenopsis [gæŋgrə'nɔpsis] 坏疽性口炎

gantry ['gæntri] 扫描架

gape [geip] 打哈欠

gargareon [gɑː'gɛəriɔn] 悬雍垂

gargarism ['gɑːdʒərizəm] 漱咽药

garrot ['gærət] 绞扼止血器

gas [gæs] 气

gas accumulator 气体蓄积器

gas mask 防毒面具

gas sterilizer 气体消毒器

gas tube 气体管

gas washer 气体洗涤器

gaseousness ['gæsiəsnes] 胀气

gaster ['gæstə] 胃

gasteralgia [gæstə'rældʒə] 胃痛

gasterasthenia ［gæstəræs'θiːnjə］胃无力

gasterectasis ［gɑːsti'rektəsis］胃扩张

gasteromycetes ［ˌgæstərəumai'siːtiːz］腹菌纲

gasterophilus ［ˌgæstə'rɔfiləs］胃蝇属

gastradenitis ［ˌgæstrædi'naitis］胃腺炎

gastral ［'gæstrəl］胃的

gastralgia ［gæs'træld3iə］胃痛

gastralgokenosis ［gæsˌtrælgəki'nəusis］胃空痛

gastraneuria ［ˌgæstrə'njuəriə］胃神经功能不良

gastratrophia ［ˌgæstrə'trəufiə］萎缩性胃炎

gastrectasia ［gæstrek'teiziə］胃胀；胃扩张

gastrectomy ［gæs'trektəmi］胃切除术

gastrectomy suture instrument 胃切除缝合器

gastrelcosis ［gæstrel'kəusis］胃溃疡

gastremia ［gæs'triːmiə］胃充血

gastrenteralgia ［gæstrentə'rældʒə］胃肠神经痛

gastric ［'gæstrik］胃的

gastric acid decarboxylase 谷氨酸脱羧酶

gastric acid secretion 胃酸分泌

gastric acid secretory function test 胃酸分泌功能试验

gastric acidity 胃酸度

gastric adenocarcinoma 胃腺癌

gastric analysis 胃液分析

gastric antrum 胃窦

gastric area 胃区

gastric benign ulcer 胃良性溃疡

gastric cancer 胃癌

gastric cancerous area 胃癌区域

gastric cardiac gland 胃贲门腺

gastric colic 胃绞痛

gastric contents 胃内容物

gastric crisis 胃危象

gastric cyst 胃源性囊肿

gastric dilatation 胃扩张术

gastric dysperistalsis 胃蠕动障碍

gastric emptying rate 胃排空率

gastric emptying time 胃排空时间

gastric enzyme 胃酶

gastric evacuation 胃内容排空

gastric fistula 胃瘘

gastric folds 胃皱襞

gastric gland 胃腺

gastric inhibitory peptide 抑胃肽

gastric inhibitory polypeptide 肠抑胃肽

gastric intestinal perforation 胃肠穿孔

gastric lavage apparatus 洗胃器

gastric mucin 胃黏蛋白

gastric mucosal barrier 胃黏膜屏障

gastric mucosal blood flow 胃黏膜血流量

gastric mucosa 胃黏膜

G

gastric pacemaker　胃蠕动调节点

gastric parietal cell　胃壁细胞

gastric parietal cell antibody　胃壁细胞抗体

gastric perforation　胃穿孔

gastric phase　胃期

gastric pit　胃小凹

gastric retention　胃潴留

gastric suture instrument　胃缝合器

gastric ulcer(GU)　胃溃疡

gastric volume　胃容量

gastricsin ［gæs'triksin］ 胃亚蛋白酶

gastrin ［'gæstrin］ 胃泌素

gastrin releasing peptide　胃泌素释放肽

gastrinoma ［ˌgæstri'nəumə］ 胃泌素瘤

gastritis ［gæs'traitis］ 胃炎

gastritis varioliformis　痘疮样胃炎

gastritis verrucosa　疣状胃炎

gastroacephalus ［ˌgæstrəuə'sefələs］ 有腹无头寄生畸胎

gastroadenitis ［ˌgæstrəuˌædi'naitis］ 胃腺炎

gastroamorphus ［ˌgæstrəuə'mɔːfəs］ 腹内寄生畸胎

gastroanastomosis ［ˌgæstrəuəˌnæstə'məusis］ 胃胃吻合术

gastro-ataxia ［ˌgæstrəuə'tæksiə］ 胃共济失调

gastroatonia ［ˌgæstrəu'təuniə］ 胃张力缺乏

102

gastroblennorrhea [gæstrɔb'lenɔːriə] 胃黏液分泌过多

gastrobrosis [gæstrəu'brəusis] 胃穿破

gastrocamera [gæstrəu'kæmərə] 胃内照相机

gastrocardiac [ˌgæstrəu'kɑːdiæk] 胃心的

gastrocardiac syndrome 胃心综合征

gastrocele ['gæstrəsiːl] 胃膨出

gastrocolic [ˌgæstrəu'kɔlik] 胃结肠的

gastrocolic fistula 胃结肠瘘

gastrocolic ligament 胃结肠韧带

gastrocolic reflex 胃结肠反射

gastrocolitis [ˌgæstrəukə'laitis] 胃结肠炎

gastrocoloptosis [gæstrəukəlɔp'təusis] 胃结肠下垂

gastrocolostomy [ˌgæstrəukə'lɔstəmi] 胃结肠吻合术

gastrocolotomy [ˌgæstrəukə'lɔtəmi] 胃结肠切开术

gastrocutaneous fistula 胃皮瘘

gastrodermis [ˌgæstrəu'dəːmis] 胃皮

gastrodialysis [ˌgæstrəudai'ælisis] 胃黏膜分离

gastrodiaphane [ˌgæstrəu'daiəfein] 胃透照灯

gastrodiaphanoscope
  [ˌgæstrəudaiˌæfə'nɔskəup] 胃透照镜

gastrodiaphanoscopy
  [ˌgæstrəudaiˌæfə'nɔskəpi] 胃透照镜检查法

G

gastrodiaphany [ˌɡæstrəudaiˈæfəni] 胃透照镜检查

gastroduodenal [ˌɡæstrəuˌdjuːəuˈdiːnəl] 胃十二指肠的

gastroduodenal artery 胃十二指肠动脉

gastroduodenal ulcer 胃十二指肠溃疡

gastroduodenectomy [ˌɡæstrəuˌdjuːəudiˈnektəmi] 胃十二指肠切除术

gastroduodenitis [ˌɡæstrəuˌdjuːəudiˈnaitis] 胃十二指肠炎

gastroduodenoscopy [ˌɡæstrəuˌdjuːəudiˈnɔskəpi] 胃十二指肠镜检查

gastroduodenostomy [ˌɡæstrəuˌdjuːəudiˈnɔstəmi] 胃十二指肠吻合术

gastrodynamometer [ˌɡæstrəudainəˈmɔmitə] 胃动力测量器

gastrodynia [ˌɡæstrəuˈdiniə] 胃痛

gastroelectromyogram [ˌɡæstrəuiˌlektrəuˈmaiəɡræm] 胃肌电图

gastroenteralgia [ˌɡæstrəuˌentəˈrældʒiə] 胃肠痛

gastroenteric parenteral digestion 胃肠的

gastroenteric cyst 胃肠囊肿

gastroenteritis [ˌɡæstrəuˌentəˈraitis] 肠胃炎

gastroenteritis hemorrhagica 出血性胃肠炎

gastroenteritis infectiosa 感染性胃肠炎

gastroenteroanastomosis
［ˌgæstrəuˌentərəuəˌnæstə'məusis］胃肠吻合术

gastroenterocolitis
［ˌgæstrəuˌentərəukə'laitis］胃小肠结肠炎

gastroenterologist ［ˌgæstrəuˌentə'rɔlədʒist］胃肠病学家

gastroenterology ［ˌgæstrəuˌentə'rɔlədʒi］胃肠病学

gastroenteropathy ［ˌgæstrəuˌentə'rɔpəθi］胃肠病

gastroenteroplasty ［ˌgæstrəu'entərəˌplæsti］胃肠成形术

gastroenteroptosis ［ˌgæstrəuˌentərɔp'təusis］胃肠下垂

gastroenterostomia antecolica 结肠前胃肠吻合术

gastroenterostomia retrocolica 结肠后胃肠吻合术

gastroenterostomy ［ˌgæstrəuentə'rɔstəmi］胃肠造口吻合术

gastroenterostomy forceps 胃肠吻合钳

gastroenterotomy ［ˌgæstrəuˌentə'rɔtəmi］胃肠切开术

gastroepiploic ［ˌgæstrəuˌepi'pləuik］胃网

105

膜的

gastroepiploic artery 胃网膜动脉

gastroepiploic glands 胃网膜淋巴结

gastroesophageal [ˌgæstrəuiːˌsɔfəˈdʒiːəl] 胃食管的

gastroesophageal brush biopsy 胃食管刷活组织检查

gastroesophageal hernia 胃食管疝

gastroesophageal reflux 胃食管反流

gastroesophageal reflux disease（GERD） 胃食管反流病

gastroesophagitis [ˌgæstrəuiːˌsɔfəˈdʒaitis] 胃食管炎

gastroesophagofiber-scope 胃食管纤维镜

gastroesophagostomy [ˌgæstrəuiːˌsɔfəˈgɔstəmi] 胃食管吻合术

gastrofaradization [ˌgæstrəufærədaiˈzeiʃən] 胃感应电疗法

gastroferrin [ˌgæstrəuˈferin] 胃液铁蛋白

gastrofiberscope [ˌgæstrəuˈfaibəskəup] 胃纤维镜

gastrofiberscopy [ˌgæstrəuˈfaibəskəpi] 胃纤维镜检查

gastrogastrostomy [ˌgæstrəugæsˈtrɔstəmi] 胃胃吻合术

gastrogavage [ˌgæstrɔgəˈvɑːʒ] 胃管饲法

gastrogenic [ˌgæstrəuˈdʒenik] 胃源性的

gastrogenic diarrhea 胃源性腹泻

gastrogenic vomiting 胃源性呕吐

gastrogram ［'gæstrəgræm］胃放射图

gastrograph ［'gæstrəgrɑːf］胃蠕动描记器

gastrohepatic ［ˌgæstrəuhi'pætik］胃与肝的

gastrohepatic ligament 肝胃韧带

gastrohepatitis ［ˌgæstrəuhepə'taitis］胃肝炎

gastrohydrorrhea ［ˌgæstrəuhaidrəu'riːə］胃液溢

gastrohypertonic ［ˌgæstrəuhaipəː'tɔnik］胃张力过度的

gastroileac ［ˌgæstrəu'iliæk］胃回肠的

gastroileal reflex 胃回肠反射

gastroileitis ［ˌgæstrəuili'aitis］胃回肠炎

gastroileostomy ［ˌgæstrəuili'ɔstəmi］胃回肠吻合术

gastrointestinal（GI.）［ˌgæstrəuin'testinəl］胃肠的

gastrointestinal bacterial flora 胃肠道菌群

gastrointestinal bleeding 胃肠道出血

gastrointestinal cancer 胃肠癌

gastrointestinal cancer antigen 胃肠癌抗原

gastrointestinal contents 胃肠内容物

gastrointestinal decompression 胃肠减压

gastrointestinal dialysis 胃肠透析

gastrointestinal digestion 胃肠消化

gastrointestinal disease 胃肠疾病

G

gastrointestinal dysfunction　胃肠功能紊乱

gastrointestinal endocrine cell　胃肠内分泌细胞

gastrointestinal endoscope　胃肠内镜

gastrointestinal fiberscope　纤维胃肠镜

gastrointestinal hemorrhage　胃肠道出血

gastrointestinal hormone　胃肠激素

gastrointestinal irritation　胃肠刺激

gastrointestinal malignant melanoma　胃肠道恶性黑色素瘤

gastrointestinal motility　胃肠蠕动

gastrointestinal mucosal necrosis　胃肠黏膜坏死

gastrointestinal muscularis propria　胃肠道固有肌层

gastrointestinal neurosis　胃肠神经症

gastrointestinal peptide　胃肠肽

gastrointestinal physiology　胃肠生理学

gastrointestinal reflex　胃肠反射

gastrointestinal schistosomiasis　胃肠道血吸虫病

gastro-intestinal secretion　胃肠道分泌

gastrointestinal series　胃肠系统

gastrointestinal serosa　胃肠道浆膜

gastrointestinal stimulant　胃肠兴奋药

gastrointestinal stromal tumor　胃肠道间质瘤

gastrointestinal subserosa　胃肠道浆膜下层

gastrointestinal suction catheter 胃肠吸引管

gastrointestinal suturing instrument 胃肠缝合器

gastrointestinal suturing instruments set 胃肠缝合器械包

gastrointestinal symptom 消化系统症状

gastrointestinal syndrome 胃肠综合征

gastrointestinal system 胃肠系统

gastrointestinal therapeutic system（GITS）胃肠治疗系统

gastrointestinal tract 胃肠道

gastrointestinal transposition 胃肠转位

gastrointestinal tuberculosis 胃肠结核

gastrointestinal type 胃肠型

gastrointestinal-associated lymphoid tissue 胃肠相关性淋巴样组织

gastrointestinalbacterialflora 胃肠道菌群

gastrojejunal [ˌgæstrəudʒiˈdʒuːnəl] 胃空肠的

gastrojejunitis [ˌgæstrəudʒidʒuˈnaitis] 胃空肠炎

gastrojejunocolic
[ˌgæstrəudʒiˌdʒuːnəuˈkɔlik] 胃空肠结肠的

gastrojejunocolic fistula 胃空肠结肠瘘

gastrojejunoesophagostomy 胃空肠食管吻合术

gastrojejunostomy

［ˌgæstrəuˌdʒiːdʒuˈnɔstəmi］胃空肠吻合术

gastrokateixia

［gæstrəuˈkætaiksiə］胃变位；胃下垂

gastrokinesograph ［ˌgæstrəukaiˈnesəgrɑːf］胃动描动器

gastrolavage ［ˌgæstrəulæˈvɑːdʒ］洗胃术

gastrolienal ［ˌgæstrəuˈlaiənəl］胃脾的

gastrolith ［ˈgæstrəliθ］胃石

gastrolithiasis ［ˌgæstrəliˈθaiəsis］胃石病

gastrologist ［gæsˈtrɔlədʒist］胃病学家

gastrology ［gæsˈtrɔlədʒi］胃病学

gastrolysis ［gæsˈtrɔlisis］胃松解术

gastromalacia ［ˌgæstrəuməˈleiʃiə］胃软化

gastromegaly ［ˌgæstrəuˈmegəli］巨胃

gastromenia ［ˌgæstrəuˈmiːniə］代偿性胃出血

gastromycosis ［ˌgæstrəumaiˈkəusis］胃霉菌病

gastromyotomy ［ˌgæstrəumaiˈɔtəmi］胃肌切开术

gastrone ［ˈgæstrəun］抑胃素

gastronephritis ［gæstrəuˈnefraitis］胃肾炎

gastroneurosis ［ˌgæstrəuˌnjuəˈrəusis］胃神经症

gastropancreatic ［ˌgæstrəuˌpæŋkriˈætik］胃胰的

gastropancreatic ligament 胃胰韧带

gastropancreatitis ［ˌgæstrəuˌpæŋkriəˈtaitis］

胃胰腺炎

gastroparalysis [ˌgæstrəupəˈrælisis] 胃麻痹

gastroparesis [ˌgæstrəuˈpærisis] 胃轻瘫

gastroparietal [ˌgæstrəupəˈraiitəl] 胃腹壁的

gastropathic [ˌgæstrəˈpæθik] 胃病的

gastropathy [gæsˈtrɔpəθi] 胃病

gastroperiodynia [ˌgæstrəuˌperiəuˈdiniə] 周
期性胃痛

gastroperitonitis [ˌgæstrəuˌperitəˈnaitis] 胃
腹膜炎

gastropexy [ˈgæstrəˌpeksi] 胃固定术

gastrophore [gæstrəˈfɔːr] 胃钳

gastrophotography [ˌgæstrəufəˈtɔgrəfi] 胃
内照相术

gastrophotor [ˌgæstrəuˈfəutə] 胃内照相器

gastrophrenic [ˌgæstrəuˈfrenik] 胃膈的

gastrophrenic ligament 胃膈韧带

gastroplasty [ˈgæstrəˌplæsti] 胃成形术

gastropleuritis [ˌgæstrəuˌpluəˈraitis] 胃胸
膜炎

gastropneumonic [ˌgæstrəunjuːˈmɔnik] 胃
与肺的

gastroptosis [ˌgæstrɔpˈtəusis] 胃下垂

gastrorrhagia [ˌgæstrəuˈreidʒiə] 胃出血

gastrorrhaphy [gæsˈtrɔrəfi] 胃缝合术

gastrorrhea [ˌgæstrəuˈriːə] 胃溢液

gastrorrhexis [ˌgæstrəuˈreksis] 胃破裂

111

gastroschisis ［gæsˈtrɔskisis］ 腹裂

gastroscope ［ˈgæstrəskəup］ 胃镜

gastroscopy ［ˌgæsˈtrɔskəpi］ 胃镜检查

gastroselective ［ˌgæstrəusiˈlektiv］ 胃选择性的

gastrospasm ［ˈgæstrəspæzəm］ 胃痉挛

gastrosplenic ［ˌgæstrəuˈsplenik］ 胃脾的

gastrosplenic ligament 胃脾韧带

gastrostaxis ［ˌgæstrəuˈstæksis］ 胃渗血

gastrostenosis ［ˌgæstrəustiˈnəusis］ 胃狭窄

gastrostogavage ［gæsˌtrɔstəgəˈvɑːʒ］ 胃瘘管饲法

gastrostoma ［gæsˈtrɔstəmə］ 胃瘘

gastrostomy ［gæsˈtrɔstəmi］ 胃造口术

gastrosuccorrhea ［ˌgæstrəuˌsʌkəˈriːə］ 持续性胃液分泌过多

gastrotome ［ˈgæstrətəum］ 胃刀

gastrotomy ［gæsˈtrɔtəmi］ 胃切开术

gastrotonica ［ˌgæstrəuˈtɔnikə］ 健胃剂

gastrotonometer ［ˌgæstrəutəuˈnɔmitə］ 胃内压测量器

gastrotoxin ［ˌgæstrəuˈtɔksin］ 胃毒素

gastrotropic ［ˌgæstrəuˈtrɔpik］ 亲胃的

gastrotympanites
［ˌgæstrəuˌtimpəˈnaitiːz］ 胃鼓胀

gastroxia ［gæstˈrɔksiə］ 胃酸过多症

gastrypalgia ［gæstˈraipældʒə］ 胃轻痛

gastrypectasis [gæstrai'pektəsis] 胃轻度扩张

gauze mask 口罩

gauze packer 纱布填塞器

gauze piece 纱布块

gauze sponge 纱布海绵

gauze swab 纱布拭子

gavage [gə'vɑːʒ] 管饲法

gel [dʒel] 凝胶

gelatin ['dʒelətin] 明胶

gelatinase [dʒi'lætineis] 白明胶酶

gene [dʒiːn] 基因

general anesthesia 全身麻醉

genetic mutation 基因突变

germicide ['dʒəːmisaid] 杀菌剂

giant cell hepatitis 巨细胞性肝炎

giant hypertrophic gastritis 巨大肥厚性胃炎

gingiva [dʒin'dʒaivə] 牙龈

gingival [dʒin'dʒaivəl] 牙龈的

gingival incising knife 牙龈切割刀

gingival marginal trimmer 牙龈缘修整器

gingival operating knife 牙龈手术刀

gingival retractor 牙龈牵开器

gingival scissors 牙龈剪

gingivalgia [ˌdʒindʒi'vældʒiə] 龈痛

gingivally ['dʒindʒivəli] 向龈

gingivectomy [ˌdʒindʒi'vektəmi] 龈切除术

gingivitis [ˌdʒindʒi'vaitis] 龈炎

113

gingivoaxial [ˌdʒindʒiˈvəuksiəl] 龈轴的

gingivobuccoaxial

  [ˌdʒindʒivəuˌbʌkəˈæksiəl] 龈颊轴的

gingivoglossitis [ˌdʒindʒivəuglɔˈsaitis] 龈舌炎

gingivolabial [ˌdʒindʒivəuˈleibjəl] 龈唇的

gingivolinguoaxial

  [ˌdʒindʒivəuˌliŋgwəˈæksiəl] 龈舌轴的

gingivoperiodontitis

  [ˌdʒindʒivəuˌperiɔdɔnˈtaitis] 龈牙周炎

gingivoplasty [ˈdʒindʒivəˌplæsti] 龈成形术

gingivosis [ˌdʒindʒiˈvəusis] 龈变性

gingivostomatitis [ˌdʒindʒivəuˌstəuməˈtaitis]
  龈口炎

girth [gəːθ] 腹带

gland [glænd] 腺

glandular [ˈglændjulə] 腺的

glandular epithelium 腺上皮

glass [glɑːs] 玻片

globin [ˈgləubin] 球蛋白

globinometer [ˌgləubiˈnɔmitə] 血红蛋白计

globulimeter [ˌgləubjuˈlimitə] 血细胞计算器

globulin [ˈglɔbjulin] 球蛋白

glossa [ˈglɔsə] 舌

glossocatochus [ˌglɔsəuˈkætətʃəs] 压舌板

glossodynamometer [ˌglɔsəuˌdainəˈmɔmitə]
  舌力计

glossograph [ˈglɔsɔgrɑːf] 舌动描记器

glossotilt [gˈlɔsətilt] 牵舌器

glottis [ˈglɔtis] 声门

glottiscope [gˈlɔtiːskəup] 声门镜

glove [glʌv] 手套

glucagon [ˈgluːkəgɔn] 胰高血糖素

glucagonoma [ˌgluːkəgɔˈnəumə] 高血糖素瘤

glucose [ˈgluːkəus] 葡萄糖

glucuronate [gluˈkjurəneit] 葡萄糖醛酸

glucurone [ˈglukjurəun] 葡醛内酯

glucuronyl transferase 葡萄糖醛酸基转移酶

glutamic acid 谷氨酸

glutamine [ˈgluːtəmin] 谷氨酰胺

gluttony [ˈglʌtəni] 暴饮暴食

glyceric acid 甘油酸

glycerin [ˈglisərin] 甘油

glycochenodeoxycholic acid 甘氨鹅去氧胆酸

glycocholic acid 甘氨胆酸

glycogenosis [ˌglaikəudʒiˈnəusis] 糖原贮积病

glycosaminoglycan
  [ˌglaikəusəˌminəuˈglaikən] 糖胺聚糖

glycosidoprotein [ˌglaikəusidəuˈprəutiːn] 糖
  蛋白

gnatho 颌

gnathodynamics 咬合力学

goblet cell 杯状细胞

gram negative 革兰阴性

gram positive 革兰阳性

gram staining method 革兰染色法

granular ['grænjulə] 粒状的

granulation [ˌgrænju'leiʃən] 肉芽

granulation tissue 肉芽组织

granulation tube 喉肉芽压迫插管

granulomatous bowel disease 肉芽肿性肠疾病

granulomatous gastritis 肉芽肿性胃炎

gray scale resolution 灰度等级分辨率

gray scale ultrasonic tomography 灰阶超声体层成像

gray scale ultrasonography 灰阶超声诊断法

grease [griːs] 黄油

greater curvature of stomach 胃大弯

gustation [gʌs'teiʃən] 味觉

gustometer [gʌs'tɔmitə] 味觉计

gut [gʌt] 肠

gut associated lymphoid tissue 肠相关淋巴组织

guttur ['gʌtə] 咽喉

gyromele 旋转胃导管

H

H₂-receptor antagonist H₂ 受体拮抗剂

habit-forming drug 成瘾药

habitual constipation 习惯性便秘

haemoglobin [ˌhiːməuˈgləubin] 血红蛋白

haemorrhagia [ˌheməˈreidʒiə] 出血

haemorrhagia nasalis 鼻出血

haemorrhagicus icterus 出血性黄疸

haemorrhoids [ˈhemərɔidz] 痔;痔核

hamartoma of liver 肝错构瘤

hard palate 硬腭

hardener [ˈhaːdnə] 硬化剂;坚硬剂

haustra coli 结肠袋

haustra of colon 结肠袋

haustral folds 大肠皱褶

haustral segmentation 结肠袋分节运动

HBsAg carrier 乙型肝炎(病毒)表面抗原
携带者

Head of blind colon 盲肠

head of pancreas 胰头

headache [ˈhedeik] 头痛

healing [ˈhiːliŋ] 愈合;康复

healing by first intention 一期愈合

healing by granulation 肉芽性愈合

healing by second intention 二期愈合

healing rate 治愈率

healing stage（H） 愈合期

healing ulcer 愈合期溃疡

health carrier 健康带菌者

heartburn ［'hɑːtbəːn］ 胃灼热

heat dissipation 散热

hedrocele 脱肛

helcosis ［hel'kəusis］ 溃疡形成

helcotic ［hel'kɔtik］ 形成溃疡的

Helicobacter ［ˌheli'kəubæktə］ 螺杆菌属

Helicobacter pylori（Hp） 幽门螺旋杆菌

hemachrome ［'heməkrəum］ 血红素

hemafecal ［hi mə'fikəl］ 便血的；粪内含血的

hemafecia ［ˌhemə'fiːsiə］ 便血

hemangioma ［heˌmændʒi'əumə］ 血管瘤

hemangiomas of liver 肝血管瘤

hematemesis ［ˌhemə'temisis］ 呕血

hematocele ［'hemətəusiːl］ 积血

hematocelia ［ˌhemætəu'siːliə］ 腹腔积血

hematochezia ［ˌhemətəu'kiːziə］ 便血

hematodiarrhoea ［himətəuˌdaiə'riə］ 血痢

hematodynamometer

　　［ˌhiːmətədainə'mɔmitə］ 血压计

hematogaster ［himətəu'gæstə］ 胃腔积血；
　　血胃

hematogenous infection 血行感染

hematogenous jaundice 血源性黄疸；溶血
　　性黄疸

hematogenous metastasis 血行转移

hematoglobulin [ˌhemətəuˈglɔbjulin] 氧合血红蛋白

hematoma [ˌheməˈtəumə] 血肿

hematosepsis [ˌhemətəuˈsepsis] 败血症

hemibepatectomy [ˌhemibpəˈtektəmi] 半肝切除术

hemicolectomy [ˌhemikəˈlektəmi] 结肠部分切除术

hemigastrectomy [ˌhemigæsˈtrektəmi] 胃半切除术

hemipylorectomy [ˌhemiˌpailəˈrektəmi] 幽门部分切除术

hemobilia [ˌhiːməuˈbiliə] 胆道出血

hemobilinuria [ˌhiːməubailiˈnjuəriə] 血胆素尿

hemobilirubin 血胆红素;间接胆红素

hemoccult 潜血检测试纸

hemochromatosis [ˌhiːməukrəuməˈtəusis] 血色沉着病

hemodiastase [ˌhiːməuˈdaiəsteis] 血淀粉酶

hemoglobin(Hb) [ˌhiːməuˈgləubin] 血红蛋白

hemogram [ˈhiːməgræm] 血象;血图

hemolysis [hiˈmɔlisis] 溶血

hemolytic [ˌhiːməˈlitik] 溶血的

hemolytic jaundice 溶血性黄疸

hemolytic splenomegaly 溶血性脾大

hemolytic transfusion reaction 溶血性输血反应

hemoperfusion [ˌhiːməupəˈfjuːʒən] 血液灌流

hemoproctia [ˌhiːməuˈprɔkʃiə] 直肠出血

hemoptysis [heˈmɔptisis] 咯血

hemoptysis drowning 咯血窒息

hemorrhage [ˈheməridʒ] 出血

hemorrhage per rhexin 破裂性出血

hemorrhagic [ˌheməˈrædʒik] 出血的

hemorrhagic ascites 血性腹水

hemorrhagic diarrhea 出血性腹泻

hemorrhagic enteritis 出血性小肠炎

hemorrhagic enterocolitis 出血性小肠结肠炎

hemorrhagic gastritis 出血性胃炎

hemorrhagic hepatitis 出血性肝炎

hemorrhagic shock 失血性休克

hemorrhagic tendency 出血倾向

hemorrhagic ulcer 出血性溃疡

hemorrhea [heməˈriːə] 大出血

hemorrhinia [ˌheməˈrainiə] 鼻出血

hemorrhoid [ˈhemərɔid] 痔;痔疮

hemorrhoidal [ˌheməˈrɔidəl] ①痔的;②直肠及肛门的

hemorrhoidal artery 直肠动脉

hemorrhoidal plexus 直肠静脉丛

hemorrhoidal vein 痔静脉；直肠静脉

hemorrhoidal venous plexus 直肠静脉炎

hemorrhoidal vessels 痔血管（直肠曲张静脉）

hemorrhoidectomy [ˌhemərɔiˈdektəmi] 痔切除术

hemosiderosis [ˌhiːməuˌsidəˈrəusis] 血铁质

H

hemostasis [hiˈməustəsis] 止血

hemostat [ˈhiːməstæt] ①止血剂；②止血钳

Henoch's angina 亨诺克咽峡炎；坏死性咽峡炎

hepaptosia [ˌhepəˈtəusiə] 肝下垂

hepar [ˈhiːpɑː] 肝

hepar adiposum 脂肪肝

hepar induratum 肝硬结

hepar lobatum 分叶肝

hepatalgia [ˌhepəˈtældʒiə] 肝痛

hepatapostema 肝脓肿

hepatatrophia [ˌhepətəˈtrəufiə] 肝萎缩

hepatatrophy [ˌhepəˈtætrəfi] 肝萎缩

hepatauxe 肝大

hepatectomize [ˌhepəˈtektəmaiz] 切除肝脏

hepatectomy [ˌhepəˈtektəmi] 肝切除术

hepathemia 肝充血

hepatic [hiˈpætik] ①肝脏的；②保肝药

hepatic abscess 肝脓肿

hepatic adenoma 肝腺瘤

hepatic amebiasis 肝阿米巴病；阿米巴性肝炎

hepatic angiography 肝血管造影术

hepatic angiomatosis 肝血管瘤病

hepatic angiosarcoma 肝血管肉瘤

hepatic artery 肝动脉

hepatic artery embolism 肝动脉栓塞

hepatic assist 人造肝脏

hepatic blood flow 肝血流量

hepatic branches 肝支

hepatic calculus 肝胆管结石

hepatic capsulitis 肝周炎

hepatic cell icterus 肝细胞性黄疸

hepatic cirrhosis 肝硬化

hepatic colic ①肝绞痛；②胆石绞痛

hepatic coma 肝性昏迷

hepatic cord 肝索

hepatic crisis 肝危象

hepatic cyte clearance 肝细胞清除率

hepatic distomiasis 肝吸虫病

hepatic diverticulum 肝憩室

hepatic docimasia 肝脏检验

hepatic duct 肝管

hepatic echinococcosis 肝棘球蚴病

hepatic edema 肝病性水肿

hepatic encephalopathy 肝性脑病

hepatic face 肝病面容

hepatic failure 肝功能衰竭

hepatic fibrosis 肝纤维化;肝纤维变性

hepatic first-pass elimination 肝首过消除
效应

hepatic fistula 肝瘘

hepatic flexure 肝曲

hepatic flux 肝性泻

hepatic funiculus 胆总管

hepatic glomerulosclerosis 肝性肾小球硬化

hepatic glycogen 肝糖原

hepatic groove 肝沟

hepatic hilum 肝门

hepatic hydrothorax 肝性胸腔积液;肝性
胸水

hepatic insufficiency 肝功能不全

hepatic jaundice 肝性黄疸

hepatic laceration 肝裂伤

hepatic lesion 肝损害

hepatic ligaments 肝韧带

hepatic lobes 肝叶

hepatic lobules 肝小叶

hepatic lymph nodes 肝淋巴结

hepatic metastasis 肝转移

hepatic nephropathy 肝病性肾病

hepatic odor 肝臭

hepatic palpation 肝脏触诊

hepatic percussion 肝脏叩诊

hepatic phthisis 肝结核

hepatic plate 肝板

hepatic porphyria 肝性卟啉症;紫质症

hepatic portal 肝门

hepatic portal system 肝门静脉系统

hepatic portal vein 肝门静脉

hepatic precoma 肝(性)昏迷前期

hepatic pulse 肝搏动

hepatic renal tubular acidosis 肝性肾小管性酸中毒

hepatic rupture 肝破裂

hepatic schistosomiasis 肝血吸虫病

hepatic segments 肝段

hepatic siderosis 肝铁质沉着

hepatic sinusoid 肝窦状隙

hepatic stellate cell(HSC) 肝星状细胞;贮脂细胞

hepatic vein 肝静脉

hepatic veno-occlusive disease 肝静脉阻塞病

hepatic venous pressure gradient(HVPG) 肝静脉压力梯度

hepaticojejunostomy 肝管空肠吻合术

hepaticolithotomy 肝管切开取石术

hepaticopancreatic duct 胰管

hepatin [ˈhepətin] 动物淀粉;糖原

hepatitis ［ˌhepə'taitis］ 肝炎

hepatitis A 甲型肝炎

hepatitis A antigen 甲型肝炎抗原

hepatitis A virus 甲型肝炎病毒

hepatitis B 乙型肝炎

hepatitis B antigen（HBAg） 乙型肝炎抗原

hepatitis B core antibody（anti-HBc） 乙型肝炎核心抗体

hepatitis B core antigen（HBcAg） 乙型肝炎核心抗原

hepatitis B e antibody（anti-HBe） 乙型肝炎e抗体

hepatitis B e antigen（HBeAg） 乙型肝炎e抗原

hepatitis B immune globulin 乙型肝炎免疫球蛋白

hepatitis B surface antibody（anti-HBs） 乙型肝炎表面抗体

hepatitis B surface antigen（HBsAg） 乙型肝炎表面抗原

hepatitis B vaccine 乙型肝炎疫苗

hepatitis B virus 乙型肝炎病毒

hepatitis C virus 丙型肝炎病毒

hepatitis D virus 丁型肝炎病毒

hepatitis E virus 戊型肝炎病毒

hepatize ［'hepətaiz］ 肝样变

hepatobiliary cancer 肝胆管癌

hepatocarcinoma
[ˌhepətəuˌkɑːsiˈnəumə] 肝癌
hepato-cardial syndrome 肝—心综合征
hepatocellular [ˌhepətəuˈseljulə] 肝细胞的
hepatocellular carcinoma 肝细胞癌
hepatocellular jaundice 肝细胞性黄疸
hepatocholangeitis
[ˌhepətəukəuˌlændʒiˈaitis] 肝胆管炎
hepatocirrhosis [ˌhepətəusiˈrəusis] 肝硬化
hepatocolic [ˌhepætəuˈkɔlik] 肝结肠的
hepatocolic ligament 肝结肠韧带
hepatocrinin 促肝泌素
hepatocyte growth factor（HGF） 肝细胞生长因子
hepatoduodenal ligament 肝十二指肠韧带
hepatodynia [ˌhepətəuˈdiniə] 肝痛
hepato-enteric circulation 肝肠循环
hepatogastric ligament 肝胃韧带
hepatogastroduodenal ligament 肝胃十二指肠韧带
hepatogenic [ˌhepətəuˈdʒenik] 肝源性的
hepatogenous [ˌhepəˈtɔdʒinəs] 肝源性的
hepatogenous jaundice 肝源性黄疸
hepatohemia [ˌhepətəuˈhiːmiə] 肝充血
hepatojugular [ˌhepətəuˈdʒʌgjulə] 肝颈静脉的
hepatojugular reflex 肝颈反射

126

hepatojugular reflux 肝颈静脉反流(征)

hepatolenticular [ˌhepətəulenˈtikjulə] 肝豆状核的

hepatolenticular degeneration 肝豆状核变性

hepatolienal [ˌhepətəuˈlaienəl] 肝脾的

hepato-lienal fibrosis 肝脾纤维化

hepatolienomegaly [ˌhepətəuˌlaienɔˈmegəli] 肝脾大

hepatolith [ˈhepətəliθ] 肝胆管结石;肝内胆管结石

hepatolithectomy [ˌhepətəuliˈθektəmi] 肝石切除术

hepatolithiasis [ˌhepətəuliˈθaiəsis] 肝内胆管结石病

hepatolobectomy 肝叶切除术

hepatolysin [ˌhepəˈtɔlisin] 溶肝素

hepatolysis [ˌhepəˈtɔlisis] 肝细胞溶解

hepatolytic [ˌhepətəuˈlitik] 溶解肝细胞的;溶肝的

hepatoma [ˌhepəˈtəumə] 肝脏肿瘤;肝细胞癌

hepatomanometry 肝穿刺测压法

hepatomegalia [ˌhepətəumiˈgeiliə] 肝大

hepatomegalia glycogenica 肝糖原过多性肝大

hepatomegaly [ˌhepətəˈmegəli] 肝大

H

hepatomyocardosis 肝硬化心肌病

hepatoncus [hepə'tɔnkəs] 肝肿块

hepatonecrosis [ˌhepətəune'krəusis] 肝坏死

hepatonephric [ˌhepətəu'nefrik] 肝肾的

hepatonephritis [ˌhepətəune'fraitis] 肝肾炎

hepatonephromegaly

[ˌhepətəuˌnefrəu'megəli] 肝肾大

hepatonic agent 强肝剂

hepatopancreas [ˌhepətəu'pæŋkriəs] 肝胰腺

hepatopancreatic 肝胰的

hepatopancreatic ampulla 肝胰管壶腹;法
特壶腹

hepatopexy ['hepətəˌpeksi] 肝固定术

hepatophage ['hepətəfeidʒ] 噬肝巨细胞

hepatophyma [ˌhepətəu'faimə] 肝脓肿

hepatoptosis [ˌhepətəu'təusis] 肝下垂

hepatopulmonary [ˌhepətəu'pʌlmənəri] 肝
肺的

hepatopulmonary syndrome 肝肺综合征

hepatorenal [ˌhepətəu'riːnəl] 肝肾的

hepatorenal ligament 肝肾韧带

hepatorenal recess 肝肾隐窝

hepato-renal reflex 肝—肾反射

hepatorenal syndrome 肝肾综合征

hepatorrhexis [ˌhepətəu'reksis] 肝破裂

hepatoscopy [ˌhepə'tɔskəpi] 肝检查

hepatosiderosis 肝铁质沉着病

hepatosis ［ˌhepəˈtəusis］ 肝功能病；肝功能紊乱

hepatosplenomegaly
［ˌhepətəuˌspliːnəuˈmegəli］ 肝脾大

hepatotoxic ［ˌhepətəuˈtɔksik］ 肝毒的

hepatotoxic agent 肝毒剂

hepatotoxicity ［ˌhepətəutɔkˈsisəti］ 肝毒性

hepatoumbilical ligament 肝脐韧带

hephormone ［ˈhefɔːməun］ 肝糖原；肝淀粉

hereditary ［hiˈreditəri］ 遗传的

hereditary diffuse gastric cancer 遗传性弥漫性胃癌

hereditary nonpolyposis colorectal cancer
（HNPCC） 遗传性非息肉病性结直肠癌

hereditary pancreatitis 遗传性胰腺炎

hernia ［ˈhəːnjə］ ①疝气；②突出

hernia of oesophagus 食管疝；食管突出

herpetic angina 疱疹性咽峡炎

herpetic laryngitis 疱疹性喉炎

herpetic pharyngitis 疱疹性咽炎

herpetic stomatitis 疱疹性口炎

herpetic tonsillitis 疱疹性扁桃体炎

herpetiform ［həːˈpetifɔːm］ 疱疹样的

herpetiform aphthous stomatitis 疱疹样阿弗他口炎

heteropancreatism ［ˌhetərəuˈpæŋkriətizəm］
胰腺功能异常

heterotaxia [ˌhetərəuˈtæksiə] 内脏异位

heterotaxia syndrome 内脏异位综合征

heterotopia visceralis 内脏异位

heterotopic [ˌhetərəuˈtɔpik] ①异位移植（术）;②异位的

heterotopic pain 异位疼痛;牵涉性痛

heterotopic pancreas 异位胰腺

heterotopic pancreatic tissue 异位胰组织

heterotopic transplantation 异位移植

Heyd's syndrome 肝肾综合征;海德综合征

hiatal esophagism 贲门痉挛

hiatus esophageus 食管裂孔

hiatus hernia 食管裂孔疝;裂孔疝

hiccough [ˈhikʌp] 呃逆

high blood pressure(HBP) 高血压

high cecum 高位盲肠

high density lipoprotein(HDL) 高密度脂蛋白

high enema 高位灌肠法

high-level echo 高回声;强回声

hill diarrhea 高山性腹泻

Hill's posterior gastropexy 希尔胃后固定术

hilum of kidney 肾门

hilum of spleen 脾门

hindrance [ˈhindrəns] 障碍;阻碍

hip bath 坐浴

hippocratic angina 咽后脓肿

Hirschsprung disease 希尔施普龙病;先天性巨结肠

histamine [ˈhistəmin] 组胺

histamine H₁ receptor blocker 组胺 H₁ 受体拮抗剂

histiocyte [ˈhistiəsait] 组织细胞

histology [hisˈtɔlədʒi] 组织学

hobnail liver 结节性肝硬化

Hodgkin disease 霍奇金病

homeostasis [ˌhəumiəuˈsteisis] 稳态;内环境稳定

honey stomach 食欲旺盛

hormonal regulation 激素调节

hormonal therapy 激素疗法

hormone [ˈhɔːməun] 荷尔蒙;激素

hospital day 住院天数

hospitalism [ˈhɔspitəlizəm] 医院制度

human enteric virus 人肠道病毒

human immunodeficiency virus(HIV) 人类免疫缺陷病毒

human rotavirus 人轮状病毒

humoral immunity 体液免疫

hunger cure 饥饿疗法

hunger pain 饥饿痛;空腹胃痛

hyalinization [ˌhaiəˌlinaiˈzeiʃən] 透明样变化

hydatid cyst 棘球蚴病;包虫囊肿

hydatidosis [ˌhaidətiˈdəusis] 棘球蚴病

hydratase [ˈhaidrəteis] 水解酶

hydroappendix [ˌhaidrəuəˈpendiks] 阑尾积水

hydrochloric acid 盐酸

hydrocholecystis [ˌhaidrəuˌkəuliˈsistis] 胆囊积水;胆囊水肿

hydrocortisone [ˌhaidrəˈkɔːtisəun] 氢化可的松

hydrodiarrhea [ˌhaidrəudaiəˈriə] 水泻

hydrolyase [ˌhaidrəuˈlaieis] 水解酶

hydrolytic decomposition 水解

hydrolytic enzyme 水解酶

hydrolyze [ˈhaidrəlaiz] 水解

hydroperitoneum [ˌhaidrəuˌperitəuˈniːəm] 腹水

hydrothorax [ˌhaidrəuˈθɔːræks] 胸膜积水

hymecromone [ˌhaimiˈkrəuməun] ①羟甲香豆素;②羟甲氧色烯

hypacidity [ˌhaipəˈsiditi] 酸过少;胃酸过少

hypalgesia [ˌhaipælˈdʒiːziə] 痛觉减退;痛觉迟钝

hypemia [haiˈpiːmiə] 贫血

hyperacid [ˌhaipəˈræsid] 酸过多的

hyperacidity [ˌhaipəːrəˈsidəti] 酸过多;胃酸过多

hyperalgesia [ˌhaipəːrælˈdʒiːziə] 痛觉过敏

hyperammonemia [ˌhaipəːræməuˈniːmiə] 高氨血症

hyperanakinesia [ˌhaipəˌrənəkaiˈniːziə] 蠕动亢进;蠕动过强

hyperbilirubinemia

[ˌhaipəˌbiliˌruːbiˈniːmiə] 高胆红素血(症)

hypercalcinemia [ˌhaipəˌkælsiˈniːmiə] 高钙血症

hypercapnia [ˌhaipəˈkæpniə] 高碳酸血症

hyperchlorhydria [ˌhaipəːklɔːˈhidriə] 胃酸过多

hypercholesterolemia

[ˌhaipəːkəˌlestərəˈliːmiə] 高胆固醇血症

hypercoagulable state 高凝状态

hypercoria [ˌhaipəˈkɔːriə] 易饱症

hypereccrisis [ˌhaipəːˈrekrisis] 排泄过多

hyperechoic [ˈhaipəreˈkəuik] 高回声的;强回声的

hyperechoic area 高回声区

hyperemic laryngitis 充血性喉炎

hypereosinophilic syndrome 嗜酸细胞增多综合征

hyperergy [ˈhaipəˌrəːdʒi] 反应性增高

hyperesthesia [ˌhaipəːresˈθiːziə] 感觉过敏

hyperfunction [ˌhaipəˈfʌŋkʃəniŋ] 功能亢进

hypergastrinemia [ˌhaipəːˌgæstriˈniːmiə] 高胃泌素血症

hypergastritis [ˌhaipəgæsˈtraitis] 重度胃炎

hyperglycemia [ˌhaipəːglaiˈsiːmiə] 高血糖症

hyperhepatia [ˌhaipəˈhiˈpætiə] 肝功能亢进

hyperhydrochloridia

[ˌhaipəːhaidrəuklɔˈridiə] 胃酸过多(症)

hyperingestion [ˌhaipəːrinˈdʒestʃən] 摄食过度

hyperkalemia [ˌhaipəːkəˈliːmiə] 高钾血症;血钾过多

hyperkinesis laryngis 喉痉挛

hyperkoria [ˌhaipəˈkɔːriə] 易饱症

hyperlipemia [ˌhaipəːlaiˈpiːmiə] 高脂血症;血脂过多

hyperlipidemia [ˌhaipəːˌlipiˈdiːmiə] 高脂血症;血脂过多

hypermagnesemia [ˌhaipəˌmægneˈsiːmiə] 高镁血症

hypernatremia [ˌhaipəːnəˈtriːmiə] 血钠过多;高钠血症

hyperorexia [ˌhaipəːrəuˈreksiə] 食欲过旺;善饥

hyperosmosis [ˌhaipərɔzˈməusis] 高渗透压

hyperpancreorrhea [ˌhaipəːˌpæŋkriəuˈriːə] 胰液分泌过多

hyperpepsia [ˌhaipəˈpepsiə] ①消化过速;②酸过多性消化不良

hyperpepsinia [ˌhaipəːpepˈsiniə] 胃蛋白酶过多

hyperperitonitis 剧性腹膜炎

134

hyperphagia [ˌhaipəˈfeidʒiə] 饮食过多

hyperphlogosis 重度炎症;剧性炎症

hyperphosphatemia
[ˌhaipəːfɔsfəˈtiːmiə] 高磷血症

hyperplasia [ˌhaipəˈpleiziə] 增生

hyperplastic gastropathy 增生性胃病

hyperplastic pharyngitis 增生性咽炎;肥厚性咽炎

hyperplastic polyp 增生性息肉

hyperplastic tuberculosis of intestines 增生型肠结核

hyperpotassemia [ˌhaipəˌpɔtæˈsiːmiə] 血钾过多;高钾血症

hyperpyrexia [ˌhaipəːpaiˈreksiə] 体温过高;高热

hypersomnia [ˌhaipəˈsɔmniə] 嗜睡

hypersplenia [ˌhaipəˈspliːniə] 脾功能亢进

hypersplenism [ˌhaipəˈspliːnizəm] 脾功能亢进

hypersplenotrophy 脾大

hypersusceptibility [haipəːsʌˌseptiˈbiləti] 过敏(性)

hypertension [ˌhaipəˈtenʃən] 高血压

hyperthermia 体温过高;高热

hypertonic dehydration 高渗性脱水

hypertrophic [ˌhaipəːˈtrɔfik] 肥大的

hypertrophic gastritis 肥厚性胃炎

hypertrophic laryngitis 肥厚性喉炎

hypertrophic pharyngitis 增生性咽炎;肥厚性咽炎

hypertrophy [haiˈpəːtrəfi] 肥大

hypertrophy of lingual tonsils 舌扁桃体肥大

hypertrophy of tongue 巨舌;舌肥大

hypnalgia [hipˈnældʒiə] 夜间痛

hypoacidity [ˌhaipəuəˈsiditi] 酸过少;胃酸过少

hypoalgesia [ˌhaipəuælˈdʒiːsiə] 痛觉减退

hypoalimentopathy 营养缺乏病

hypocalcemia [ˌhaipəukælˈsiːmiə] 低血钙症

hypochlorhydria [ˌhaipəuklɔːˈhidriə] 胃酸过少症

hypochromic microcytic anemia 低色素小细胞性贫血

hypoclysis 灌肠法

hypodermic injection 皮下注射

hypodynamia [ˌhaipəudaiˈneimiə] 动力不足;乏力

hypogastralgia 下腹痛;腹下部痛

hypogastric [ˌhaipəuˈgæstrik] 下腹的

hypogastric artery ①腹下动脉;②髂内动脉

hypogastric coelom 胃下腔

hypogastric nerve 腹下神经

hypogastric vein 髂内静脉

hypogastric zone 下腹部

hypogastrium [ˌhaipəu'gæstriəm] 腹下部；下腹

hypogastrocele 下腹疝

hypogastrohemia 下腹出血

hypogastrorrhexis 腹脏突出

hypoglossal [ˌhaipəu'glɔsəl] 舌下的

hypoglossus [ˌhaipəu'glɔsəs] 舌下神经

hypoglottis [ˌhaipəu'glɔtis] ①舌下；②舌下囊肿

hypoglycemia [ˌhaipəuglai'siːmiə] 低血糖症

hypohepatia [haipəuhi'pætiə] 肝功能不全

hypokalemia [ˌhaipəukə'liːmiə] 低钾血症

hypomagnesemia [ˌhaipəuˌmægniː'siːmiə] 低镁血症

hyponatremia [ˌhaipəunə'triːmiə] 低钠血症

hypopancreatism [ˌhaipəu'pænkriətizəm] 胰腺功能减退

hypopancreorrhea [ˌhaipəuˌpænkriə'riːə] 胰液分泌过少

hypopepsia [ˌhaipəu'pepsiə] 消化不良

hypopepsinia [ˌhaipəupep'siniə] 胃蛋白酶过少

hypophosphatemia [ˌhaipəuˌfɔsfə'tiːmiə] 低磷血症；低磷酸盐血症

hypophysin [hai'pɔfisin]（垂体）后叶素

hyposmolality [haiˌpɔzmə'læliti] 低渗透压

hyposplenism ［ˌhaipəuˈsplenizəm］ 脾功能
减退

hypothrepsia ［ˌhaipəuˈθrepsiə］ 营养不良

hypotonic dehydration 低渗性脱水

hypoxemia ［ˌhaipɔkˈsiːmiə］ 低氧血症

hypoxia ［haiˈpɔksiə］ 组织缺氧

I

iatrogenic [ˌaiætrəuˈdʒenik] 医源性的

icteric hepatitis 黄疸型肝炎

icterohemolytic anemia 溶血性黄疸贫血; 溶血性黄疸

icterus [ˈiktərəs] 黄疸

icterus acathecticus 胆汁排泄障碍性黄疸

icterus index 黄疸指数

idiopathic [ˌidiəˈpæθik] 突发性的;特发性的;原发性的

idiopathic diffuse ulcer 特发性弥漫性溃疡

idiopathic hyperlipemia 特发性高脂血

idiopathic intestinal pseudo-obstruction 特发性假性肠梗阻

ileal arteries 回肠动脉

ileal papilla 回盲乳头

ileocecum [ˌiliəuˈsiːkəm] 回盲肠

ileocolitis [ˌiliəukəˈlaitis] 回肠结肠炎

ileocolitis ulcerosa chronica 慢性溃疡性回肠结肠炎

ileostomy [ˌiliˈɔstəmi] 肠造口术

ileotyphus [ˌiliəuˈtaifəs] 肠伤寒

ileum [ˈiliəm] 回肠

ileus [ˈiliəs] 肠梗阻

ilotycin [ˌailəuˈtaisin] 红霉素

implantation metastasis 种植转移

139

imprint cytologic examination 印片法细胞学检查

in vitro(Ⅳ) 试管内;活体外

inactive cirrhosis 非活动性肝硬化

incomplete dysphagia 不完全性咽下困难

incomplete recurrent laryngeal nerve paralysis 喉返神经不完全麻痹

index ['indeks] 指标

index of corpulence 肥胖指数

infantile celiac disease 婴儿乳糜泻

infantile colic 婴儿腹痛

infantile hepatitis 婴儿肝炎

infantile hypertrophic pyloric stenosis 婴儿肥厚性幽门狭窄

infantile laryngeal spasm 小儿喉痉挛

infantile liver 小儿胆汁性肝硬化

infantile diarrhea 小儿腹泻

infarction of liver 肝梗死

infection of biliary tract 胆道感染

infectious enteritis virus 传染性肠炎病毒

infectious gastritis 感染性胃炎

infectious hepatitis 传染性肝炎

infective ulcer 感染性溃疡

inferior ganglion of glossopharyngeal nerve 舌咽神经下节

inferior pancreaticoduodenal artery 胰十二指肠下动脉

inflamed ulcer 炎性溃疡

inflammation [ˌinfləˈmeiʃən] 炎症

inflammatory [inˈflæmətəri] 炎症性的

inflammatory bowel disease（IBD） 炎症性
肠病

inflammatory hyperplasia 炎性增生

inflammatory infiltration 炎性浸润

inflammatory mediator 炎症介质

inflammatory polyp 炎性息肉

infrahepatic interruption of the inferior ve-
na cave 肝下下腔静脉阻塞

ingestion [inˈdʒestʃən] 咽下；摄入；摄取

inguinal ligament 腹股沟韧带

inguinal triangle 腹股沟三角

inguinocrural hernia 腹股沟股疝

inhalational anesthesia 吸入麻醉

inhibitor [inˈhibitə] 抑制剂

injuries of the larynx 喉外伤

injury [ˈindʒəri] 损伤

inocyte [ˈinəsait] 纤维细胞

inorganic salt 无机盐

inorganic substance 无机物

inosine [ˈinəsin] ①肌苷；②次黄（嘌呤
核）苷

inositol [iˈnəusitɔl] 肌醇

insensible perspiration 不感蒸发

insidious [inˈsidiəs] 隐伏的；潜在的

instrument [ˈinstrumənt] ①手段;②器械

insulin [ˈinsjulin] 胰岛素

insulin autoimmune syndrome 胰岛素自身免疫综合征

insulin clearance test 胰岛素清除率试验

insulin coma therapy 胰岛素昏迷疗法

insulin edema 胰岛素性水肿

insulin-dependent diabetes mellitus 胰岛素依赖性糖尿病

insulin-independent 胰岛素不依赖性

insulin-induced hypoglycemia 胰岛素引起的低血糖

insulinoma [ˌinsjuliˈnəumə] 胰岛素瘤

intake and output(I/O) 进出量

integrated gastrin response 综合的胃泌素反应

intensive care unit(ICU) 重病监护病房;加护病房

intercalary tubule 闰管

intercellular fluid 细胞间液

interferon(IF) [ˌintəˈfiərɔn] 干扰素

interleukin(IL) 白细胞介素

interlobular bile duct 小叶间胆管

interloop abscess 肠间隙脓肿

intermediate density lipoprotein(IDL) 中密度脂蛋白

internal coat of pharynx of Luschka 咽黏

膜下组织

internal inguinal ring 腹股沟内环

internal vertebral vein(IVV) 椎内静脉

international unit(IU) 国际单位

interposition of the colon 间位结肠

intersigmoid 乙状结肠间的

intersigmoid fossa 乙状结肠间隐窝

intersigmoid hernia 乙状结肠间疝

interstitial [ˌintəˈstiʃəl] 细胞(组织)间的；间质的

interstitial fluid 组织间液

interstitial hepatitis 间质性肝炎

interstitial radiation 组织内射线疗法

interstitial tissue of gastrointestinal tract 胃肠道间质组织

interstitialoma [ˌintəstiʃəˈləumə] 间质瘤

interventional therapy 介入治疗

interventional ultrasound 介入性超声

intestinal [inˈtestinəl] 肠的；肠内的

intestinal absorption 肠吸收

intestinal adsorbent 肠吸附剂

intestinal amoebiasis 肠阿米巴病

intestinal anastomosis 肠吻合

intestinal angina 肠绞痛

intestinal anthrax 肠炭疽；肠型炭疽

intestinal antiseptic 肠内防腐剂；肠内杀菌剂

143

intestinal autointoxication ①肠性自体中毒;②食物性毒血症

intestinal bacteria 肠道细菌

intestinal blind loop syndrome 小肠闭袢综合征

intestinal caecum 肠盲管

intestinal calculus 肠石

intestinal crisis 肠危象

intestinal croup 肠格鲁布;黏液性结肠炎

intestinal digestion 肠消化

intestinal emphysema 肠气肿

intestinal fever 肠热病(包括伤寒、副伤寒)

intestinal fistula 肠瘘

intestinal gland 小肠腺

intestinal hemorrhage 肠出血

intestinal ischemic syndrome 肠缺血综合征

intestinal juice 肠液

intestinal metaplasia 肠化生

intestinal obstruction 肠梗阻

intestinal perforation 肠穿孔

intestinal phase (胃液分泌的)肠期

intestinal polyposis 肠息肉病

intestinal pseudo-obstruction 假性肠梗阻

intestinal schistosomiasis 肠血吸虫病

intestinal stimulant 肠兴奋剂;泻剂

intestinal taeniasis 肠绦虫病

intestinal tuberculosis 肠结核

intestinal tympanites 肠胀气

intestinal type 肠型

intestine ［in'testin］ 肠

intestinum tenue mesenteriale 系膜小肠

intima ［'intimə］ 内膜

intra-abdominal ［intrəæb'dɔminəl］ 腹内的

intra-abdominal infection 腹腔内感染

intracellular fluid 细胞内液

intraesophageal manometry 食管内压力
  测定

intragastric ［ˌintrə'gæstrik］ 胃内的

intragastric gavage 胃内灌服法

intragastric pressure 胃内压

intraglossal ［ˌintrə'glɔsəl］ 舌内的

intrahepatic cholestasis 肝内胆汁郁积

intrahepatic gallbladder 肝内胆囊

intrahepatic portal hypertension 肝内门静
  脉高压

intrahepatic trauma 肝内创伤

intramural ［ˌintrə'mjuərəl］ 壁内的

intramural plexus 壁内神经丛

intraoperative cholangiography 术中胆管
  造影术

intraoperative endoscopy 术中内镜检查

intraperitoneal ［ˌintrəˌperitə'niːəl］ 腹膜
  内的

intraperitoneal chemotherapy 腹膜腔内化疗

145

intrathecal [ˌintrəˈθiːkəl] 膜内的；鞘内的（注射）；鞘（膜）内的

intravenous glucose tolerance test 静脉葡萄糖耐量试验

intravenousanesthesia 静脉麻醉

intravenously(Ⅳ) 静脉内

intrinsic factor 内因子

intrinsic factor antibody(IFA) 内因子抗体

intrinsic nervous system 内在神经系统

Intubation injury of larynx 喉插管损伤

intussusception [ˌintʌsəˈsepʃən] 肠套叠；肠内翻

ionic [aiˈɔnik] 离子的

ionic pump 离子泵

irritable bowel syndrome(IBS) 肠易激综合征

irritable colon syndrome 过敏性结肠综合征；结肠激惹综合征

irritation [ˌiriˈteiʃən] 激惹；刺激（物）

ischemia [isˈkiːmiə] 局部缺血；缺血

ischemical reperfusion injury 缺血再灌注损伤

islet [ˈailit] 岛；小岛

islet cell adenoma 胰岛细胞瘤

islet-cell-surface antibody 胰岛细胞表面抗体

isoosmotic [ˌaisɔɔˈzˌmɔtik] 等渗透压的

isosorbide-5-mononitrate 5-单硝酸异山梨醇酯

isotonic dehydration 等渗性脱水

isotope liver scan 放射性核素肝扫描

J

jaundice ['dʒɔːndis] 黄疸;黄疸病

jejunal multiplex diverticula 空肠多发性憩室

jejuno-ileal diverticula 空肠回肠憩室

jejuno-ileitis [dʒiˌdʒunəuˌiliˈaitis] 空肠回肠炎

jejunostomy [dʒiˌdʒuˈnɔstəmi] 空肠造口术

jejunum [dʒiˈdʒuːnəm] 空肠

jugular filling 颈静脉怒张

jugular foramen syndrome 颈静脉孔综合征

juice [dʒuːs] ①体液;②液

juvenile form polyposis of colon 幼年型结肠息肉病

juvenile polyp 幼年性息肉

K

kakotrophy [kæˈkɔtrəfi] 营养不良

kalemia [kəˈliːmiə] 血钾过多;高钾血症

kanyemba [kæniˈembə] 坏疽性直肠结肠炎

kelotomy [kiˈlɔtəmi] (绞窄性)疝切开术

kenotic [kiˈnɔtik] 排泄的

kinin [ˈkainin] 激肽;细胞分裂素

kininase [ˈkainineis] 激肽酶

kininogen [kaiˈnainəudʒən] 激肽原

kissing ulcers 对吻溃疡

Klatskin's tumor 克拉茨金瘤;肝门胆管癌

Kopp's asthma 科普气喘

kreotoxin [ˌkriːəˈtɔksin] 肉毒素

Kupffer cells 肝巨噬细胞

L

labella [lə'belə] 唇瓣

labellar 唇瓣的

labelled AFP 标记甲胎蛋白

lab-enzyme 凝乳酶

labia oris 口唇;唇;嘴唇

labial ['leibjəl] ①唇音;②唇的

labrocyte ['læbrəsait] 肥大细胞

laburnamine 毒豆那明碱

lac femininum 母乳

lac vaccinum 牛乳

lacarnol [læ'kɑːnɔl] 腺苷

lacatatedehydrogenase virus 乳酸盐脱氢酶病毒

lacbon tablet 肠道安片

lack [læk] 缺乏;松弛

lacouna [lə'kaunə] 腔隙

lacrific ['lækrifik] 产乳的

lactacidase [læktæ'saideiz] 乳酸酶

lactacidemia [læk,tæsi'diːmiə] 乳酸血

lactacidogen [,læktə'sidədʒen] 6-乳酸果糖

lactaciduria [læk,tæsi'djuəriə] 乳酸尿

lactagogue ['læktəgɔg] ①催乳的;②催乳药

lactal ['læktəl] 呋喃葡烯糖-5-半乳糖苷

lactalase ['læktəleis] 乳酸酶

lactalbumin ［ˌlæktæl'bjuːmin］ 乳清蛋白；乳白蛋白

lactalbumin hydrolysate 乳白蛋白水解物

lactaldehyde dehydrogenase 乳醛脱氢酶

lactam antibiotics 内酰胺类抗生素

lactase deficiency 乳糖酶缺乏症；不耐乳糖症

lactate dehydrogenase(LDH) 乳酸脱氢酶

lactic acid 乳酸

lactobacillus ［ˌlæktəubə'siləs］ 乳(酸)杆菌属

lactobacillus ruminis 瘤胃乳(酸)杆菌

lactoferrin ［'læktəuˌferin］ 乳铁蛋白

lactulose ［'læktjuːləus］ 乳果糖

lacuna of tonsil 扁桃体小窝

lacuna pharyngis 咽陷窝

lacunar angina 扁桃体炎

lacunar ligament 腔隙韧带

lacunar tonsillitis 隐窝性扁桃体炎

laemoparalysis 食管麻痹；食管瘫痪

laemostenosis 食管狭窄；咽狭窄

Laennec's cirrhosis 拉埃奈克肝硬化；萎缩性门静脉性肝硬化

Laennec's disease 拉埃奈克病；萎缩性肝硬化；夹层动脉瘤

lag period 迟滞期；延缓期；延迟期

lamina muscularis mucosae coli 结肠黏膜肌层

L

lamina muscularis mucosae esophagi 食管黏膜肌层

lamina muscularis mucosae gastris 胃黏膜肌层

lamina muscularis mucosae intestini crassi 大肠黏膜肌层

lamina propria 固有层

laminar air flow room 分层气流式清洁病房

laminin ['læminin] 层粘连蛋白

lansoprazole 兰索拉唑

lapack [lə'pæk] 人工肛门除臭袋

laparoscope ['læpərəskəup] 腹腔镜

laparoscopic [ˌlæpərə'skəupik] 腹腔镜的

laparoscopic appendectomy 腹腔镜下阑尾切除术

laparoscopic biopsy 腹腔镜活组织检查

laparoscopic cholecystectomy 腹腔镜胆囊切除术

laparoscopic ultrasonography 腹腔镜超声检查

laparoscopic-assisted anterior resection of rectum 腹腔镜辅助下直肠前切除术

laparoscopic-assisted left hemicolectomy 腹腔镜辅助下左半结肠切除术

laparoscopic-assisted procedure 腹腔镜辅助下操作

L

laparoscopic-assisted right hemicolectomy 腹腔镜辅助下右半结肠切除术

laparoscopic-assisted sigmoidectomy 腹腔镜辅助下乙状结肠切除术

laparoscopy [ˌlæpəˈrɔskəpi] 腹腔镜检法

laparosplenectomy [ˌlæpərəuspliˈnektəmi] 剖腹脾切除术

laparotyphlotomy [ˌlæpərəutifˈlɔtəmi] 剖腹盲肠切开术

large intestine 大肠

laryngeal abscess 喉脓肿

laryngeal anaesthesia 喉感觉麻痹；喉麻木

laryngeal atresia 喉闭锁（症）

laryngeal electromyography（LEMG） 喉肌电图

laryngeal fistula 喉瘘

laryngeal hyperesthesia 喉感觉过敏

laryngeal inlet 喉入口

laryngeal obstruction 喉阻塞

laryngeal paralysis 喉麻痹

laryngeal prominence 喉结

laryngeal stridor 喉鸣

laryngeal ventricle 喉室

laryngeal vestibule 喉前庭

laryngitis [ˌlærinˈdʒaitis] 喉炎

laryngocele [ləˈriŋgəsiːl] 喉气囊肿

laryngopharynx [ləˌriŋgəuˈfæriŋks] 咽喉

L

laryngoscopy [ˌlærɪŋˈgɔskəpi] 喉镜检查

larynx [ˈlærɪŋks] 喉

latent hepatic encephalopathy 隐匿型肝性脑病

late-onset diabetes 迟发型糖尿病

lateral pharyngeal bands 咽侧索

lateral pharyngeal fossa 咽隐窝

lateral pharyngeal space 咽侧间隙

lauter [ˈlautə] 过滤;澄清的

laxative [ˈlæksətiv] 泻药;轻泻剂

leakage [ˈliːkidʒ] ①漏出,泄露;②裂隙; ③漏失量

lecithin [ˈlesiθin] 卵磷脂

lecithin cholesterol acyl transferase 卵凝脂-胆固醇乙酰转移酶

left colic artery 左结肠动脉

left colic vein 左结肠静脉

left colic flexure 结肠左曲

left gastric artery 胃左动脉

left gastric vein 胃左静脉

left gastroepiploic artery 胃网膜左动脉

left gastroepiploic vein 胃网膜左静脉

left gastropancreatic fold 左胃胰襞;胃胰襞

left hepatic lobe 肝左叶

left hepatic lobectomy 肝左叶切除术

left hepatic vein 肝左静脉

left interlobar fissure 左叶间裂

L

left intersegmental fissure 左段间裂

left lobe of liver 肝左叶

left mesenteric sinus 左肠系膜窦

left mesocolon 左侧结肠系膜

left triangular ligament 左三角韧带

leiomyoma [ˌlaiəumaiˈəumə] 平滑肌瘤

leiomyoma of esophagus 食管平滑肌瘤

leiomyoma of stomach 胃平滑肌瘤

leiomyosarcoma [ˌlaiəuˌmaiəusɑːˈkəumə] 平滑肌肉瘤

leiomyosarcoma of stomach 胃平滑肌肉瘤

lemoparalysis [ˌliːməupəˈrælisis] 食管麻痹

lemostenosis [ˌleməustiˈnəusis] 食管狭窄

lesion [ˈliːʒən] 病变;损伤

lesser curvature of stomach 胃小弯

lethal dose 50(LD50) 半致死剂量

lethargy [ˈleθədʒi] 昏睡;瞌睡

leukocyte-activating factor 白细胞活化因子

leukoplakia of the larynx 喉白斑

licorzinc 甘草锌

lien accessories 副脾

lien mobilis 游动脾

lienic [ˈliənik] 脾的;脾脏的

lienitis [ˌlaiəˈnaitis] 脾炎

lienocolic ligament 脾结肠韧带

lienomyelogenous [laiˌiːnəuˌmaiəˈlɔdʒinəs] 脾(和)骨髓源的

lienomyelomalacia
[ˌlaiˌiːnəuˌmaiələməˈleiʃiə] 脾(和)骨髓软化

lienopancreatic [ˌlaiˌiːnəuˌpæŋkriˈætik] 脾胰的

lienophrenic ligament 脾膈韧带

lienorenal ligament 脾肾韧带

lienteric [ˌlaiənˈterik] 消化不良性腹泻的

lienteric diarrhea 消化不良性腹泻

lienteric stool 不消化粪

ligamenta hepatoduodenale 肝十二指肠韧带

ligamenta hyoepiglotticum 舌骨会厌韧带

ligamenta teres hepatis 肝圆韧带

ligamentum gastrohepatoduodenale 胃肝十二指肠韧带

ligamentum gastrolienale 胃脾韧带

ligamentum gastrophrenicum 胃膈韧带

ligamentum hepatogastricum 肝胃韧带

ligamentum hyoidea 舌骨韧带

ligamentum venosum 静脉韧带

ligation [laiˈgeiʃən] 结扎；绑

light meal 易消化食物；便餐

light microscope 光学显微镜

limes tod 致死界量

linea semilunaris 半月线

lingual gland 舌腺

lingual groove 舌侧沟;舌侧发育沟

lingual margin 舌缘

lingual mucous glands 舌黏液腺

lingual paralysis 舌麻痹;舌瘫

lingual quinsy 化脓性舌扁桃体炎

lingual ribbon 舌带

lingual saliva 舌腺涎

lingual surface 舌面

lingual thyroid 舌(根)部甲状腺;舌甲状腺

lingual titubation 口吃;讷吃

lingual tonsil 舌扁桃体

lingual villi 舌绒毛;丝状乳头

lining epithelium 被覆上皮

linitis [liˈlaitis] 胃蜂窝织炎

linitis plastica 皮革胃

linking phenomenon 蝉联现象;连环现象

lip cell 唇细胞

lip fistula and cleft lip and/or palate syndrome 唇瘘和唇裂和(或)腭裂综合征

lip furrow band 唇沟板

lipase [ˈlaipeis] 脂肪酶

lipid soluble vitamin 脂溶性维生素

lipidtemns [ˈlipidtəmz] 脂肪分解产物

lipoatrophic diabetes 脂肪缺乏性糖尿病

lipoatrophy [ˌlipəuˈætrəfi] 皮下脂肪萎缩;脂肪营养不良

lipocaic [ˌlipəuˈkeiik] 胰抗脂肪肝因素

157

lipocatabolic ［ˌlipəukætə'bɔlik］ 脂肪分解代谢的

lipocele ［'lipəsiːl］ 脂肪突出；脂肪疝

lipocellulose ［ˌlipəu'seljuləus］ 脂肪纤维素

lipochrome ［'lipəkrəum］ 脂色素

lipodystrophy ［ˌlipəu'distrəfi］ 脂肪代谢障碍

lipoid ［'lipɔid］ ①类脂物；②脂肪性的(类脂的)

lipoidosis ［ˌlipɔi'dəusis］ 脂代谢障碍；脂沉积症

lipolysis ［li'pɔlisis］ 脂解作用

lipolytic enzyme 脂解酶；脂肪分解酶

lipolytic ferment 脂解酶；解脂酵素

lipolytic hormones 脂解激素

lipoma ［li'pəumə］ 脂肪瘤

lipometabolic ［ˌlipəuˌmetə'bɔlik］ 脂肪代谢的

lipomicron ［ˌlipəu'maikrɔn］ 血脂粒

lipomul 脂肪乳剂

lipo-NSAIDs 非甾体消炎药脂质微球

lipopathy ［li'pɔpəθi］ 脂质代谢病

lipopectic ［ˌlipəu'pektik］ 脂肪蓄积的；致脂肪蓄积的

lipophage ［'lipəfeidʒ］ 噬脂细胞

lipoprotein ［ˌlipə'prəutiːn］ 脂蛋白

liposarcoma ［ˌlipəusɑː'kəumə］ 脂肪肉瘤

liquefactive necrosis 液化性坏死

liquescent [li'kwesənt] 液化的

liquid diet 流质饮食;流质膳食

liquid manure 液体粪肥

liquid medicine 液体药物

liquid paraffin 液状石蜡

liquor antisepticus 消毒溶液;防腐溶液

liquor gastricus 胃液

liquor natrii boratis compositus 复方硼砂溶液;多贝尔碘化钾溶液

liquor natrii chloridi isotonicus 等渗氯化钠溶液;生理盐水

liquor nitrofurazoni 呋喃西林溶液

liquor pituitarii 垂体后叶注射液

liquor potassic permanganate 高锰酸钾溶液

lisacort ['lisəkɔːt] 泼尼松

lisagal 双醋酚丁

lisaglucon 格列本脲

literature retrieval 文献检索

lithaemia [li'θiːmiə] 尿酸血

lithiasis [li'θaiəsis] 结石病

lithium carbonate 碳酸锂

lithocholic acid 石胆酸

lithogenic [ˌliθəu'dʒenik] 致结石的

liver ['livə] 肝脏

liver aid 护肝药;保肝药

liver angiography 肝血管造影(术)

liver biopsy 肝脏活组织检查

liver biopsy set 肝活检穿刺器械包

liver breath 肝病口臭

liver cell 肝细胞

liver cirrhosis 肝硬化

liver concentrate 肝浓缩剂

liver factor 2 肝脏因子2

liver filtrate factor 肝滤液因子

liver flap 肝病性扑动

liver fluke 肝吸虫

liver function 肝功能

liver infusion 肝浸液

liver metastasis 肝转移

liver model scanning phantom 放射性核素扫描肝模型

liver palm 肝掌;肝病掌

liver parenchyma 肝实质

liver phagocytosis 肝吞噬作用

liver portal canal 肝门管

liver profile 肝功能表达图

liver puncture 肝穿刺

liver rot 肝(双盘)吸虫病

liver sinusoid 肝窦状隙

liver-kidney syndrome 肝—肾综合征

lobi hepatis dexter 肝右叶

lobular carcinoma in situ 小叶原位癌

lobus quadratus hepatis 肝方叶

lobus spigelii 尾状叶;斯皮格尔叶

local anesthesia 局部麻醉

localized peritonitis 局限性腹膜炎

longitudinal fold of duodenum 十二指肠纵襞

longitudinal layer of muscular tunic of stomach 胃肌膜纵层

longitudinal relaxation 纵向弛豫

loose connective tissue 疏松结缔组织

looseness of bowels 腹泻

loperamide 洛哌丁胺

losec 奥美拉唑

loss of appetite 食欲不振

low calcium(diet) 低钙饮食

low density lipoprotein(LDL) 低密度脂蛋白

low dose tolerance 低剂量耐受

low echo area 低回声区

low echogenic area 低回声区

low echo-level 低回声

low protein 低蛋白

low protein diet 低蛋白饮食

low purine diet 低嘌呤饮食

low residue diet 少渣饮食

low salt diet 低盐饮食

low saturated fat diet 低饱和脂肪饮食

low sodium syndrome 低钠综合征;低血钠

lower dental arch 下牙弓

lower esophageal sphincter（LES）食管下括约肌

lower esophageal sphincter relaxation（LESR）食管下括约肌松弛

lower ganglion of vagus nerve 迷走神经节

lower gastrointestinal bleeding 下消化道出血

lower gastrointestinal examination 下胃肠道检查

lower gastrointestinal hemorrhage 下消化道出血

lower intestinal Crohn's disease 低位肠的克罗恩病

low-oxalate diet 低草酸盐饮食

Ludwig's angina 路德维咽峡炎

lumbar appendicitis 腰位阑尾炎

lumbocolostomy ［ˌlʌmbəukəˈlɔstəmi］腰部结肠造口术

lumbocolotomy ［ˌlʌmbəukəˈlɔtəmi］腰部结肠切开术

lump type 块状型

lydol ［ˈlidɔl］哌替啶

lymph ［limf］①淋巴；②淋巴液

lymph node 淋巴结

lymph node ring of cardia of stomach 胃贲门淋巴环

lymphangiography ［lim‚fænʤi'ɔgrəfi］ 淋巴管造影术

lymphangitis ［‚limfæn'dʒaitis］ 淋巴管炎

lymphatic angina 淋巴性咽峡炎

lymphatic cachexia 淋巴性恶病质

lymphatic follicles 集合淋巴滤泡

lymphatic nodules of stomach 胃淋巴滤泡

lymphatic return 淋巴回流

lymphenteritis ［‚limfentə'raitis］ 浆液性肠炎

lymphoma ［lim'fəumə］ 淋巴瘤

lysophospholipid ［‚laisə‚fɔsfəu'lipid］ 溶血磷脂

L

lysosome ［'laisəsəum］ 溶酶体

lytic necrosis 溶解性坏死

M

Mackenzie's point 麦肯齐点

Mackenzie's sign 麦肯齐征

MacLean test 麦克累恩试验

MacLeod syndrome 麦克劳德综合征;小胆管及其周围炎性慢性胆汁淤积性黄疸

macreamylase [ˌmækəˈæmileis] 巨淀粉酶;大分子淀粉酶

macrochylomicron
[ˌmækrəuˌkailəuˈmaikrɔn] 大乳糜微粒

macrochylomicronemia
[ˌmækrəuˌkailəuˈmaikrəuˈniːmiə] 大乳糜微粒血症

macroclyster [ˌmækrəuˈklistə] 大量灌肠法

macrocolon [ˌmækrəuˈkəulən] 巨结肠

macronodular cirrhosis 大结节性肝硬化

macrophage [ˈmækrəfeidʒ] 巨噬细胞

macroscopic [ˌmækrəuˈskɔpik] ①肉眼可见的;②宏观的

macrosigmoid [ˌmækrəuˈsigmɔid] 乙状结肠扩张

macrosplanchnia [ˌmækrəuspˈlæŋkniə] ①巨腹;②巨脏

macrosplanchnic [ˌmækrəuspˈlæŋkik] ①巨腹的;②巨脏的

magenblase [ˌmaːgənˈblaːzə] 胃泡

164

magenstrasse [ˌmɑːgənˈʃtraːsə] ① 胃路；②胃道；③胃管

magersucht [ˈmɑːgəzuht] 消瘦症

Magitot's disease 马吉托病

magnesemia [ˌmægniˈsiːmiə] 镁血症

magnesia and alumina oral suspension 口服镁铝混悬液

magnesia magma 镁乳

magnesia mixture ①镁乳；②镁氧混合剂

magnesium citrate 枸橼酸镁

magnesium deficiency 镁缺乏

magnesium excess 镁过多症

magnesium hydroxide 氢氧化镁

magnesium oxide 氧化镁

magnesium sulphate 硫酸镁

magnesium trisilicate 三硅酸镁

magnetic resonance cholangiopancreatography(MRCP) 磁共振胰胆管成像

magnetic resonance imaging(MRI) 磁共振成像

main pancreatic duct 主胰管

major duodenal papilla 十二指肠大乳头

major histocompatibility complex 主要组织相容性复合物

major salivary gland 大唾液腺

malabsorption [ˌmæləbˈsɔːpʃən] 吸收不良；吸收障碍

M

165

malabsorption syndrome 吸收不良综合征

malaria [məˈlɛəriə] 疟疾

maldevelopment [ˌmældiˈveləpmənt] 发育不良;发育异常

maldigestion [ˌmældiˈdʒestʃən] 消化不良

malformation [ˌmælfɔːˈmeiʃən] 畸形

malfunction [mælˈfʌŋkʃən] 功能不良;功能障碍

malgenic [mælˈdʒenik] 致病的;成病的

Malherbe's rectal dilator 马勒布直肠扩张器

malhypoxia [mælˌhaiˈpɔksiə] ①中度缺氧;②缺氧症

malignancy [məˈlignənsi] ①恶性;②恶性肿瘤

malignancy associated hypercalcemia 恶性肿瘤相关性高钙血症

malignant [məˈlignənt] 恶性的

malignant adenoma 恶性腺瘤

malignant angina 坏疽性咽峡炎

malignant aphtha virus 恶性口疮病毒

malignant aphthae 恶性口疮

malignant aplastic anemia 恶性再生障碍性贫血

malignant cell 恶性细胞;癌细胞

malignant diphtheria 恶性白喉

malignant disease ①恶性病;②癌

M

malignant dysentery 恶性痢疾

malignant edema 恶性水肿

malignant hyperphenylalaninemia 恶性高苯丙氨酸血(症)

malignant hyperthermia 恶性高热;恶性体温过高

malignant jaundice 恶性黄疸

malignant lymphoma 恶性淋巴瘤

malignant lymphoma of stomach 胃恶性淋巴瘤

malignant malaria 恶性疟

malignant malnutrition ①恶性营养不良(病);②夸希奥科病

malignant nutrition 恶性营养不良

malignant sore-throat 白喉

malignant thrombocytopenia 恶性血小板减少

malignant transformation 恶变

malignant tumor 恶性瘤

malignant tumor of small intestine 小肠恶性肿瘤

Mallory's-Weiss syndrome 马洛里—魏斯综合征;食管贲门黏膜撕裂综合征

malnutrition [ˌmælnjuˈtriʃən] 营养不良

malnutrition atrophy 营养不良性萎缩

malnutritional [ˌmælnjuˈtriʃənəl] 营养不良的

M

maloperation [ˌmælˌɔpəˈreiʃən] ①误操作；②不正确维护

malpighian body of spleen 马尔皮基脾淋巴小结小体

malpighian corpuscle 马尔皮基体

malpighian corpuscle of spleen 马尔皮基脾小结

malpighian gland 马尔皮基腺

malpighian splenic corpuscles 马尔皮基脾小体(结)

malpighian stigmata 马尔皮基小孔

malrotation [ˌmælrəuˈteiʃən] 旋转不良

manifestation [ˌmænifesˈteiʃən] ①现象；②表明

Mann-Williamson ulcer 曼—威溃疡

maransis [məˈrænsis] ①消瘦；②消耗

marantic [məˈræntik] ①消瘦的；②消耗的

marasmatic [ˌmærəzˈmætik] ①消瘦的；②消耗的

marasmic [məˈræzəmik] ①消瘦的；②消耗的

marasmic kwashiorkor ①消瘦性恶性营养不良病；②消瘦性夸希奥科病

marasmus [məˈræzəməs] ①衰弱；②消耗

marginal ulcer 吻合口溃疡

margo lateralis linguae 舌侧缘

marrow [ˈmærəu] 骨髓

M

Martin's rectal irrigator 马丁直肠冲洗器

Martin's rectal speculum 马丁直肠窥镜

mass peristalsis 集团蠕动

mass sublingualis 舌下腺块

Massai disease 马萨病

masseter [mæˈsiːtə] 咬肌

masseter muscle 咬肌

massive necrosis 大块坏死

mast cell 肥大细胞

masticate [ˈmæstikeit] 咀嚼

masticating apparatus ①咀嚼器官；②咀嚼器

mastication [ˌmæstiˈkeiʃən] 咀嚼

masticatory stomach 咀嚼胃

masticatory system 咀嚼系统

mastocyte [ˈmæstəsait] 肥大细胞

maximal acid output(MAO) 最大酸排量

Maxolon 甲氧氯普胺

maya [ˈmɑːjə] 酸乳酶

Mayo's common duct probe 梅奥胆总管探条

Mayo's vein 梅奥静脉；幽门静脉

McArthur's method 麦克阿瑟法

McArthur's operation 麦克阿瑟手术

McBurney point 麦克伯尼点（麦氏点）；阑尾压痛点

mean corpuscular diameter(MCD) 平均红

M

mean corpuscular hemoglobin（MCH）

细胞直径

mean corpuscular hemoglobin（MCH） 平均
红细胞血红蛋白量

mean corpuscular hemoglobin concentration
（MCHC） 平均红细胞血红蛋白浓度

mean corpuscular volume（MCV） 平均红细
胞体积

measurement of splenomegaly 脾大测量法

measures of dispersion 离散趋势指标

meat free ①无肉;②无肉食

mechanical diarrhea ①机械性腹泻;②门静
脉阻塞性腹泻

mechanical digestion 机械消化

mechanical emetic 机械性催吐药

mechanical ileus 机械性肠梗阻

mechanocyte ［ˈmekənəsait］成纤维细胞

Meckel diverticulum 梅克尔憩室

meconium ［miˈkəuniəm］胎粪

meconium aspiration 胎粪吸入

meconium aspiration syndrome 胎粪吸入
综合征

meconium corpuscles 胎粪小体

meconium ileus（MI） 胎粪性肠梗阻

meconium peritonitis 胎粪性腹膜炎

meconium plug syndrome 胎粪性栓塞综
合征

medial gastroesophageal nerve 胃食管内侧

神经

median fissure 正中裂

median glossoepiglottic fold 舌会厌正中襞

median ventral septum 腹中板

mediastinum ［ˌmiːdiæsˈtainəm］纵隔

megacecum ［ˌmegəˈsiːkəm］巨盲肠

megacholedochus ［ˌmegəkəˈledəkəs］巨总
胆管

megacystis-microcolon-intestinal hypoperistalsis syndrome 巨膀胱—小结肠—肠蠕
动迟缓综合征

megaduodenum ［ˌmegəˌdjuːəuˈdiːnəm］巨
十二指肠

megaesophagus ［ˌmegəiːsɔfəgəs］食管扩张

megakaryocyte ［ˌmegəˈkæriəsait］巨核细胞

megalobulbus ［ˌmegələuˈbʌlbəs］十二指肠
冠过大（X线）

megalogastria ［ˌmegələuˈgæstriə］巨胃

megaloglossia ［ˌmegələuˈglɔsiə］巨舌症；
舌肥大

megalohepatia ［ˌmegələuhiˈpætiə］①巨肝；
②肝大

megalokaryocyte ［ˌmegələuˈkæriəsait］巨
核细胞

megalophage ［ˌmegələuˈfeidʒ］巨噬细胞

megalosplenia ［ˌmegələuˈspliːniə］巨脾

megalosplenica polycythemia 脾大性红细

胞增多

melanin [ˈmelənin] 黑色素

melanoma [ˌmeləˈnəumə] 黑素瘤

melanosis coli 结肠黑色素沉着病

melena [miˈliː nə] 黑粪(症)

melenemesis [ˌmelənˈemisis] 黑色呕吐

membrana abdominis 腹膜

membrana mucosa vesicae felleae 胆囊黏膜层

membrana retinens 围肠膜

membranous colitis 膜性结肠炎

membranous diarrhea 膜性腹泻

membranous pericolitis 膜性结肠周围炎

Mendel point 孟德尔点；胃溃疡压痛点

meniscus sign 半月征

mesenchymal cell 间充质细胞

mesenchymoma [ˌmezənkaiˈməumə] 间叶瘤

mesenteric [ˌmesənˈterik] 肠系膜的

mesenteric adenitis ①肠系膜淋巴结炎；②肠系膜腺炎

mesenteric circulation 肠系膜循环

mesenteric collateral 肠系膜侧支

mesenteric cyst 肠系膜囊肿

mesenteric glands 肠系膜淋巴结

mesenteric hiatal hernia 肠系膜裂孔疝

mesenteric lymph node 肠系膜淋巴结

mesenteric lymphadenitis 肠系膜淋巴结炎

M

mesenteric nodes 肠系膜淋巴结

mesenteric thrombosis 肠系膜血栓形成

mesenteric triangle 肠系膜三角

mesenteric tuberculosis 肠系膜结核

mesentericocaval shunt 肠腔静脉分流术

mesentery ['mesəntəri] 肠系膜

mesobilirubinogen [ˌmesəuˌbiliru'binədʒən] 中胆红素原

mesocecal [ˌmesəu'siːkəl] 盲肠系膜的

mesocecum [ˌmesəu'siːkəm] 盲肠系膜

mesocolic [ˌmesə'kɔlik] 结肠系膜的

mesocolic band 结肠系膜带

mesocolon transversum 横结肠系膜

mesogaster [ˌmesəu'gæstə] 胃系膜

mesohepar [ˌmesəu'hiːpɑː] 肝系膜

mesopexy ['mesəuˌpeksi] 肠系膜固定术

mesorectum [ˌmesəu'rektəm] 直肠系膜

mesosigmoiditis [ˌmesəuˌsigmɔi'daitis] 乙状结肠系膜炎

mesostenium [ˌmesəu'stiːniəm] 小肠系膜

metabolic [ˌmetə'bɔlik] ①代谢作用的；②新陈代谢的

metabolic acidosis 代谢性酸中毒

metabolic alkalosis 代谢性碱中毒

metabolic cirrhosis 代谢性肝硬化

metabolic degradation 代谢性降解

metabolic detoxication 代谢性解毒作用

M

metabolism [me'tæbəlizəm] ①新陈代谢；②代谢作用

metabolize [me'tæbəlaiz] ①引起代谢；②使物质交替；③使新陈代谢；④使变形

metaplasia [metə'pleizjə] 化生

metastasis [me'tæstəsis] 转移

metastatic [metə'stætik] ①转移的；②迁徙的

metatrophia [metə'trəufiə] ①营养不良性萎缩；②饮食改变

meteorism ['miːtjərizəm] ①腹中积气；②肠鼓胀，胃肠积气

metercal ['miːtəkəl] 减肥膳食

methionine [me'θaiəniːn] 甲硫氨酸

methylcellulose [meθil'seljuləus] 甲基纤维素

metoclopramide(MCP) [metə'kləuprəmaid] 甲氧氯普胺

metronidazole [miːtrə'naidəzəul] 甲硝唑

mezlocillin [mezlə'silin] 美洛西林

micelle [mai'sel] ①胶束；②微团

microbacterium mesentericum ①肠系膜微杆菌；②肠系膜细杆菌

microcirculation [maikrəu'səːkju'leiʃən] 微循环

microcosmic [maikrəu'kɔzmik] ①微观的；②小世界的

microfold cell ①小结相关上皮细胞;②微褶细胞

micronodular cirrhosis 小结节性肝硬化

microscope [ˈmaikrəskəup] 显微镜

microvillus [ˌmaikrəuˈviləs] ① 微绒毛;②微小突起物;③指状突

middle colic artery 中结肠动脉

middle colic vein 中结肠静脉

midgut [ˈmidgʌt] 中肠

midgut loop 中肠袢

migrating abscess 游走性脓肿

migrating cheilitis 传染性口角炎

migrating motor complex(MMC) 移行性复合运动

M

migratory [ˈmaigrətəri] ①迁移的,迁徙的,洄游的;②游走性的,漂泊的

mild acute pancreatitis 急性轻度胰腺炎

milk of magnesia 镁乳

minigastrin [miniˈgæstrin] 小促胃液素

minimal residue diet 低渣饮食

minor duodenal papilla 十二指肠小乳头

minor salivary glands 小唾液腺

miserere mei ①肠扭转;②肠绞痛(旧名)

mismatch repair gene 错配修复基因

misoprostol [ˌmaisəˈprɔstɔl] 米索前列醇;前列腺素 E1 衍生物

mitochondrial permeability transition 线粒

体通透性转换

mixed ［mikst］混合的

mixed carcinoma of liver 混合型肝癌

mobile cecum 活动盲肠

mobile colon 活动性结肠

moderate chronic pancreatitis（MCP）中度慢性胰腺炎

molar ［'məulə］①磨齿;②磨齿的;③臼齿;④磨碎的

molecular adsorbent recycling system（MARS）分子吸附再循环系统

molecular mimicry 分子模拟

monophagia ［ˌmɔnəu'feidʒiə］①偏食;②单食（日进一餐）

monophagism ［mə'nɔfədʒizəm］①偏食;②单食（日进一餐）

monosodium glutamate 谷氨酸钠

montmorillonite ［ˌmɔntmə'rilənait］蒙脱石

morbidity ［mɔ:'bidəti］①病态;②发病率;③不健全

morbigenous ［mɔ:'bidʒenəs］致病的

morbus coeliacus 乳糜泻

morbus nauticus ①航海呕吐;②晕船;

morbus regius 黄疸

mortality ［mɔ:'tæliti］①致命性;②死亡率

mortality rate 死亡率

motilin ［məu'tilin］促胃动素

mouth ［mauθ］ 口腔

mouth cavity 口腔

mucago ［mjuˈkeigəu］ 黏液

mucilage cell 黏液细胞

mucinosis ［ˌmjuːsiˈnəusis］ 黏蛋白沉积症

mucinous ［ˈmjuːsinəs］ ①黏蛋白的；②黏蛋白状的

mucinous adenocarcinoma 黏液腺癌

mucitis ［mjuːˈsaitis］ 黏膜炎

mucobicarbonate barrier 黏液—碳酸氢盐屏障

mucocele ［ˈmjuːkəsiːl］ 黏液囊肿

mucocele of appendix 阑尾黏液囊肿

mucomembranous enteroneurosis ①黏液膜性肠炎；②黏液膜性肠神经功能病

mucoprotein ［ˌmjuːkəuˈprəutiːn］ 黏蛋白

mucosa ［mjuːˈkəusə］ 黏膜

mucosal barrier of stomach 胃黏膜屏障

mucous ［ˈmjuːkəs］ ①黏液的；②分泌黏液的

mucous cell 黏液细胞

mucous coat 黏膜

mucous colic ①黏液性绞痛；②假膜性肠炎

mucous colitis 黏液性结肠炎

mucous crypts of duodenum 十二指肠腺

mucous cyst 黏液囊肿

mucous degeneration 黏液样变性

M

mucous diarrhea 黏液性腹泻

mucous edema 黏液性水肿

mucous enteritis 黏液性肠炎

mucous granules 粘原颗粒

mucous membrane 黏膜

mucous membrane of colon 结肠黏膜

mucous membrane of esophagus 食管黏膜

mucous membrane of gallbladder 胆囊黏膜

mucous membrane of rectum 直肠黏膜

mucous membrane of small intestine 小肠黏膜

mucous membrane of stomach 胃黏膜

mucous neck cell 颈黏液细胞

mucous proctitis 黏液性直肠炎

mucoviscidosis [ˌmjuːkəuˌvisiˈdəusis] 黏液黏稠病

mucoviscidosis of the liver 肝纤维囊性肿瘤

mucus [ˈmjuːkəs] 黏液

mulligrubs 腹痛

multiple adenoma 多发性腺瘤

multiple polyposis 多发性息肉病

multiple ulcer 多发性溃疡

multiresidue diet 多渣膳食

multisensitive [ˌmʌltiˈsensitiv] 食管刺激过敏

muramidase ①胞壁质酶;②溶菌酶;③胞壁酸酶

M

178

Murphy sign 墨菲征

muscarinic receptor(M-receptor) 毒蕈碱样
受体(M-受体)

muscular layer 肌层

muscularis mucosae 黏膜肌层

musculi obliquus externus abdominis 腹外
斜肌

musculi obliquus internus abdominis 腹内
斜肌

musculi pyramidalis 锥状肌

musculi rectus abdominis 腹直肌

musculus sphincter pylori 幽门括约肌

musculus sphincter pyloricus 胃幽门括
约肌

musculus transversus abdominis 腹横肌

myasthenia [ˌmaiæsˈθiːniə] 肌无力

myasthenia gravis 重症肌无力

mycotic gastritis 真菌性胃炎

mycotic ulcer 霉菌性溃疡

myenteric nervous plexus 肠肌神经丛；奥
尔巴赫神经丛

myenteric reflex 肠肌反射

myoglobin [ˌmaiəuˈgləubin] 肌红蛋白

myokinase [ˌmaiəuˈkineis] 肌激酶

myxedema megacolon 黏液水肿性巨结肠

myxoma [mikˈsəumə] 黏液瘤

M

N

naloxone [nə'lɔksəun] 纳洛酮

narry ['nεəri] 酒毒性胃病

nasogastric tube 鼻胃管

nasojejunal [ˌneizəudʒi'dʒuːnəl] 鼻空肠的

nasolabial groove 鼻唇沟

nasopharynx [ˌneizəu'færiŋks] 鼻咽

natural acquired immunity ①自然获得性免疫;②天然后天免疫

natural active immunity 自然自动免疫

naupathia [nɔː'pæθiə] 晕船;航海呕吐

nausea ['nɔːsjə] ①恶心;②厌恶;③反感

nausea and vomiting 恶心呕吐

nausea anesthesia 恶心感觉缺失

nausea epidemica 流行性恶心

nausea marina 晕船;航海呕吐

nauseant ['nɔːsiənt] ①呕吐剂;②引起呕吐的

nauseate ['nɔːsieit] 令恶心;作呕

nauseous ['nɔːsjəs] 恶心的;致恶心的

neck of pancreas 胰腺颈

neck of tooth 牙颈

neck of gallbladder 胆囊颈

necrose ['nekrəus] 使发生坏死

necrosis [ne'krəusis] 坏死

necrotic enteritis 坏死性肠炎

180

necrotizing enterocolitis 坏死性小肠结肠炎

needle liver biopsy 针吸肝脏活检

neonatal hepatitis syndrome 新生儿肝炎综合征

neonatal hyperbilirubinemia 新生儿高胆红素血症

neonatal jaundice 新生儿黄疸

neonatal necrotizing enterocolitis 新生儿坏死性小肠结肠炎

neonatal small left colon syndrome 新生儿小左结肠综合征

neoplasm [ˈniəuplæzəm] ①新生物；②赘生物

neoplastigenic [ˌniːəuplæstiˈdʒenik] 引起肿瘤的

nephrocolopexy [ˌnefrəuˈkəuləˌpeksi] 肾结肠固定术

nephrocoloptosis [ˌnefrəuˌkəuləpˈtəusis] 肾结肠下垂

nephrogenic hepatic dysfunction syndrome 肾源性肝功能异常综合征

nephrosplenopexy [ˌnefrəuˈspliːnəˌpeksi] 肾脾固定术

nerve [nəːv] 神经

nerve block 神经传导阻滞

nerve plexus 神经丛

nerve plexus block 神经丛阻滞

N

nervous dyspepsia 神经性消化不良

nervous dysphagia ①神经性咽下困难；②食管痉挛

nervous eructation 神经性嗳气

nervous indigestion 神经性消化不良

nestiatria ［nesti'eitriə］ 饥饿疗法

neurogastric ［ˌnjuərəu'gæstrik］ 胃神经的

neuromatosis ［ˌnjuərəumə'təusis］ 神经瘤病

neuropathic ［ˌnjuərə'pæθik］ ①神经病的；②神经性的

neurosis ［njuə'rəusis］ ①神经衰弱症；②神经症

neurotransmitter ［ˌnjuərəutræns'mitə］ 神经递质

neutrophil elastase 中性粒细胞弹性蛋白酶

niche sign 龛影

nicotinic receptor（N-receptor） 烟碱样受体（N-受体）

nicotinylmethylamide 羟甲烟胺

nifedipine ［nai'fedipiːn］ 硝苯地平

night eating syndrome 夜食综合征

nightsoil ［'naitsəuil］ 粪便

nightsoil fever ①粪热；②伤寒

nitrate ［'naitreit］ 硝酸盐

nitrogenous hormone 含氮类激素

nitroglycerin ［'naitrəuglisə'riːn］ 硝酸甘油

nitrous acid 亚硝酸

niveau diagnosis 定位诊断

nizatidine [ni'zeitidi:n] 尼扎替丁

nodular type 结节型

nodulus thymicus 胸腺小结

nodus hemorrhoidalis 直肠结

nonalcoholic [ˌnɔnælkə'hɔlik] ①不含酒精的;②非酒精的

nonalcoholic steatohepatitis 非酒精性脂肪肝炎

noncirrhotic portal fibrosis(NCPF) 非硬变性肝门纤维化

non-conjunctive bilirubin 非结合胆红素

nonerosive reflux disease(NERD) 非糜烂性反流病;内镜下阴性反流病

nonessential amino acid 非必需氨基酸

nonesterified cholesterol 非酯化胆固醇

nonfatal [ˌnɔn'feitəl] 非致命的

non-functional islet cell tumor 无功能性胰岛细胞瘤

non-haemolytic febrile transfusion reaction (NHFTR) 非溶血性热性输血反应

nonhemolytic [ˌnɔnˌhimə'litik] 非溶血性的

non-Hodgkin lymphoma 非霍奇金淋巴瘤

nonocclusive intestinal infarction 非闭塞性肠梗死

nonprotein nitrogen(NPN) 非蛋白氮

183

non-shivering thermogenesis 非战栗产热

non-specific hepatic encephalopathy 非特异性肝性脑病

nonspecific hepatitis 非特异性肝炎

non-specific natural immunity 非特异性天然免疫

nonspecific ulcer of colon 结肠非特异性溃疡

non-steroidal antiinflammatory drugs （NSAIDs） 非甾体类抗炎药

nontropical sprue 非热带口炎性腹泻

noradrenaline [ˌnɔːrəˈdrenəlin] 去甲肾上腺素

normal saline(NS) 生理盐水

normocholesterolemia [ˌnɔːməukəˌlestərəuˈliːmiə] 正常胆固醇血

normocholesterolemic [ˌnɔːməukəˌlestərəuˈliːmik] 正常胆固醇血的

Norwalk agents gastroenteritis 诺沃克组病毒性胃肠炎

notch for ligamentum teres hepatis 肝圆韧带切迹

notch of ligamentum teres 肝圆韧带切迹

notch of pancreas 胰切迹

nothing-per-mouth orders 不经口进食法

nourishment [ˈnʌriʃmənt] 营养

novain ［'nəuvein］肉毒碱

nuclear magnetic resonance 核磁共振

nutrilite ［'nju:trilait］微量营养素

nutritional ［nju:triʃənəl］营养的

nutritional anemia 营养性贫血

nutritional carcinogenesis 营养致癌

nutritional cirrhosis 营养不良性肝硬化

nutritional disturbance ①营养障碍;②营养不良;③营养失调

nutritional dropsy 营养不良性水肿

nutritional muscular dystrophy 营养性肌营养不良

N

O

o-antigen [əuˈæntidʒən] 菌体抗原

oat cell carcinoma 燕麦细胞癌

obesity [əuˈbiːsiti] 肥胖

object [ˈɔbdʒikt] ①物体；②对象

objective sign 客观体征

obligate aerobe 专性需氧菌

obligate anaerobe 专性厌氧菌

obligatory parasite 专性寄生虫

obliquus externus abdominis 腹外斜肌

obliquus internus abdominis 腹内斜肌

obmutescence [ɔbmjuˈtesəns] 失声

obscure bleeding 不明原因性出血

obscure gastrointestinal bleeding 不明原因
消化道出血

obsession [əbˈseʃən] 强迫症

obstipation [ˌɔbstiˈpeiʃən] 顽固性便秘

obstructive jaundice ①梗阻性黄疸；②阻塞
性黄疸

obstruent [ˈɔbstruənt] 止泻剂

occipital lobe 枕叶

occlude [əˈkluːd] ①咬合；②关闭；③封闭

occult blood 潜血

occult carcinoma 隐性癌

occupation disease 职业病

octreotide [ɔkˈtriːətai] 奥曲肽

oculocardiac reflex 眼心反射

oculocephalic reflex 眼脑反射

oculomotor [ˌɔkjuləuˈməutə] 眼球运动

oculomotor nerve 动眼神经

oculopupillary [ˌɔkjuləuˈpjuːpiləri] 瞳孔的

Oddi's sphincter 奥狄括约肌

odontalgia [ˌɔdɔnˈtældʒiə] 牙痛

odonthyalus 牙釉质

odontitis [ˌɔdɔnˈtaitis] 牙炎

odontoblast [ɔˈdɔntəblæst] 牙本质细胞

odontolith [ɔˈdɔntəliθ] 牙垢

oedema [iˈdiːmə] 水肿

oedema nephriticum 肾源性水肿

oesophageal phlebeurysma 食管静脉曲张

oesophagismus [iːsɔfəˈdʒizməs] 食管痉挛

oesophagitis [iːsɔfəˈdʒaitis] 食管炎

oesophagoscope [iːˈsɔfəgəskəup] 食管镜

ofloxacin [əˈflɔksəsin] 氧氟沙星

oleanolic acid 齐墩果酸

olein [ˈəuliːn] 油酸甘油酯

olfaction [ɔlˈfækʃən] 嗅觉

olfactory acuity 嗅敏度

olfactory cell 嗅细胞

olfactory epithelium 嗅上皮

olfactory examination 嗅诊

olfactory nerve 嗅神经

olfactory region 嗅部

O

oligemia ［ˌɔliˈdʒiːmiə］ 血量减少

olighidria ①汗（分泌）过少；②少汗

oligocholia 胆汁缺乏

oligocythemia ［ˌɔligəusaiˈθiːmiə］ 红细胞减少症

oligoleukocythemia
［ˌɔligəuˌljuːkəsaiˈθiːmiə］ 白细胞减少

oliguria ［ˌɔliˈgjuəriə］ ①少尿；②尿量过少

omentitis ［ˌəumenˈtaitis］ 网膜炎

omentum ［əuˈmentəm］ 网膜

omentum majus 大网膜

omentum minus 小网膜

omentumectomy ［əuˌmentəˈmektəmi］ 网膜切除术

omeprazole ［ɔˈmipreiˌzəul］ 奥美拉唑

omission diagnose rate 漏诊率

omnipaque 碘海醇

omphalo enteric fistula 脐肠瘘

omphalocele ［ˈɔmfələuˌsiːl］ 脐突出

omphalos ［ˈɔmfələs］ ①中心；②肚脐

oncogene ［ˈɔŋkədʒiːn］ 致癌基因

oncology ［ɔŋˈkɔlədʒi］ 肿瘤学

oncotic pressure 胶体渗透压

ondansetron 昂丹司琼

one simple t test 单样本 t 检验

one-way ANOVA 单因素方差分析

ooze ［uːz］ ①分泌物；②渗出；③漏出

O

oozing of blood 渗出性出血

opening snap 开瓣音

operation [ˌɒpəˈreiʃən] ①操作;②手术

operon [ˈɒpərɔn] 操纵子

ophthalmia [ɔfˈθælmiə] 眼炎

ophthalmoxerosis [ɔfˌθælməuziəˈrəusis] 眼干燥症

opioid analgesics 阿片类镇痛药

opium tincture 阿片酊

oppilate [ˈɒpəleit] 便秘

opportunistic [ˌɒpətjuːˈnistik] ①条件性的;②机会性的

opportunistic infection ①机会性感染;②机会致病菌感染

opportunistic parasite 机会致病寄生虫

opportunity sampling 随机取样

opsonin [ˈɒpsənin] 调理素

opsonization [ˌɒpsənaiˈzeiʃən] 调理素作用

optic atrophy 视神经萎缩

optic chiasma 视交叉

optic nerve 视神经

optic neuritis 视神经炎

optic tract 视束

optimum pH 最适 pH

optional sampling 任意抽样

optomeninx [ˌɒptəuˈmiːniŋks] 视网膜

oral cavity 口腔

O

oral pharynx 口咽

oral temperature 口腔温度

organ of Corti 柯蒂器

organ transplantation 器官移植

organelle [ˌɔːgəˈnel] 细胞器

organic [ɔːˈgænik] ①器官的；②有机的

organic scoliosis 器质性脊柱侧凸

organic substance 有机物

organism [ˈɔːgənizəm] ①生物；②有机体

organization [ˌɔːgənaiˈzeiʃən] 机化

organophosphorus insecticides poisoning 有机磷杀虫剂中毒

organum retroperitoneale 腹膜后器官

orinasal [ɔːriˈneizəl] 口鼻的

ornidazole [ɔːˈnidæzəul] 奥硝唑

ornithine cycle 鸟氨酸循环

orrhotherapy [ˈɔrəθerəpi] 血清疗法

orthopnea [ˌɔːθɔˈpniːə] 端坐呼吸

orthostatic hypotension 直立性低血压

orthotopic [ˌɔːθəuˈtɔpik] ①常位的；②正位的

orthotopic transplantation 原位移植

osalmid 柳胺酚

osmesthesia [ˌɔzmisˈθiːzjə] 嗅觉

osmoreceptor [ˌɔzməuriˈseptə] 渗透压感受器

osmosis [ɔzˈməusis] 渗透

190

osmotic diarrhea 渗透性腹泻

osmotic pressure 渗透压力

ossicula auditus 听小骨

osteoacusis [ˌɒstiəuˈkuːsis] 骨传导

osteophone [ˈɒstiəfəun] 助听器

otitis [əuˈtaitis] 耳炎

out-patient(OP) 门诊病人

out-patient clinic(OPC) 门诊部

overflow proteinuria 溢出性蛋白尿

overwhelming postsplenectomy infection
(OPI) 致死性脾切除后感染

oxacillin [ɔksəˈsilin] 苯唑西林

oxibendazole [ˌɒksiˈbendəzəul] 奥苯达唑

oxidase [ˈɔksideis] 氧化酶

oxidative metabolism 氧化代谢

oxidative stress 氧化应激

oxidize [ˈɔksidaiz] 氧化

oxidosis [ˌɔksiˈdəusis] 酸中毒

oxyacoia [ˌɔksiəˈkɔiə] 听觉敏锐

oxycephaly [ɔksiˈsefəli] 尖头(畸形)

oxygen capacity 血氧容量

oxygen capacity of Hb 血红蛋白氧容量

oxygen consumption 氧耗量

oxygen content 血氧含量

oxygen content of Hb 血红蛋白氧含量

oxygen debt 氧债

oxygen dissociation curve 氧离曲线

O

oxygen free radical 氧自由基

oxygen saturation 氧饱和度

oxygen-poor 缺氧

oxyhemoglobin ［ˌɔksiˌhiːməuˈgləubin］ 氧合血红蛋白

oxyhepatitis ［ɔksihepəˈtaitis］ 急性肝炎

oxykrinin ［ɔksiˈkrinin］ ①分泌素；②促胰液素

oxyntic cell ①泌酸细胞；②壁细胞

oxyntic gland 泌酸腺

oxyntomodulin 胃泌酸调节素

oxyosmia ［ɔksiˈəusmiə］ 嗅觉敏锐

oxyphenisatinacetate 双醋酚丁

oxyphenone bromide 溴化羟苯乙胺

oxytetracycline ［ˌɔksiˌtetrəˈsaiklain］ 土霉素

oxyuriasis ［ˌɔksijuəˈraiəsis］ 蛲虫病

ozostomia ［ˌəuzəˈstəumiə］ 口臭

P

pachy- [ˈpæki:] ①厚；②肥；③硬；④粗

pachychymia [pæˈkaikimiə] 乳糜浓缩；浓厚食糜

pachydactylia [ˌpækidækˈtiliə] 指(趾)肥大

pachydactylous [ˌpækiˈdæktiləs] 指(趾)肥大的

pachydactyly [ˌpækiˈdæktili] 指(趾)肥大

pachyderma [pækiˈdə:mə] 皮肥厚；厚皮

pachyderma oralis 口腔黏膜肥厚

pachyderma oris ①口腔厚皮病；②局灶性角化病

pachydermatous [ˌpækiˈdə:mətəs] 厚皮的

pachynsis [pəˈkinsis] 肥厚

pachyntic [pəˈkintic] 肥厚的

pachyperitonitis [ˌpækiˌperitəuˈnaitis] 肥厚性腹膜炎

pachypleurous [ˌpækiˈpluərəs] 厚壁的

pain [pein] 痛

paired sampling 配对样本

palatal [ˈpælətəl] ①腭的；②腭面；③腭音

palatal reflex 腭反射

palate [ˈpælit] ①味觉；②上腭

palatine [ˈpælətain] 颚的

palatine tonsil 腭扁桃体

palatitis [pæləˈtaitis] 腭炎

193

palatoglossal arch 舌腭弓

palatopharyngeal arch 咽腭弓

palliative ['pæliətiv] ①减轻的,缓和的; ②治标的,姑息的;③姑息剂,治标剂

palliative care 治标保健

palliative irradiation 姑息照射

palliative treatment 姑息疗法

palmar erythema 掌红斑;肝掌

palsy ['pɔːlzi] 麻痹

pan- [pæn] 全;泛

panacinar [pæn'æsinə] 全腺泡的

pancolectomy [ˌpænkəu'lektəmi] 全结肠切除术

pancolitis [ˌpænkə'laitis] 全结肠炎

pancreas ['pæŋkriəs] 胰

pancreas accessorium 副胰

pancreas angiography 胰血管造影术

pancreas cannula 胰腺插管

pancreas divisum 胰腺分裂;胰分裂

pancreas dorsale 背(侧)胰

pancreas exocrine insufficiency 胰腺外分泌功能不全

pancreas hormone 胰岛激素

pancreas imaging 胰腺显像

pancreas islet 胰岛

pancreas kallikrein 胰激肽释放酶

pancreas preparation 胰制剂

pancreas scanning 胰腺扫描

pancreas scintigraphy 胰闪烁显像术

pancreas scintiscanning 胰闪烁扫描

pancreas transplantation 胰腺移植

pancrease [ˈpæŋkrieis] 胰脂酶

pancreastatin [ˌpæŋkriəˈstætin] 胰抑素;胰抑制素

pancreat(o)- 胰

pancreatalgia [ˌpæŋkriəˈtældʒiə] 胰痛

pancreatectomy [ˌpæŋkriəˈtektəmi] 胰腺切除术

pancreatemphraxis [ˌpæŋkriəˌtemˈfræksis] 胰管梗阻

pancreatic [ˌpæŋkriˈætik] 胰腺的

pancreatic abscess 胰腺脓肿

pancreatic acinar cell 胰腺腺泡细胞

pancreatic acinus 胰腺泡

pancreatic amylase 胰淀粉酶

pancreatic apoplexy 胰腺卒中

pancreatic ascites 胰源性腹水

pancreatic carcinoma 胰腺癌

pancreatic cholera 胰性霍乱

pancreatic colic 胰绞痛

pancreatic cyst 胰腺囊肿

pancreatic deoxyribonuclease 胰脱氧核糖核酸酶

P

pancreatic diabetes 胰腺性糖尿病;真糖尿病

pancreatic diarrhea 胰源性腹泻

pancreatic disease 胰腺疾病

pancreatic duct 胰管

pancreatic elastase 胰弹性蛋白酶

pancreatic encephalopathy 胰性脑病

pancreatic enzyme 胰酶

pancreatic fibrosis 胰囊性纤维化

pancreatic fluid 胰液

pancreatic function test 胰腺功能试验

pancreatic gland 胰腺

pancreatic GRFoma tumor 胰生长激素释放因子瘤

pancreatic hemangioma 胰腺血管瘤

pancreatic island 胰岛

pancreatic islet tumor 胰岛肿瘤

pancreatic isoamylase(PIA) 胰淀粉同工酶

pancreatic juice 胰液

pancreatic kallikrein 胰激肽释放酶

pancreatic lipase 胰脂酶

pancreatic lithiasis 胰腺结石

pancreatic lymph nodes 胰淋巴结

pancreatic lymph vessel 胰淋巴管

pancreatic metastatic carcinoma 胰腺转移癌

pancreatic microsome 胰微粒体

pancreatic notch 胰切迹

P

pancreatic oncofetal antigen（POA） 胰腺癌胚抗原

pancreatic peptidase 胰肽酶

pancreatic plexus 胰丛

pancreatic polypeptide（PP） 胰多肽

pancreatic polypeptide family 胰多肽家族

pancreatic polypeptide receptor 胰多肽受体

pancreatic poplypeptide-producing tumor 胰多肽瘤

pancreatic posture 胰体疼痛体位

pancreatic pseudocyst 胰腺假性囊肿

pancreatic ramula 胰管囊肿

pancreatic reaction 胰反应

pancreatic ribonuclease 胰核糖核酸酶

pancreatic scanning 胰扫描

pancreatic secretion ①胰液,胰汁;②胰腺分泌

pancreatic steatorrhea 胰性脂肪痢

pancreatic suppression test（PST） 胰腺抑制试验

pancreatic tissue 胰腺组织

pancreatic transplantation 胰腺移植

pancreatic veins 胰静脉

pancreatic（o）- ［ˌpæŋkriˈætik（əu）］ ①胰,胰腺;②胰管

pancreaticobiliary ［ˌpæŋkriˌætikəuˈbiliəri］ 胰胆管的

197

pancreaticocholecystostomy

［ˌpæŋkriˌætikəuˌkɔlisis'tɔstəmi］胰管胆囊吻合术

pancreaticoduodenal

［ˌpæŋkriˌætikəuˌdjuːəu'diːnəl］胰十二指肠的

pancreaticoduodenal lymph nodes 胰十二指肠淋巴结

pancreaticoduodenal veins 胰十二指肠静脉

pancreaticoduodenostomy

［ˌpæŋkriˌætikəuˌdjuːəudiː'nɔstəmi］胰管十二指肠吻合术

pancreaticoenterostomy

［ˌpæŋkriˌætikəuˌentə'rɔstəmi］胰管小肠吻合术

pancreaticogastrostomy

［ˌpæŋkriˌætikəugæs'trɔstəmi］胰管胃吻合术

pancreaticohepatic syndrome 胰肝综合征

pancreaticojejunostomy

［ˌpæŋkriˌætikəuˌdʒidʒuː'nɔstəmi］胰空肠吻合术

pancreaticosplenic glands 胰脾淋巴结

pancreaticosplenic omentum 胰脾韧带

pancreatin ［'pæŋkriətin］胰酶；胰液素；消化素

pancreatin-free protease 不含胰酶的蛋白酶

pancreatitic ［ˌpæŋkri'ætitik］胰腺炎的

pancreatitis ［ˌpænkriə'taitis］胰腺炎

pancreatoblastoma [ˌpæŋkriətəublæsˈtəumə] 胰母细胞癌;胰胚细胞瘤

pancreatocholangiogram [ˌpæŋkriətəukəuˈlændʒiəgræm] 胰胆管造影片

pancreatocholangiography [ˌpæŋkriətəukəuˌlændʒiˈɔgrəfi] 胰胆管造影术

pancreatocystostomy [ˌpæŋkriətəusisˈtɔstəmi] 胰腺囊肿切开术

pancreatoduodenectomy [ˌpæŋkriətəuˌdjuːəudiˈnektəmi] 胰头十二指肠切除术

pancreatoduodenostomy [ˌpæŋkriətəuˌdjuːəudiˈnɔstəmi] 胰管十二指肠吻合术

pancreatoenterostomy [ˌpæŋkriətəuˌentəˈrɔstəmi] 胰管小肠吻合术

pancreatogenic [ˌpæŋkriətəuˈdʒenik] 胰源性的;胰发生的

pancreatogenous [ˌpæŋkriəˈtɔdʒinəs] 胰源性的;胰发生的

pancreatogenous fatty diarrhea 胰源性脂肪性腹泻

pancreatogram [ˌpæŋkriˈætəgræm] 胰造影(照)片

pancreatography [ˌpæŋkriəˈtɔgrəfi] 胰造影(术)

pancreatoid ［ˌpæŋkriə'tɔid］ 胰样的

pancreatokinase ［ˌpæŋkriətəu'kaineis］ 胰
激酶；胰致活酶

pancreatolipase ［ˌpæŋkriətəu'lipeis］ 胰脂酶

pancreatolith ［ˌpæŋkri'ætəliθ］ 胰石

pancreatolithectomy
［ˌpæŋkriˌætəli'θektəmi］ 胰石切除术

pancreatolithiasis ［ˌpæŋkriˌætəli'θaiəsis］ 胰
石病

pancreatolithotomy ［ˌpæŋkriˌætəli'θɔtəmi］
胰切开取石术

pancreatolysis ［ˌpæŋkriə'tɔlisis］ 胰腺组织
破坏

pancreatolytic ［ˌpæŋkriətəu'litik］ 破坏胰
腺组织的

pancreatomy ［ˌpæŋkri'ætəmi］ 胰切开术

pancreatoncus 胰腺瘤

pancreatopathy ［ˌpæŋkriə'tɔpəθi］ 胰病

pancreatopeptidase 胰弹性蛋白酶；胰肽酶

pancreatoscope ［ˌpæŋkriə'tɔskəup］ 胰管镜

pancreatoscopy ［ˌpæŋkriə'tɔskəpi］ 胰管镜
检查术

pancreatostimuline ［ˌpæŋkriətəu'stimjulin］
促胰液激素

pancreatostomy ［ˌpæŋkriə'təustəmi］ 胰腺
造口术

pancreatotomy ［ˌpæŋkriə'tɔtəmi］ 胰切开术

pancreatotrophin ［ˌpæŋkriətəuˈtrəufin］ 促胰(腺)素

pancreatotropic ［ˌpæŋkriətəuˈtrɔpik］ 向胰(腺)的；促胰(腺)的

pancreatoxin ［ˌpæŋkriəˈtɔksin］ 胰(腺)毒素

pancreatozymin ［ˌpæŋkriətəuˈzaimin］ 肠促胰酶素

pancreatropic ［ˌpæŋkriəˈtrɔpik］ 向胰腺的；促胰腺的

pancreectomy ［ˌpæŋkriˈektəmi］ 胰切除术

pancrelipase ［ˌpæŋkriˈlaipeis］ 胰脂肪酶

pancreokinin ［ˌpæŋkriəuˈkainin］ 胰激肽

pancreolithotomy ［ˌpæŋkriəuliˈθɔtəmi］ 胰切开取石术

pancreolysis ［ˌpæŋkriˈɔlisis］ 胰组织破坏

pancreolytic ［ˌpæŋkriəuˈlitik］ 破坏胰腺组织的

pancreopathy ［ˌpæŋkriˈɔpəθi］ 胰病

pancreotherapy ［ˌpæŋkriəuˈθerəpi］ 胰制剂疗法

pancreotone ［ˌpæŋkriˈɔtəun］ 抑胰素

pancreotropic ［ˌpæŋkriəuˈtrɔpik］ 促胰腺的

pancreozyme ［ˌpæŋkriˈɔzaiːm］ 促胰酶

pancreozymin(PCZ) ［ˈpæŋkriəuˌzaimin］ 肠促胰酶素

pancreozymin-cholecystokinin 促胰酶素—(促)缩胆囊素

201

pancreozymin-secretin(PS) 肠促胰酶素—肠促胰液素

pancreozymin-secretin test 促胰酶素—促胰液素试验

paneth's cell 帕内特细胞;肠腺嗜酸性细胞

pankreon 胰酶

pankrin 胰酶

pantoprazole 泮托拉唑

pantoptosis 全腹脏下垂

papilla [pə'pilə] ①乳头;②乳头状突起

papilla analis 肛乳头

papilla duodeni 十二指肠乳头

papilla duodeni major 十二指肠大乳头

papilla of tongue 舌乳头

papilla parotidea 腮腺乳头

papillae [pə'pili:] ①乳头;②乳头状突起

papillary [pə'piləri] 乳头状的;乳突的

papillary adenocarcinoma 乳头状腺癌

papillary carcinoma 乳头状癌

papillary cystadenocarcinoma 乳头状囊腺癌

papillary cystadenoma 乳头状囊腺瘤

papillary cystic adenoma 乳头状囊腺瘤

papillary tuber of liver 肝乳头样结节

papillary tubercle 乳头状结节

papillary tumor 乳头瘤

papillate ['pæpileit] 乳头状的

papillectomy [ˌpæpi'lektəmi] 乳头切除术

P

papilliferous ［ˌpæpiˈlifərəs］有乳头的

papilloadenocystoma

［pəˌpiləuˌædinəusisˈtəumə］乳头状囊腺瘤

papillocarcinoma ［pəˌpiləuˌkɑːsiˈnəumə］乳头状癌

papilloma ［ˌpæpiˈləumə］乳头状瘤

papillomatosis ［ˌpæpiˌləuməˈtəusis］乳头状瘤病

papillomatous ［ˌpæpiˈləumətəs］乳头状瘤的

papillosarcoma ［pəˌpiləusaːˈkəumə］乳头状肉瘤

papillosphincterotomy

［ˌpæpiləuˌsfiŋktəˈrɔtəmi］十二指肠乳头括约肌切开术

papillotome ［ˈpæpiləˌtəum］乳头切开刀

papillotomy ［ˌpæpiˈlɔtəmi］（十二指肠）乳头切开术

para- ［ˈpærə］①副；②旁

para-anal seta 肛侧毛

para-appendicitis ［ˌpærəəˌpendiˈsaitis］阑尾旁炎

paracentesis ［ˌpærəsenˈtiːsis］穿刺术

paracentesis abdominis 腹腔穿刺术

paracholera ［ˌpærəˈkɔlərə］副霍乱病

paracholia ［pærəˈkəuliə］泌胆障碍

paracolic ［pærəˈkɔlik］结肠旁的

paracolic lymph nodes 结肠旁淋巴结

P

paracolic recesses 结肠旁隐窝

paracolic sulci 结肠旁沟

paracolitis [ˌpærəkɔˈlaitis] 结肠周围炎

paracrine [ˈpærəkrin] 旁分泌

paradoxical diarrhea 积粪性腹泻

paraduodenal [ˌpærəˌdjuːəuˈdiːnəl] 十二指肠旁的

paraduodenal fold 十二指肠旁襞

paraduodenal fossa 十二指肠上隐窝

paraduodenal recess 十二指肠旁隐窝

paradysenteriae Bacillus 副痢疾(志贺)杆菌

paradysentery [ˌpærəˈdisəntri] 副痢疾;类痢疾

paraesophageal [ˌpærəiːˌsɔfəˈdʒiːəl] 食管旁的

paraffin section 石蜡切片

parahepatic [ˌpærəhiˈpætik] 肝旁的

parahepatitis [ˌpærəˌhepəˈtaitis] 肝周炎

parahiatal hernia 裂孔旁疝

parajejunal fossa 空肠旁隐窝

paralytic [ˌpærəˈlitik] 麻痹的;瘫痪的

paralytic ileus 麻痹性肠梗阻

paraneoplastic syndrome 伴癌综合征;副肿瘤综合征

paraoesophageal [ˌpærəiːsɔfəˈdʒiəl] 食管旁的

paraoperative [ˌpærəˈɔpərətiv] 辅助手术的

paraoral [ˌpærəˈɔːrəl] 非经口的；口外的

parapancreatic [ˌpærəˌpæŋkriˈætik] 胰周的

parapancreatic abscess 胰周脓肿

paraproctium [ˌpærəˈprɔkʃiəm] 直肠周组织

paraquat [ˈpærəkwɑːt] 百草枯

pararectal [ˌpærəˈrektəl] 直肠旁的

pararectal lymph nodes 直肠旁淋巴结；直肠肛管淋巴结

pararectal pouch 直肠旁窝

pararectal space 直肠周围间隙

parasite [ˈpærəsait] ①寄生虫；②食客

parasitic [ˌpærəˈsitik] 寄生的；寄生物的

parasiticidal [ˌpærəˌsitiˈsaidəl] 杀寄生物的；杀寄生虫的

parasiticide [ˌpærəˈsitisaid] 杀寄生物药

paratyphlitis [ˌpærətifˈlaitis] 盲肠旁炎

parenchymal [pəˈreŋkiməl] ①实质的；主质的；②薄壁组织的

parenchymal disease 器质性疾病

parenchymal hepatic cells 肝实质细胞

parenchymal organ 实质性器官

parenchymatitis [ˌpærəŋkiməˈtaitis] 实质炎

parenchymatous [ˌpærəŋˈkimətəs] ①实质的，主质的；②薄壁组织的

parenchymatous jaundice 肝实质性黄疸；肝细胞性黄疸

parent population sampling 总群抽样

P

parenteral [pəˈrentərəl] 肠胃外的;非经口的

parenteral absorption 肠胃外吸收

parenteral administration 肠胃外投药;非经肠给药法

parenteral alimentation ①肠外营养;②静脉营养

parenteral diarrhea 肠外性腹泻

parenteral digestion 胃肠外消化

parenteral feeding 胃肠外给养

parenteral hyperalimentation ①肠道外高营养;②静脉高营养;③胃肠外高营养液

parenteral nutrition ①静脉营养;②胃肠外营养

parenzyme [pəˈrenzaim] 胰蛋白酶

parepigastric [ˌpærəpiːˈgæstrik] 上腹旁的

paries [ˈpɛəriːz] 壁

paries anterior gastricus 胃前壁

paries anterior ventriculi 胃前壁

paries posterior gastricus 胃后壁

paries posterior ventriculi 胃后壁

parietal [pəˈraiitəl] ①壁的;②顶骨的

parietal cell 壁细胞

parietal cell antibody 壁细胞抗体

parietal cell microsomal antibody 壁细胞微粒体抗体

parietal cell vagotomy 壁细胞迷走神经切断术

parietal pain 体腔壁痛

parietal peritoneum 壁腹膜;腹膜壁层

parietography [pəˌraiiˈtɔgrəfi] 脏壁造影术

parietoperitoneal fold 壁腹膜褶

parotid [pəˈrɔtid] ①耳旁的;②腮腺

parotid duct 腮腺管

parotid gland 腮腺

parotid secretion 腮腺分泌

parotidean [pəˌrɔtiˈdiən] 腮腺的

parotiditis [pəˌrɔtiˈdaitis] 腮腺炎

parotin [pəˈrəutin] 唾液腺激素;腮腺激素

parotitic [ˌpærəˈtitik] 腮腺炎的

parotitic paralysis 腮腺炎性麻痹

parotitis [ˌpærəˈtaitis] 腮腺炎

paroxysmal [ˌpærɔkˈsizməl] 突发性的;发作性的

P

pars [pɑːz] 部;部分

pars abdominalis aortae 主动脉腹部

pars analis 肛管;肛门部(直肠)

pars ascendens duodeni 十二指肠升部

pars bucco-pharyngea 颊咽部

pars cardiaca 贲门部

pars cardiaca gastris 胃贲门部

pars cardiaca ventriculi 胃贲门部

pars cervicalis esophagi 食管颈部

pars descendens duodeni 十二指肠降部

pars endocrina pancreatis 胰腺内分泌部

pars exocrina pancreatis 胰外分泌部

pars horizontalis duodeni 十二指肠水平部

pars inferior duodeni 十二指肠下部

pars laryngea （咽）喉部

pars laryngea pharyngis 咽喉部

pars nasalis pharyngis 鼻咽部

pars oesophagea 食管部

pars oralis pharyngis 口咽部

pars pylorica gastris 胃幽门部

pars pylorica ventriculi 胃幽门部

pars quadrata （肝）方叶部

pars sternalis 胸骨部

pars subcutanea musculi sphincteris ani externi 肛门外括约肌皮下部

pars superficialis musculi sphincteris ani externi 肛门外括约肌浅部

pars superior duodeni 十二指肠上部

pars superior faciei diaphragmaticae hepatis 肝膈面上部

pars thoracica esophagi 胸部食管

partial gastrectomy 部分胃切除术

partial ileal bypass 部分回肠旁路

paspertin [pæs'pɔːtin] 甲氧氯普胺

passive ['pæsiv] ①被动的；②消极的

passive absorption 被动吸收

passive congestion 被动充血；静脉性充血

pathogenesis [ˌpæθə'dʒenisis] 发病机制

-pathy ['pæθi] ①痛苦;②疗法;③病

paunch [pɔːntʃ] ①瘤胃;②剖腹

pavement epithelium ①鳞状上皮;②扁平
上皮

Pavlov's pouch 巴甫洛夫小胃

pectenitis [ˌpekti'naitis] 肛门梳炎

pectenosis [ˌpekti'nəusis] 肛门梳硬结;肛
门梳纤维硬结

pectenotomy [ˌpekti'nɔtəmi] 肛门梳切开术

pectineal ligament 耻骨梳韧带

peliosis [ˌpiːli'əusis] 紫癜

peliosis hepatis 紫癜样肝病

peliosis hepatitis 肝炎性紫癜

pelvic ['pelvik] 骨盆的

pelvic abscess 盆腔脓肿

pelvic cellulitis 盆腔蜂窝织炎

pelvioperitonitis [ˌpelviəuˌperitəu'naitis] 盆
腔腹膜炎

pelvirectal achalasia 直肠弛缓不能

pelvis ['pelvis] 骨盆

penetrating ulcer 穿透性溃疡

pentagastrin [ˌpentə'gæstrin] 五肽胃泌素

pepsase ['pepseis] 胃蛋白酶

pepsic ['pepsik] 消化的;胃蛋白酶的

pepsigogue ①促胃蛋白酶分泌物;②促胃蛋
白酶分泌的

pepsin ['pepsin] 胃蛋白酶

pepsin digestion 胃蛋白酶消化

pepsin fragmentation 胃蛋白酶酶解分段

pepsin hydrolysis 胃蛋白酶水解

pepsin inhibitor 胃蛋白酶抑制剂

pepsin unit 胃蛋白酶单位

pepsinase [pepsi'neiz] 胃蛋白酶原酶;酸蛋白酶

pepsinate ['pepsineit] 胃蛋白酶处理

pepsinia [pep'siniə] 胃蛋白酶分泌

pepsiniferous [pepsi'nifərəs] 生成胃蛋白酶的

pepsinogen [pep'sinədʒin] 胃蛋白酶原

pepsinotherapy [ˌpepsinə'θerəpi] 胃蛋白酶疗法

pepsinum [pep'sinəm] 胃蛋白酶

pepsinuria [ˌpepsi'njuəriə] 胃蛋白酶尿

pepsitensin [ˌpepsi'tensin] 胃酶解血管紧张肽;肽酶

pepstamine 肽胺;多肽胺

pepstatin [pep'stætin] 胃酶抑素;抑胃肽

peptase ['pepteiz] 肽酶

peptic ['peptik] ①胃液素的;②胃蛋白酶的;③助消化的;④消化器官

peptic cell 胃酶细胞;胃液细胞

peptic digestion 胃消化

peptic esophagitis 消化性食管炎;溃疡性食管炎

peptic peptides 胃酶肽;胃酶解肽

peptic salt 胃蛋白酶盐剂

peptic ulcer 消化性溃疡

peptic ulcer disease 消化性溃疡病

peptid ['peptid] 肽

peptidase ['peptideis] 肽酶

peptogenic [ˌpeptəu'dʒenik] ①生成蛋白酶的;②助消化的

perchlorhydria [ˌpə:klɔ:'haidriə] 胃酸过多

percutaneous [ˌpə:kju:'teiniəs] ①经皮的;②经皮穿刺

percutaneous transhepatic biliary drainage 经皮穿肝胆汁引流

percutaneous transhepatic catheter 经皮肝导管

percutaneous transhepatic cholangial drainage(PTCD) 经皮肝胆管引流术

percutaneous transhepatic cholangiobiopsy (PTCB) 经皮肝穿刺胆道活检

percutaneous transhepatic cholangiography 经皮肝穿刺胆管造影

percutaneous transhepatic embolization of varices(PTEV) 经皮经肝曲张静脉栓塞术

percutaneous transhepatic portography (PTP) 经皮肝穿刺门静脉造影术;经皮经肝门静脉造影术

perforate ['pə:fəreit] 穿孔

P

perforating appendicitis 穿孔性阑尾炎

perforating wound(PERFW) 穿透伤

perforation [ˌpəːfəˈreiʃən] ① 穿 孔;
②穿孔术

perforative [ˌpəːfəˈreitiv] 穿孔的

perforative appendicitis 穿孔性阑尾炎

perforative peritonitis 穿孔性腹膜炎

peri- 周围;近

perianal abscess 肛周脓肿

perianal disease 肛门周围病变

periappendicitis [ˌperiəˌpendiˈsaitis] 阑尾
周围炎

periappendicitis decidualis 蜕膜阑尾周围炎

periappendicular [ˌperiˌæpenˈdikjulə] 阑尾
周围的

pericecal [ˌperiˈsiːkəl] 盲肠周围的

pericecitis [ˌperisiˈsaitis] 盲肠周围炎

pericholangitis [ˌperiˌkəulænˈdʒaitis] 胆管
周围炎

pericholecystic [ˌperiˌkəuliˈsistik] 胆囊周
围的

pericholecystic disease 胆囊周围病变

pericholecystitis [ˌperiˌkəulisisˈtaitis] 胆囊
周围炎

pericolic [ˌperiˈkɔlik] 结肠周的

pericolic membrane 结肠周膜

pericolic-membrane syndrome 结肠周膜综

合征

pericolitis [ˌperikɔ'laitis] 结肠周围炎

pericolitis dextra 升结肠周围炎

pericolitis sinistra 降结肠周围炎

pericolonitis [ˌperiˌkəulə'naitis] 结肠周围炎

periduodenitis [ˌperiˌdjuːəudi'naitis] 十二指肠周围炎

perienteritis [ˌperiˌentə'raitis] 肠周围炎

periesophagitis [ˌperiiːˌsɔfə'dʒaitis] 食管周炎

perigastritis [ˌperigæs'traitis] 胃周围炎

perihepatic [ˌperihi'pætik] 肝周的

perihepatic halo sign 肝晕征象

perihepatitis [ˌperiˌhepə'taitis] 肝周炎

perihepatitis chronica hyperplastica 慢性增生性肝周炎；糖衣肝

peri- islet [ˌperi'ailit] 胰岛周围的

perijejunitis [ˌperiˌdʒidʒuː'naitis] 空肠周围炎

perineal flexure of rectum 直肠会阴曲

periodic peritonitis 周期性腹膜炎

periodontal [ˌperiɔ'dɔntəl] ①牙齿周围的；②齿周膜的

periodontal membrane 牙周膜

perioperative [ˌperi'ɔpərətiv] ①手术期间的；②围手术期的

P

peripancreatitis [ˌperiˌpæŋkriəˈtaitis] 胰周炎

periportal [ˌperiˈpɔːtəl] 门静脉周的

periportal carcinoma 门脉周癌

periportal cirrhosis 门脉周肝硬化

periproct [ˌperiˈprɔkt] 尾节;围肛部

periproctic [ˌperiˈprɔktik] 直肠周的

periproctitis [ˌperiprɔkˈtaitis] 直肠周炎

perirectal [ˌperiˈrektəl] 直肠周的

perirectitis [ˌperirekˈtaitis] 直肠周围炎

perisigmoiditis [ˌperiˌsigmɔiˈdaitis] 乙状结肠周围炎

perisinusoidal space 窦周间隙

peristalsis [ˌperiˈstælsis] 蠕动

peristaltic [ˌperiˈstæltik] 蠕动的

peristaltic rush 蠕动冲

peristaltic wave 蠕动波

peritonaeum [ˌperitəuˈniːəm] 腹膜

peritonaeum parietale 腹膜壁层

peritonaeum pelvicum 骨盆腹膜

peritonaeum viscerale 腹膜脏层

peritone(o)- 腹膜

peritoneal [ˌperitəuˈniːəl] 腹膜的

peritoneal abscess 腹膜脓肿

peritoneal adhesion 腹膜粘连

peritoneal autoplasty 腹膜自体成形术;腹膜被覆术

peritoneal cavity 腹膜腔

peritoneal dialysis 腹膜透析

peritoneal dialysis fluid（PDF） 腹膜透析液

peritoneal dropsy 腹水

peritoneal effusion 腹水；腹膜渗漏；腹膜腔
　积液

peritoneal exudate cells（PEC） 腹膜腔渗出
　细胞

peritoneal exudate macrophage（PEM） 腹腔
　渗出巨噬细胞

peritoneal fluid 腹水

peritoneal fossae 腹膜隐窝

peritoneal injection 腹膜注射；腹膜腔注射；
　腹腔注射

peritoneal irritation sign 腹膜刺激征

peritoneal lavage 腹腔灌洗

peritoneal shunt 腹腔分流术

peritoneal transfusion 腹膜腔内输液

peritonealgia [ˌperiˌtəuniˈældʒiə] 腹膜痛

peritoneocentesis [ˌperiˌtəuniəusenˈtiːsis]
　腹腔穿刺术

peritoneoclysis [ˌperiˌtəuniəˈklaisis] 腹腔
　输液术

peritoneography [ˌperitəuniˈɔɡrəfi] 腹膜造
　影术

peritoneointestinal reflex 腹膜肠反射

peritoneopathy [ˌperitəuniˈɔpəθi] 腹膜病

215

peritoneoplasty [ˌperi'təuniəˌplæsti] 腹膜成形术

peritoneoscope [ˌperi'təuniəˌskəup] 腹腔镜

peritoneoscopy [ˌperiˌtəuni'ɔskəpi] 腹腔镜检查

peritoneotomy [ˌperiˌtəuni'ɔtəmi] 腹膜切开术

peritoneovenous shunt 腹腔静脉分流

peritoneum [ˌperitə'niəm] 腹膜

peritonitis [ˌperitə'naitis] 腹膜炎

peritonitis chronica fibrosa encapsulans 慢性纤维包围性腹膜炎；糖衣肠

peritonitis deformans 变形性腹膜炎

peritonitis encapsulans 包裹性腹膜炎

peritonization [ˌperitəunai'zeiʃən] 腹膜覆盖术；腹膜成形术

permanent teeth 恒牙

permeability [ˌpəːmiə'biliti] 渗透性；透过性；通透性

permeation pressure 渗透压

pernicious [pəː'niʃəs] 恶性的

pernicious anemia 恶性贫血

peroral infection 经口感染

persistent hepatitis 迁延性肝炎

persistent post-enteritis diarrhea（PPED）肠炎后持续性腹泻

pervasion [pəː'veiʒən] ①渗透；②充满；

③普及;④延续

pervasive [pə'veisiv] 弥漫的;渗透的

Peutz- Jeghers syndrome 波—耶综合征;黑斑息肉综合征

phagocyte ['fægəsait] 吞噬细胞

phagocytize ['fægəu‚saitaiz] 吞噬(异物或细菌)

phagocytose [‚fægəu'saitəus] 吞噬(异物或细菌)

phagocytosis [‚fægəusai'təusis] ①噬菌作用;②吞噬作用

phagotrophy ['fægətrəfi] 吞噬

pharyngalgia [‚færiŋ'gældʒiə] 咽痛

pharyngeal [færiŋ'dʒiːəl] ①咽的;②喉音

pharyngeal neurosis 咽神经症;癔球症

pharyngeal opening of auditory tube 咽鼓管咽口

pharyngeal recess 咽隐窝

pharyngeal reflex 咽反射

pharyngitis [‚færin'dʒaitis] 咽炎

pharyngolaryngitis [fə‚riŋgəu‚lærin'dʒaitis] 咽喉炎

pharynx ['færiŋks] 咽

phenolphthalein [‚fiːnɔl'θæliːn] 酚酞

phenylpropanol 苯丙醇

philtrum ['filtrəm] 人中

phlebepatitis [‚flebepə'taitis] 肝静脉炎

phlebeurysma ［ˌflebjuəˈrizmə］ 静脉曲张

phlegmon ［ˈflegmən］ 蜂窝织炎

phlegmonous ［ˈflegmənəs］ 蜂窝织炎性的

phlegmonous abscess 蜂窝织炎性脓肿

phlegmonous enteritis 蜂窝织炎性肠炎

phlegmonous gastritis 蜂窝织炎性胃炎

phlegmonous laryngitis 蜂窝织炎性喉炎

phlegmonous oesophagitis 蜂窝织炎性食管炎

phlegmonous pharyngitis 蜂窝织炎性咽炎

phosphatase ［ˈfɔsfəteis］ 磷酸酶

phosphatidase ［ˌfɔsfəˈtaideis］ 磷脂酶

phospholipid ［ˌfɔsfəuˈlipid］ 磷脂

phosphoric acid 磷酸

photoconductive ［ˌfəutəukənˈdʌktiv］ 光导的

photoconductive tube 光导管

phren ［fren］ ①膈；②精神；意志

phrenic ［ˈfrenik］ ①膈的；②精神的

phrenic ampoule （食管）膈壶腹

phrenic ampulla （食管）膈壶腹

phrenicocolic ligament 膈结肠韧带

phyllodes tumor 分叶状肿瘤

physical therapy 物理疗法

physiologic jaundice 生理性黄疸

physiological function 生理功能

physiopathology ［ˌfiziəupəˈθɔlədʒi］ 病理

218

生理学

piecemeal necrosis 片状坏死

pinaverium bromide 匹维溴铵

pine ［pain］ ①消瘦;②憔悴

pirenzepine 哌仑西平

piriform fossa 梨状隐窝

pitting edema 凹陷性水肿;指压性水肿

pitting type 凹陷型

placebo ［pləˈsiːbəu］ 安慰剂

plasma ［ˈplæzmə］①血浆;②原生质;③细
胞质;④乳清

plasma membrane infolding 质膜内褶

plasma protein 血浆蛋白;血浆蛋白质

plasmocyte ［ˈplæzməsait］ 浆细胞

pleating of bowel wall of the colon 结肠壁
褶状皱起物

pleura ［ˈpluərə］ 胸膜

pleural effusion 胸腔积液

plexus ［pleksəs］ 丛

plexus gastricus anterior 胃前丛

plexus gastricus inferior 胃下丛

plexus gastricus posterior 胃后丛

plexus gastricus superior 胃上丛

plexus gulae 食管丛

plexus haemorrhoidalis 直肠静脉丛

plexus haemorrhoidalis medius 直肠中丛

plexus haemorrhoidalis superior 直肠上丛

219

plexus hypogastricus 腹下丛(神经)

plexus hypogastricus inferior 腹下下丛

plexus hypogastricus superior 腹下上丛

plexus intermesentericus 肠系膜间丛

plexus mesentericus inferior 肠系膜下丛

plexus mesentericus superior 肠系膜上丛

plexus rectalis inferior 直肠下丛

plexus rectalis medii 直肠中丛

plexus rectalis superior 直肠上丛

plica ['plaikə] 褶皱;皱襞

plica circulares 环状襞

plica duodenalis inferior 十二指肠下襞

plica duodenalis superior 十二指肠上襞

plica duodenojejunalis 十二指肠空肠襞

plica duodenomesocolica 十二指肠结肠系膜襞

plica epigastrica 腹壁动脉襞

plica epigastrica peritonaei 脐外侧襞

plica gastropancreatica 胃胰襞

plica hypogastrica 脐中襞

plica longitudinalis duodeni 十二指肠纵襞

plica paraduodenalis 十二指肠旁襞

plica pharyngo- epiglottica 咽会厌襞

plica recti 直肠襞;直肠横襞

plica rectouterina 直肠子宫襞;道格拉斯襞

plica semilunaris 半月襞

plicae ['plaisiː] 襞(plica 的复数形式)

P

plicae cecales 盲肠襞

plicae circulares 环状襞;环状皱襞

plicae gastricae 胃(皱)襞

pneumascos [ˌnjuːˈmæskəus] ①气腹;②气腹术

pneumatosis [ˌnjuːməˈtəusis] 积气;积气症

pneumatosis coli 结肠积气症

pneumatosis cystoides intestinalis 肠壁囊样积气症

pneumocholecystitis [ˌnjuːməuˌkəulisisˈtaitis] 气肿性胆囊炎

pneumocolon [ˌnjuːməˈkəulən] ①结肠积气;②结肠充气术

pneumogastric [ˌnjuːməˈgæstrik] ①肺和胃的;②迷走神经的

pneumogastric nerve 迷走神经

pneumogastrography [ˌnjuːməugæsˈtrɔgrəfi] 胃充气造影术

pneumoperitoneal [ˌnjuːməuˌperitəuˈniːəl] 气腹的

pneumoperitoneography 气腹造影术

pneumoperitoneum [ˌnjuːməuˌperitəuˈniːəm] 腹腔积气;气腹

pneumoperitonitis [ˌnjuːməuˌperitəuˈnaitis] 气性腹膜炎

pointed abdomen 尖腹

polychylia [ˌpɔliˈkailiə] 乳糜过多

221

polydipsia [ˌpɔliˈdipsiə] 烦渴;多饮

polyp [ˈpɔlip] 息肉

polypectomy [ˌpɔliˈpektəmi] 息肉切除术

polypiform [pəˈlipifɔːm] 息肉状的

polypoid [ˈpɔlipɔid] 息肉状的

polypoid adenocarcinoma 息肉状腺癌;乳头状腺癌

polypoid type 息肉型

polypoid type colorectal cancer 息肉型大肠癌

polyposis [ˌpɔliˈpəusis] 息肉病

polyposis coli(PC) 结肠息肉病

polyposis gastrica 胃息肉病

polyposis intestinalis 肠息肉病

polyposis multiple 多发性息肉病

polypotome [pəˈlipətəum] 息肉刀

polypous gastritis 息肉性胃炎

polypus cysticus 囊状息肉

polyzyme tablets 多酶片

pontoon [pɔnˈtuːn] 小肠祥

poorly differentiated cancer 分化不良的癌

porctoplegia [ˌprɔktəuˈpliːdʒiə] 直肠(肛门)麻痹

porctopolypus [ˌprɔktəuˈpɔlipəs] 直肠息肉

porta [ˈpɔːtə] ①门;②入口

porta hepatis 肝门

porta intestinalis 肠门

222

porta lienis 脾门

porta omenti 网膜孔

portacaval [ˌpɔːtəˈkeivəl] 门静脉与腔静脉的

portacaval shunt 门腔静脉分流术

portal [ˈpɔːtəl] 肝门

portal canal 门管;门脉管

portal circulation 门脉循环

portal cirrhosis 门脉性肝硬化

portal fissure 肝门

portal heart 门脉心

portal hypertension 门静脉高血压;门静脉血压过高;门脉高压

portal lobulation 门小叶形成

portal lobule 门小叶

portal portography 门静脉造影术

portal pyemia 化脓性门静脉炎

portal radiation therapy 门静脉放射治疗

portal system 门静脉系;门静脉系统

portal systemic encephalopathy 门体分流性脑病

portal systemic resistance(PSR) 门静脉系统阻力

portal triaditis 门三体炎

portal triads 门脉三征

portal vein 门静脉

portal vein of liver 肝门静脉

portal venography 门静脉造影术

portasystemic encephalopathy 门体分流性脑病

port- caval shunt 门腔静脉分流

porto- enteral anastomosis 肝门肠吻合术

portoenterostomy ［ˌpɔːtəuˌentəˈrɔstəmi］ 肝门肠吻合术

portogram ［ˈpɔː təgræm］ 门静脉造影片

portography ［pɔːˈtɔgrəfi］ 门静脉造影术

portojejunostomy ［ˌpɔːtəuˌdʒidʒuː ˈnɔstəmi］ 门空肠吻合术

portosplenogram 脾门静脉造影片

portosplenography 脾门静脉造影术

portosystemic ［ˌpɔːtəusisˈtemik］ 门体循环的

portosystemic anastomosis 门—体静脉吻合术

portosystemic encephalopathy（PSE） 门脉体循环脑病

portosystemic shunt 门体分流术

portoumbilical circulation 门脐静脉循环

portovenogram ［ˌpɔːtəuˈviːnəgræm］ 门静脉造影照片

portovenography ［ˌpɔːtəuviˈnɔgrəfi］ 门静脉造影术

postanal ［pəustˈeinəl］ 肛门后的

postanal intestine 肛后消化道

224

postbulbar ulcer 十二指肠球后溃疡

postcava ［pəust'keivə］下腔静脉

postcaval lymph nodes 下腔静脉淋巴结;腔静脉后淋巴结

postcecal abscess 盲肠后脓肿

postcholecystectomy syndrome 胆囊切除术后综合征

postcibal ［pəust'saibl］饭后的;食后的

posterior axillary line(PAL) 腋后线

posterior superior iliac spine 髂后上棘

posterior superior pancreatic duodenal arteria(PSPDA) 胰十二指肠后上动脉

postesophageal ［ˌpəustiːˌsɔfə'dʒiːəl］食管后的

postgastrectomic draining disturbances 胃大部切除术后排空障碍

postgastrectomy malnutrition 胃切除术后营养不良

postgastrectomy syndrome 胃切除术后综合征

posthepatic 肝后的

posthepatic jaundice 肝后性黄疸

posthepatitic ［ˌpəustˌhepə'titik］肝炎后的

postnecrotic ［ˌpəustne'krɔtik］坏死后的

postnecrotic cirrhosis 坏死后肝硬化

postoperative ［pəust'ɔpərətiv］术后的

postoperative cholecystitis 术后胆囊炎

P

postprandial [ˌpəust'prændiəl] 食后的；餐后的

postprandial hyperglycemia 餐后高血糖

postprandial hypoglycemia 餐后低血糖

postprandial lipidemia 食后脂血症

postprandial pain 食后痛

post-transfusion hepatitis 输血后肝炎

potassemia [ˌpɔtə'siːmiə] 高钾血

potassium magnesium aspartate 门冬氨酸钾镁

prae- 在前；在先；预先

praeabodomen 前腹

prandial ['prændiəl] 膳食的

prandium ['prændiəm] ①早（午）餐，晚早餐；②膳食；③正餐

prazosin ['preizəsin] 哌唑嗪

prealbumin [ˌpriː'ælbjuːmin] 前清蛋白；前白蛋白

preanal [priː'einəl] 肛门前的

preanal bristle 肛前毛

preanal groove 肛前沟

preanal lamina 肛上板

preanal pore 肛前窝；肛前孔

preanal seta 肛前毛

preanal transversal groove 肛前横沟

precancer ['priːkænsə] 初癌；前期癌

precancerosis [ˌpriːkænsə'rəusis] ①初癌状

226

态,前期癌状态;②癌前病

precancerous [priː'kænsərəs] 癌前期的;癌变前的

precancerous change 癌前病变;癌前变化

precancerous condition 癌前状态

precancerous lesion 癌前病变

prececal lymph nodes 盲肠前淋巴结

precede [priː'siːd] 位于……之前;在……之前进行;优于

preceding [priː'siːdiŋ] 在前的;在先的;前面的

predigested food 预消化食物

predigestion [ˌpriːdai'dʒestʃən] 预消化

prednisone ['prednisəun] 泼尼松

prehepatic [ˌpriːhi'pætik] ①肝前的;②肝病前的

prehepatic edema 肝病前期水肿

prehepatic hypoproteinemia 肝前性低蛋白血(症)

prehepatic jaundice 肝前性黄疸

prehepaticus [ˌpriːhi'pætikəs] 前肝间质;初肝间质

premolar [ˌpriː'məulə] ①小臼齿,前臼齿;②小臼齿的;前臼齿的

preneoplastic [ˌpriːniːəu'plæstik] 肿瘤(发生)前的

prepyloric [ˌpriːpai'lɔːrik] 幽门前的;位

227

于幽门前方的

prepyloric fold 幽门前皱襞

prepyloric sphincter 幽门前括约肌

prepyloric ulcer 幽门前溃疡

prepyloric vein 幽门前静脉

prerectal [priː'rektəl] 直肠前的

prerectal lithotomy ①直肠前切石术；②正中切石术

prerectal ridge 直肠前脊

pressure palsy 压迫性麻痹

pressure paralysis 压迫性麻痹

prevalence ['prevələns] 流行；传播；患病率

preventricular stenosis 贲门狭窄

preventriculosis [priːvenˌtrikjuˈləusis] 贲门狭窄

preventriculus [priːvenˈtrikjuləs] 贲门

primae viae 消化道

primary ['praiməri] ①首要的，主要的；②最早的，原始的；③根本的

primary bile acid 初级胆汁酸

primary biliary cirrhosis 原发性胆汁性肝硬化

primary carcinoma of liver 原发性肝癌

primary liver cell cancer(PLC) 原发性肝细胞癌

primary peritonitis 原发性腹膜炎

primary sclerosing cholangitis 原发性硬化性胆管炎

probanthine [ˌprəuˈbænθain] 溴化丙胺太林

proctalgia [prɔkˈtældʒiə] 肛门痛；直肠痛

proctalgia fugax 痉挛性肛部痛

proctatresia [ˌprɔktəˈtriːziə] 肛门闭锁

proctectasia [ˌprɔktekˈteiziə] 直肠扩张

proctectomy [prɔkˈtektəmi] 直肠切除术

proctectomy suturing instrument 直肠缝合器

proctencleisis [ˌprɔktenˈklaisis] 直肠狭窄

procteurysis [prɔkˈtjuərisis] 直肠扩张术

proctitis [prɔkˈtaitis] 直肠炎

proctitis ulcerosa 溃疡性直肠炎

procto- ①直肠；②肛门

procto swab 直肠拭子

proctocele [ˈprɔktəsiːl] 直肠膨出

proctoclysis [prɔkˈtɔklisis] 点滴灌肠法

proctocolectomy [ˌprɔktəukəuˈlektəmi] 直肠结肠切除术

proctocolitis [ˌprɔktəukɔˈlaitis] 直肠结肠炎

proctocolonoscope
[ˌprɔktəuˌkəuləˈnɔskəup] 直肠结肠镜

proctocolonoscopy [ˌprɔktəuˌkəuləˈnɔskəpi] 直肠结肠镜检查

229

proctocolpoplasty ［ˌprɔktəuˈkɔlpəˌplæsti］ 直肠阴道瘘修补术

proctocystoplasty ［ˌprɔktəuˈsistəˌplæsti］ 直肠膀胱修补术

proctocystotomy ［ˌprɔktəusisˈtɔtəmi］ 直肠膀胱切开术

proctodaeal invagination 肛道内陷

proctodaeal pit 肛道窝；原肛窝

proctodaeal valve 肛道瓣

proctodaeum ［ˌprɔktəˈdiːəm］ 肛道；原肛

proctodynia ［ˌprɔktəuˈdiniə］ 肛部痛

proctogenic ［ˌprɔktəuˈdʒenik］ 直肠性的

proctogenous constipation 直肠性便秘

proctography ［prɔkˈtɔgrəfi］ 直肠排粪造影

proctologic ［ˌprɔktəˈlɔdʒik］ 直肠病学的

proctologist ［ˌprɔktəˈlɔdʒist］ 直肠病学家

proctology ［prɔkˈtɔlədʒi］ 直肠肛门学；直肠病学

proctoparalysis ［ˌprɔktəupəˈrælisis］ 直肠麻痹

proctoperineoplasty ［ˌprɔktəuˌperiˈniːəuplæsti］ 直肠会阴修补术

proctoperineorrhaphy ［ˌprɔktəuˌperiniˈɔrəfi］ 直肠会阴成形术

proctopexy ［ˈprɔktəˌpeksi］ 直肠固定术

proctoplasty ［ˈprɔktəˌplæsti］ 直肠成形（修补）术

proctoptosis ［ˌprɔktɔp'təusis］ 直肠脱垂;
脱肛

proctorrhagia ［ˌprɔktə'reidʒiə］ 直肠出血

proctorrhaphy ［prɔk'tɔrəfi］ 直肠缝合术

proctorrhea ［ˌprɔktə'riːə］ 肛液溢出

proctoscope ［'prɔktəskəup］ 直肠镜

proctoscopic table 直肠镜检查床;直肠镜检
查台

proctoscopy ［prɔk'tɔskəpi］ 直肠镜检查

proctosigmoid ［ˌprɔktəu'sigmɔid］ 直肠乙
状结肠

proctosigmoidectomy
［ˌprɔktəuˌsigmɔi'dektəmi］ 直肠乙状结肠
切除术

proctosigmoiditis ［ˌprɔktəuˌsigmɔi'daitis］
直肠乙状结肠炎

proctosigmoidopexy
［ˌprɔktəusig'mɔidəˌpeksi］ 直肠乙状结肠
固定术

proctosigmoidoscope
［ˌprɔktəusig'mɔidəskəup］ 直肠乙状结
肠镜

proctosigmoidoscopy
［ˌprɔktəuˌsigmɔi'dɔskəpi］ 直肠乙状结肠
镜检查

proctospasm ［'prɔktəˌspæzəm］ 直肠痉挛

proctostasis ［prɔk'tɔstəsis］ 直肠积粪

proctostat [prɔk'təustæt] 直肠用镭器

proctostenosis [ˌprɔktəusti'nəusis] 直肠狭窄

proctostomy [prɔk'tɔstəmi] 直肠造口术

proctotome ['prɔktətəum] 直肠刀

proctotomy [prɔk'tɔtəmi] 直肠切开术

procussus vermiformis 阑尾;蚓突

proglumide [prəu'gluːmaid] 丙谷胺

prognosis [prɔg'nəusis] 预测;预后

prognosis index 预后指数

prognostic [prɔg'nɔstik] ①预后的;②预后;③预兆

prognostic factor 预后因素

progression [prə'greʃən] 进展

progressive [prə'gresiv] ①渐进的;②前进的

progressive familial intrahepatic cholestasis 进行性家族性肝内胆汁淤积症

progressive subacute hepatitis 进行性亚急性肝炎

projectile vomiting 喷射性呕吐

prolapse ['prəulæps] 下垂;脱垂

prolapse of gastric mucosa 胃黏膜脱垂

prolapse of oesophagus 食管脱出

prolapsus recti 直肠脱出

proliferate [prə'lifəreit] 繁殖;增生;扩散

proliferation [prəˌlifə'reiʃən] 增殖;增生

232

proliferative [prəˌlifəˈreitiv] 增生性的

proliferative ileitis 增生性回肠炎

promethazine [prəuˈmeθəziːn] 异丙嗪

prominent [ˈprɔminənt] 突出的；显性的

promotion [prəˈməuʃən] ①促进；②催化作用

propantheline bromide 溴化丙胺太林

propepsin [prəuˈpepsin] 胃蛋白酶原；前胃蛋白酶

proper [ˈprɔpə] ①固有的，本身的；②适当的

proper coat 固有膜；固有层

proper gastric glands 胃固有腺；胃腺

proper hepatic artery 肝固有动脉

proper lamina of mesentery 肠系膜固有层

proper layer 固有层

properitoneal [ˌprəuperitəuˈniːəl] 腹膜外的

prophobilinogen 胆素原

propranolol [prəuˈprænəlɔl] 普萘洛尔

prostacyclin [ˌprɔstəˈsaiklin] 前列环素

prostaglandin(PG) [ˌprɔstəˈglændin] 前列腺素

prostration [prɔsˈtreiʃən] 衰弱；虚脱

protector punch unit 人工肛门用防污袋

protein [ˈprəutiːn] 蛋白质

protein- losing enteropathy 蛋白丢失性

233

肠病

proton pump 质子泵;氢离子泵

proton pump inhibitor(PPI) 质子泵抑制剂

proton pump inhibitor test(PPI test) 质子泵抑制试验性治疗

proto- oncogene 原癌基因

protracted diarrhea(PD) 拖延性腹泻

protruded type 隆起型

protrypsin [prəu'tripsin] 胰蛋白酶原;前胰蛋白酶

proximal anal canal(PAC) 近侧肛管

proximal small bowel(PSB) 近端小肠

pseudoleukemia gastrointestinalis 胃肠型假白血病

pseudolobule 假小叶

pseudomembranous colitis(PMC) 假膜性结肠炎

pseudomembranous enteritis 假膜性肠炎

pseudomembranous enterocolitis 假膜性小肠结肠炎

pseudomembranous gastritis 假膜性胃炎

pseudomembranous necrotizing enterocolitis（PNE）假性膜坏死性小肠结肠炎

pseudomembranous rhinitis 假膜性鼻炎

pseudomyxoma [ˌpsjuːdəumik'səumə] 假黏液瘤

pseudo- obstruction [ˌpsjuːdəuəbs'trʌkʃən]

假梗阻

pseudoperitonitis ［ˌpsjuːdəuˌperitəuˈnaitis］ 假腹膜炎

pseudopolyp ［ˌpsjuːdəuˈpɔlip］ 假息肉

pseudopyloric metaplasia 假幽门腺化生

pseudostratified ciliated columnar epithelium 假复层纤毛柱状上皮

psychogenic ［ˌsaikəuˈdʒenik］心理性的；精神性的

pubic ［ˈpjuːbik］ ①阴毛的；②阴部的；③耻骨的

pubic symphysis 耻骨联合

pulp cavity ①髓腔；②牙髓腔

pulsion diverticulum （食管）内压性憩室

pultaceous angina 糜烂性咽峡炎

puncture ［ˈpʌŋktʃə］ 穿刺；穿刺术

pungent ［ˈpʌndʒənt］ ①刺激性的，辣的；②尖锐的

pure pancreatic juice(PPJ) 纯胰液

purgation ［pəːˈgeiʃən］ 催泻

purgative ［ˈpəːgətiv］ ①泻药，泻剂；②催泻的

purgative enema 通便灌肠

purge gas 排气

purging ［ˈpəːdʒiŋ］ 催泻的

purohepatitis ［ˌpjuərəuˌhepəˈtaitis］ 肝脓肿；化脓性肝炎

235

purulence ['pjuərələns] 脓;化脓

purulency ['pjuərulənsi] 化脓;脓性

purulent ['pjuərələnt] 脓性的;化脓性的

purulent appendicitis 化脓性阑尾炎

purulent gastritis 化脓性胃炎

purulent hepatitis 脓性肝炎;肝脓肿

purulent pancreatitis 化脓性胰腺炎

purulent peritonitis 化脓性腹膜炎

purulent proctitis 脓性直肠炎

putrescence [pjuː'tresns] 腐败;坏死

pyemia [pai'iːmiə] 脓血症;毒血症;脓毒症

pylethrombophlebitis
[ˌpailiˌθrɔmbəufli'baitis] 血栓性门静脉炎

pylethrombosis [ˌpailiθrɔm'bəusis] 门静脉血栓形成

pylic ['pailik] 门静脉的

pyloralgia [ˌpailə'rældʒiə] 幽门痛

pylorectomy [ˌpailə'rektəmi] 幽门切除术

pyloric [pai'lɔːrik] 幽门的

pyloric antrum 幽门窦

pyloric artery 幽门动脉;胃右动脉

pyloric caeca 幽门盲囊

pyloric canal 幽门管

pyloric channel ulcer 幽门管溃疡

pyloric gland 幽门腺

pyloric lymph nodes 幽门淋巴结

pyloric obstruction　幽门梗阻

pyloric plexus　幽门丛

pyloric sphincter　幽门括约肌

pyloric sphincter muscle　幽门括约肌

pyloric stenosis(PS)　幽门狭窄

pyloric valve　幽门瓣

pyloric vein　幽门静脉;胃右静脉

pyloristenosis [paiˌlɔːristiˈnəusis]　幽门狭窄

pyloritis [ˌpailəˈraitis]　幽门炎

pyloro-　①与幽门有关的;②幽门

pylorodiosis [paiˌlɔːrəudaiˈəusis]　幽门扩张术

pyloroduodenitis [paiˌlɔːrəuˌdjuːəudiˈnaitis]　幽门十二指肠炎

pylorogastrectomy [paiˌlɔːrəugæsˈtrektəmi]　幽门及部分胃切除术

pyloromyotomy [paiˌlɔːrəumaiˈɔtəmi]　幽门肌切开术

pyloroplasty [paiˈlɔːrəˌplæsti]　幽门成形术

pyloroplasty and vagotomy　幽门成形术和迷走神经切断术

pyloroscopy [ˌpailəˈrɔskəpi]　幽门镜检查

pylorospasm [paiˈlɔːrəspæzəm]　幽门痉挛

pylorostomy [ˌpailəˈrɔstəmi]　幽门造口术

pylorotomy [ˌpailəˈrɔtəmi]　幽门切开术

pylorus [paiˈlɔːrəs]　幽门;幽门口

pyogenic [ˌpaiəˈdʒenik]　化脓的;化脓性的

P

pyogenic liver abscess 化脓性肝脓肿

pyoperitoneum ［ˌpaiəuˌperitəuˈniːəm］腹腔
积脓

pyramidal muscle 锥状肌

pyridoxine ［ˌpiriˈdɔksiːn］吡哆醇；维生
素 B$_6$

pyrogen ［ˈpaiərədʒən］致热原；致热物

pyrosis ［paiˈrəusis］胃灼热

pyruvic acid 丙酮酸

Q

quack ［kwæk］ ①庸医;②鸭叫声;③江湖医生

quackery ［'kwækəri］ 江湖医术

quackish ［'kwækiʃ］ ①胡吹的;②庸医的

quacksalver ［'kwækˌsælvə］ ①骗子;②庸医

quadrate lobe 方叶

qualitative analysis 定性分析

quantitative computed tomography 定量计算体层摄影(术)

quantitative diagnosis 计量诊断

quarantine disease 检疫疾病

queasy ［'kwiːzi］ ①反胃的;②呕吐的;③不稳定的;④催吐的

quid ［kwid］ 咀嚼物

quidding ［'kwidiŋ］ 咀嚼病

quinidine ［'kwinidin］ 奎尼丁

quinine ［kwi'niːn］ 奎宁

quinone ［'kwinəun］ 醌

quinsy ［'kwinzi］ ①扁桃腺炎;②扁桃体周围脓肿

quota sampling 定额抽样(法)

R

rabeprazole ［rə'bepreizəul］雷贝拉唑

radiated pain 放射性疼痛

radiation bowel reaction 放射性肠反应

radiation colonic injury 放射性结肠损伤

radiation dose ①辐射剂量;②辐射量

radiation enteritis 放射性小肠炎

radiation esophagitis 放射性食管炎

radiation gastritis 放射性胃炎

radiation hepatitis 放射性肝炎

radiation injury of gut 放射性肠道损伤

radiation medicine 放射医学;辐射医学

radiation proctitis 放射性直肠炎

radical resection for carcinoma of stomach
胃癌根治切除术

radiotherapy ［'reidiəu'θerəpi］放射疗法

rami gastrici 胃支(迷走神经)

rami gastrici nervi vagi 迷走神经胃支

ranitidine ［rei'naitidi:n］雷尼替丁

rapid urease test 快速尿素酶试验

raw-catgut ［rɔ:'kætgʌt］生肠线

reabsorption ［ˌri:əb'sɔ:pʃən］重吸收

reactive arthritis following enteric infection
肠道感染后反应性关节炎

reactive oxygen 活性氧

reactive oxygen species 活性氧簇

real absorption ①真正吸收；②有效吸收

rebound tenderness 反跳痛

receptive relaxation 容受性舒张

receptor [ri'septə] ①感受器；②受体

recipient [ri'sipiənt] ①接收者；②（接）受者

recovery [ri'kʌvəri] ①恢复；②复原；③痊愈

recrudesce [ˌriːkruː'des] （病痛等）复发

rectal ['rektəl] 直肠的

rectal ampulla 直肠壶腹

rectal distention 直肠扩张

rectal examination 直肠检查

rectal prolapse 直肠脱垂

rectal sinus 直肠窦

rectal speculum ①直肠窥镜；②直肠张开器

rectal sphincter 直肠括约肌

rectal suppository 直肠栓剂

rectal swab 直肠拭子

rectal temperature 直肠温度

rectal tenesmus 里急后重

rectal touch 直肠指诊

rectal tumor 直肠肿瘤

rectal ulcer 直肠溃疡

rectal valve 直肠瓣

rectalgia [rek'tældʒiə] 直肠痛

rectally ['rektəlai] ①经直肠的；②直肠给药

R

rectischiac ［rek'tiskiæk］直肠坐骨的

rectitis ［rek'taitis］直肠炎

rectoabdominal ［ˌrektəuæb'dɔminəl］直肠腹的

rectocele ［'rektəsiːl］①脱肛；②直肠膨出

rectoclysis ［rek'tɔklisis］直肠滴注法

rectocolic hemorrhage 结肠直肠出血

rectocolitis ［ˌrektəukɔ'laitis］直肠结肠炎

rectocutaneous ［ˌrektəukjuː'teinjəs］直肠皮肤的

rectofistula ［ˌrektəu'fistjulə］直肠瘘

rectopexy ［'rektəˌpeksi］直肠固定术

rectoplasty ［'rektəˌplæsti］直肠成形术

rectorectostomy ［ˌrektəuˌrek'tɔstəmi］直肠直肠吻合术

rectorrhaphy ［rek'tɔrəfi］直肠缝合术

rectoscope ［'rektəskəup］直肠镜

rectoscopy ［rek'tɔskəpi］直肠镜检查

rectosigmoidoscope ［ˌrektəuˌsigmɔi'dɔskəup］直肠乙状结肠镜

rectosigmoidoscopy ［ˌrektəuˌsigmɔi'dɔskəpi］直肠乙状结肠镜检查

rectostenosis ［ˌrektəusti'nəusis］直肠狭窄

rectostomy ［rek'təustəmi］直肠造口术

rectotomy ［rek'tɔtəmi］直肠切开术

rectourethral ［ˌrektəujuə'riːθrəl］直肠尿道的

rectouterine [ˌrektəuˈjuːtərain] 直肠子宫的

rectovesical [ˌrektəuˈvesikəl] 直肠膀胱的

rectum [ˈrektəm] 直肠

rectus [ˈrektəs] ①直的；②直肌

recuperate [riˈkjuːpəreit] ①复原；②恢复

recuperative [riˈkupərətiv] ①复原的；②恢复的

recurrence [riˈkʌrəns] ①复发；②再发

recurrent [riˈkʌrənt] 复发的

recurrent inhibition 返回抑制

recurrent intrahepatic obstructive jaundice 复发性肝内阻塞性黄疸

recurring [riˈkəːriŋ] 再发的

red blood count(RBC) 红细胞计数

redistribution [ˌriːdistriˈbjuːʃən] 重分配；再分布

reduced glutathione 还原型谷胱甘肽

reductase [riˈdʌkteis] 还原酶

referred pain 牵涉性痛

reflex [riːfleks] ①反射；②反射的；③反应

reflex arc 反射弧

reflex dyspepsia 反射性消化不良

reflex dystrophy 反射性营养不良

reflex emetic 反射性催吐

reflex vomiting 反射性呕吐

reflow [riːˈfləu] ①回流；②复流

reflux [ˈriːflʌks] ①回流；②返流

R

243

reflux esophagitis 反流性食管炎

refractory [riˈfræktəri] ①难治的；②顽固的

refractory anemia 难治性贫血

refractory ascites 顽固性腹水

regeneration [riˌdʒenəˈreiʃən] 再生

regional [ˈriːdʒənəl] ①部位的；②地方的；③区域性的

regional enteritis 局限性肠炎

regional enterocolitis 局限性小肠结肠炎

regsegmental ileitis 节段性回肠炎

regular diet 普通膳食

regulate [ˈregjuleit] ①调整；②调节

regurgitate [riˈgəːdʒiteit] ①吐出；②反胃；③（婴儿）吐（奶）；④回流

regurgitating jaundice 回流性黄疸

regurgitation [riːˌgəːdʒiˈteiʃən] ①反刍；②反流；③逆流；④反胃

regurgitation jaundice 回流性黄疸

reinfection [ˌriːinˈfekʃən] 再感染

relapse [riˈlæps] 复发

relapsing appendicitis 复发性阑尾炎

release [riˈliːs] 释放

remnant gastric cancer（RGC） 残胃癌

remnant stomach 残胃

remodel [ˈriːˈmɔdəl] 重塑

rennase [reˈneis] 凝乳酶

rennet ['renit] ①粗制凝乳酶；②干胃膜

rennet stomach 皱胃

rennin ['renin] 凝乳酶

renogastric [ˌriːnəu'gæstrik] 肾胃的

renointestinal [ˌriːnəuin'testinəl] 肾肠的

renointestinal reflex 肾肠反射

rentral pancreas 腹胰

repair [ri'pɛə] 修复

resection [riː'sekʃən] 切除术

resorption [ri'sɔːpʃən] ①(再)吸收；②再吞

respiratory acidosis 呼吸性酸中毒

respiratory alkalosis 呼吸性碱中毒

respiratory quotient 呼吸商

restoration [ˌrestə'reiʃən] ①恢复；②修复

resuscitation [riˌsʌsi'teiʃən] 复苏

retch [retʃ] 干呕

retention band 十二指肠提肌

retention enema 保留灌肠

retention jaundice 潴留性黄疸

retention polyps 滞留息肉

reticular fibre 网状纤维

reticulum cell sarcoma 网状细胞肉瘤

retrocecal [ˌretrəu'siːkəl] 盲肠后的

retrocecal abscess 盲肠后脓肿

retrocecal fossa 盲肠后隐窝

retrocecal recess 盲肠后隐窝

retrocolic [ˌretrəu'kɔlik] 结肠后的

R

245

retroduodenal fossa 十二指肠后窝

retroduodenal recess 十二指肠后隐窝

retroesophageal [ˌretrəui'sɔfədʒiəl] 食管后的

retrograde cholangiopancreatography 逆行胆胰管造影

retroperfusion [ˌretrəupə'fjuːʒne] 逆行灌注

retroperistalsis [ˌretrəuˌperi'stælsis] 逆蠕动

retroperitoneal [ˌretrəuˌperitəu'niːəl] 腹膜后的

retroperitoneal abscess 腹膜后脓肿

retroperitoneal fibrosis 腹膜后纤维化

retroperitoneal hematoma 外伤性腹膜后血肿

retroperitoneal organ 腹膜外器官

retroperitoneal tumor 腹膜后肿瘤

retroperitonitis [ˌretrəuˌperitəu'naitis] 腹膜后腔炎

retropharyngeal [ˌretrəuˌfæ'rindʒiəl] 咽后的

retropharyngitis [ˌretrəuˌfærin'dʒaitis] 咽后炎

retropulsion [ˌretrəu'pʌlʃən] ①后退；②后退步态

retrorectal space 直肠后间隙

reversed peristalsis 逆蠕动

Reye's disease 雷氏病

rheohepatogram [ˌriːəu'hepætəgræm] 肝血

流图

rheomacrodex ①右旋糖酐-40；②葡聚糖

rheum ［ˈriːəm］ 发炎性分泌物

ribonucleic acid（RNA） 核糖核酸

ribosome ［ˈraibəsəum］ 核糖体

Rieux's hernia 盲肠后疝

rifampin ［ˈrifəmpin］ 利福平

right colic artery 右结肠动脉

right colic flexure 结肠右曲

right colic vein 右结肠静脉

right colon 右结肠

right gastric artery 胃右动脉

right gastric vein 胃右静脉

right gastroepiploic artery 胃网膜右动脉

right gastroepiploic vein 胃网膜右静脉

right hepatic lobectomy 肝右叶切除术

right hepatic veins 肝右静脉

right interlobar fissure 右叶间裂

right intersegmental fissure 右段间裂

right lobe of liver 肝右叶

right triangular ligament 右三角韧带

right lobe of liver 肝右叶

rodent ［ˈrəudənt］ ①啮齿类的；②咬的

romanopexy ［rəumənəˈpeksi］ 乙状结肠固
　定术

romanoscope ［rəuˈmænəskəup］ 乙状结
　肠镜

root canal 牙根管

root of mesentery 肠系膜根

root of tongue 舌根

root of tooth 牙根

rosaprostol 罗沙前列醇

Rossbach's disease 罗斯巴赫病;胃酸过多症

roter 乐得胃

rough surfaced endoplasmic reticulum 粗面内质网

roughage ['rʌfidʒ] 粗粮;纤维素食物

round ulcer ①圆形溃疡;②胃消化性溃疡

routine cholecystectomy 常规胆囊切除术

routine stool test 粪便常规化验

Roux's sign 鲁氏征

Roviralta's syndrome 罗氏综合征

Rovsing's sign 罗符辛征

roxatidine 罗沙替丁

ructus ['rʌktəs] 嗳气

rugae gastricae 胃皱褶

rugae of stomach 胃皱褶

rugitus ['ruːdʒitəs] 肠鸣

rupture ['rʌptʃə] 破裂

rupture of spleen 脾破裂

Ruysch disease 勒伊斯病

S

S. aureus　金黄色葡萄球菌

S. dysenteriae　痢疾志贺菌

S. enterovirus　肠道沙门菌

S. flexneri　福氏志贺菌

S. haemolyticus　溶血葡萄球菌

S. saprophyticus　腐生葡萄球菌

S. sonnei　宋内志贺菌

S. streptolysin S（SLS）　链球菌溶素

Sabouraud's medium　沙保弱培养基

sacral flexure　骶曲

sacral flexure of rectum　直肠骶曲

saddle nose　鞍鼻

saeptum　［'siːptəm］中隔

salicylate　［sæ'lisileit］水杨酸盐

saline enema　盐水灌肠

saliva　［sə'laivə］①口水；②唾液

salivary　［'sælivəri］唾液的

salivary amylase　唾液淀粉酶

salivary gland　唾液腺

salmonella　［ˌsælmə'nelə］沙门菌属

salvaged autotransfusion　回收式自体输血

sample　［'sɑːmpl］样本

sample size　样本含量

sampling　［'sɑːmpliŋ］①采取样品；②抽样

sampling error　抽样误差

sandostatin 奥曲肽

sandwich ELISA 双抗夹心法

saprodontia [ˌsæprə'dɔnʃiə] 龋齿

saprophyte ['sæprəfait] 腐生物

sarcolemma [ˌsɑːkəu'lemə] 肌膜

sarcoma [sɑː'kəumə] 肉瘤

sarcomere ['sɑːkəmiə] 肌节

sarcoplasm ['sɑːkəplæzəm] ①肌质；②肌浆

sarcoplasmic reticulum 肌质网

sargramostim 沙莫司亭

satiety [sə'taiəti] ①饱食；②早饱

scaphoid abdomen 舟状腹

scapula ['skæpjulə] 肩胛骨

scapular line 肩胛线

scarlatina [ˌskɑːlə'tiːnə] 猩红热

scarring stage 瘢痕期

scatacratia [skætə'kreitiə] 大便失禁

scatter diagram 散点图

scavenger receptors 清道夫受体

scelotyrbe 小腿痉瘫

scheroma [ski'rəumə] 眼干燥症

schistosoma 血吸虫

schistosoma dwarfism 血吸虫侏儒症

schistosoma japonicum 日本血吸虫

schistosomal hepatic fibrosis 血吸虫性肝硬化

schistosomiasis [ˌʃistəsəuˈmaiəsis] 血吸虫病

schistosomulum [ˌʃistəsəuˈmjuləm] 血吸虫
童虫

scleral [ˈskliərəl] 巩膜的

scleratheroma [skləˌræθəˈrəumə] 动脉粥
样硬化

sclerotitis [ˌskliərəuˈtaitis] 巩膜炎

scolex [ˈskəuleks] 头节

scoliosis [ˌskɔliˈəusis] 脊柱侧凸

scopolamine hydrobromide 氢溴酸东莨菪碱

scorbutus [skɔːˈbjuːtəs] 坏血症

scratch sound 搔弹音

second messenger 第二信使

second signal system 第二信号系统

secondary [ˈsekəndəri] ①继发性的；②第
二的；③次要的

secondary bile acids 次级胆酸

secondary carcinoma of liver 继发性肝癌

secondary fibrinolysis 继发性纤溶

secondary lymphoid follicle 次级淋巴滤泡

secondary lymphoid organ 次级淋巴器官

secondary peritonitis 继发性腹膜炎

secondary porta of liver 第二肝门

secondary response 再次免疫应答

secretagogue [siˈkriːtəgɔg] ①促分泌物；
②促分泌素；③促分泌的

secrete [siˈkriːt] 分泌

S

secrete Ig 分泌型 Ig

secretin ［si'kri:tin］ ①胰泌素；②肠促胰激素

secretion ［si'kri:ʃən］ ①分泌；②分泌物

secretory ［si'kri:təri］ ①分泌的；②促分泌的；③分泌腺（器官）

secretory canaliculus 分泌小管

secretory diarrhea 分泌性腹泻

secretory phase 分泌期

segmentation contraction 节段性收缩

segmentation movement 分节运动

selectin family 选择素家族

selective medium 选择性培养基

selective operation 择期手术

selective proteinuria 选择性蛋白尿

selective reabsorption 选择性重吸收

self-infection ［ˌselfin'fekʃən］ 自体感染

self-limited ［ˌself'limitid］（病程）自限性

self-reactive B cells 自身反应性 B 淋巴细胞

self-reactive T cells 自身反应性 T 淋巴细胞

self-regulation ［'selfˌregju'leiʃən］ 自动调节

self-tolerance ［ˌself'tɔlərəns］ 自体耐受

semiantigen ［semi'æntidʒen］ 半抗原

semicircular canal 半规管

semiconscious [semi'kɔnʃəs] 半清醒

semilogarithmic linear chart 半对数线图

senna leaf 番泻叶

sensible perspiration 显汗

sensitize ['sensitaiz] ①致敏;②过敏

sensor ['sensə] 感受器

sensorial area 感觉中枢

sensory threshold 感觉阈值

sentinel loop ①岗哨肠袢;②岗哨肠曲

sentinel lymph node biopsy and axillary lymph node dissection 前哨淋巴结活检及腋淋巴结清扫术

separate mesh vidicon pickup tube 分离网光导摄像管(视像管)

separate type nodule 分隔型结节

sepsis ['sepsis] ①脓毒症;②败血症

sepsis related organ failure assessment 全身感染相关器官功能衰竭评分

septal ['septl] 中隔

septic infarct 脓毒性梗死

septic shock ①败血症性休克;②感染性休克

septicemia [ˌsepti'siːmiə] 败血症

septicopyemia ['septikəupai'iːmiə] 脓毒败血症

septonasal [septəu'neizəl] 鼻中隔的

septum ['septəm] ①隔膜;②中隔

S

sequel ['siːkwəl] 后遗症

sequestration [ˌsiːkwes'treiʃən] ①死骨形成;②隔离;③分离

serological diagnosis 血清学诊断

serological reaction 血清学反应

seroperitoneum [ˌsiərəuˌperitəu'niːəm] 腹腔积液

serosa [si'rəusə] ①浆膜;②绒(毛)膜

serosity [siə'rɔsiti] ①浆液;②滑液;③浆液性;④稀薄

serotonin [ˌserə'təunin] 5-羟色胺

serous cell 浆液细胞

serous fluid 浆液

serous membrane fluid 浆膜腔积液

serum ['siərəm] ①浆液;②血清

serum bilirubin(SB) 血清胆红素

serum ferritin 血清铁蛋白

serum gammaglobulin 血清丙种球蛋白

serum hepatitis 血清性肝炎

serum total bilirubin 血清总胆红素

set point 调定点

seton therapy 挂线疗法

severe acute pancreatitis(SAP) 重症急性胰腺炎

severe viral hepatitis 重型病毒性肝炎

sex pilus 性菌毛

sham feeding 假饲

shifting dullness 移动性浊音

shigella [ʃiˈgelə] 志贺菌属

shigella paradysenteriae 副痢疾志贺菌

shingles [ˈʃiŋglz] 带状疱疹

shivering thermogenesis 战栗产热

shock [ʃɔk] ①休克；②震荡

short bowel syndrome 短肠综合征

short gastric artery 胃短动脉

short gastric vein 胃短静脉

short interfering RNA 干扰短 RNA

shrink [ʃriŋk] ①皱缩；②收缩；③萎缩

shunt [ʃʌnt] ①分流(术)；②分流器

sialaden [saiˈælədən] 唾液腺

side-effect [ˈsaidiˌfekt] 副作用

siderophilin [ˌsidəˈrɔfilin] 转铁蛋白

sightless [ˈsaitəlis] 无视力

sigmoid [ˈsigmɔid] ①乙状结肠；②乙状的

sigmoid artery 乙状结肠动脉

sigmoid colon 乙状结肠

sigmoid folds of colon 结肠半月襞

sigmoid vein 乙状结肠静脉

sigmoid volvulus 乙状结肠扭转

sigmoidectomy [ˌsigmɔiˈdektəmi] 乙状结肠切除术

sigmoiditis [ˌsigmɔiˈdaitis] 乙状结肠炎

sigmoidopexy [sigˈmɔidəˌpeksi] 乙状结肠固定术

S

sigmoidorectostomy ［siɡˌmɔidəurəkˈtɔstəmi］乙状结肠直肠吻合术

sigmoidoscope ［siɡˈmɔidəskəup］乙状结肠镜

sigmoidoscopy ［ˌsiɡmɔiˈdɔskəpi］乙状结肠镜检查

sigmoidotomy ［ˌsiɡmɔiˈdɔtəmi］乙状结肠切开术

sigmoscope ［ˈsiɡməˌskəup］乙状结肠镜

sign ［sain］体征

signal transduction 信号转导

signet-ring cell carcinoma 印戒细胞癌

significant level 显著性水准

significant test 显著性检验

silence ulcer 无症状溃疡

simple ［ˈsimpl］①单纯的；②简单的

simple acid-base disturbance 单纯性酸碱平衡紊乱

simple columnar epithelium 单层柱状上皮

simple cuboidal epithelium 单层立方上皮

simple epithelium 单层上皮

simple squamous epithelium 单层扁平上皮

simvastatin 辛伐他汀

single chain urokinase type plasminogen activator 单链尿激酶纤溶酶原激活剂

single nucleotide polymorphism（SNP）单核苷酸多态性

S

single photon emission computed tomography(SPECT) 单光子放射计算机辅助体层摄影技术

singultation [ˌsiŋɡʌlˈteiʃən] 呃逆

sinus bradycardia 窦性心动过缓

sinus phlebitis 静脉窦炎

sinus tachycardia 窦性心动过速

sinus tract 窦道

sinuses ventriculi 胃窦

sinusitis [ˌsainəˈsaitis] 鼻窦炎

sinusoid [ˈsaiəsɔid] 窦状隙

sinusoid capillary 窦状毛细血管

skin eruption 皮疹

skin retraction 皮肤回缩

skin test(ST) 皮试

skip sign 跳跃征

slice [slais] ①薄片;②切片

slime layer 黏液层

slit membrane 裂孔膜

slit pore 裂孔

slow pain 慢痛

slow response action potential 慢反应动作电位

slow response cell 慢反应细胞

slow virus infection 慢病毒感染

slow wave 慢波

slow wave potential 慢波电位

S

small bowel transplantation　小肠移植

small intestinal endoscopy　小肠镜检查

small intestinal fiberscope　纤维小肠镜

small intestinal injury　小肠损伤

small intestinal stasis syndrome　小肠淤滞综合征

small intestinal tumor　小肠肿瘤

small intestine　小肠

small molecule organic compounds　小分子有机化合物

smecta　蒙脱石散

smooth endoplasmic reticulum　光滑内质网

smooth muscle　平滑肌

smooth surfaced endoplasmic reticulum　滑面内质网

sneeze［sniːz］打喷嚏

sneeze reflex　喷嚏反射

snout［snaut］口鼻部

soakage［ˈsəukidʒ］①浸润；②浸渍；③浸透

soapsuds enema　肥皂水灌肠

sodium bicarbonate　①碳酸氢钠；②小苏打

sodium dependent carrier　钠依赖载体

sodium para-aminosalicylate　对氨基水杨酸钠

sodium potassium pump　钠（钾）泵

sodium sulfate　硫酸钠

sodium tauroglycocholate 胆酸钠

sofalcone 索法酮

soft palate 软腭

solidify [səˈlidifai] 凝固

solinocrine [səuliˈnɔkrain] 腔分泌

solitary lymphatic follicles 孤立淋巴滤泡

solitary lymphatic nodule 孤立淋巴结

soluble eggs antigen 可溶性虫卵抗原

soluble fibrin monomer complex 可溶性纤维蛋白单体复合物

soma [ˈsəumə] 胞体

somatic [səuˈmætik] ①躯体的；②体细胞的

somatic nerves 躯体神经

somatic pain 躯体痛

somatic sensation 躯体感觉

somatostatin [ˌsəumətəuˈstætin] 生长抑素

somatotropin [ˌsəumətəuˈtrəupin] 生长激素

somnolence [ˈsɔmnələns] 嗜睡

sopor [ˈsəupə] 昏睡

sorbitol [ˈsɔːbitɔl] 山梨醇

sore [sɔː] 疼痛

soterocyte [ˈsɔtərəsait] 血小板

space-occupy lesion 占位性病变

spandex fibre ①弹性纤维；②松紧纤维

sparfloxacin 斯帕沙星

spasm [ˈspæzəm] 痉挛

S

spastic ileus 痉挛性肠梗阻

spawn [spɔːn] 菌丝

species ['spiːʃiːz] 种

specific dynamic action 特殊动力作用

specific dynamic effect 特殊动力效应

specific esterase 特异性酯酶

specific immunity 特异性免疫

specific polysaccharide 特异多糖

specimen ['spesimin] 样本

speculum ['spekjuləm] ①扩张器;②窥镜

sphagitis [sfə'dʒaitis] 咽喉炎

sphincter ['sfiŋktə] 括约肌

sphincter ani externus 肛门外括约肌

sphincter ani internus 肛门内括约肌

sphincter of hepatopancreatic ampulla 肝胰管壶腹括约肌

sphincter of Oddi ①奥狄括约肌;②胆道口括约肌

sphincterotomy [ˌsfiŋktə'rɔtəmi] 括约肌切开术

spider nevus 蛛状痣

spinae pubis 耻骨结节

spinal accessory nerve 脊髓副神经

spinal cord 脊髓

spinal infarction 脊髓梗死

spinal shock 脊髓休克

spine [spain] 脊柱

260

spinous process 脊柱棘突

spiral bacterium 螺旋菌

spiral fold of cystic duct 胆囊管螺旋襞

spiramycin [ˌspaiərə'maisin] 螺旋霉素

spirillum [spaiə'riləm] 螺菌

spirochaetaceae [ˌspaiərəkiː'təsiː] 螺旋体科

spirochete ['spaiərəkiːt] 螺旋体

spironolactone [spaiəˌrəunə'læktəun] 螺内酯

spleen [spliːn] 脾脏

splenectomy [spli'nektəmi] 脾切除术

splenic abscess 脾脓肿

splenic artery 脾动脉

splenic cyst 脾囊肿

splenic echinococciasis 脾包虫囊肿

splenic impression 脾切迹

splenic infarction 脾梗死

splenic injury 脾脏损伤

splenic lymphangioma 脾淋巴管瘤

splenic lymphoma 脾淋巴瘤

splenic recess 脾隐窝

splenic rupture 脾破裂

splenic sinusoid 脾血窦

splenic vein 脾静脉

splenology [spli'nɔlədʒi] 脾脏学

splenomegaly [ˌspliːnəu'megəli] 脾大

S

splenoncus ［spli'nɔŋkəs］脾瘤

splenopexy ［'spliːnəˌpeksi］脾固定术

splenophrenic ［spliːnəu'frenik］脾膈的

splenopneumonia ［ˌspliːnəunjuː'məunjə］脾样变性肺炎

splenoportography ［ˌspliːnəupə'tɔgrəfi］脾门静脉造影术

splenoptosis ［ˌspliːnɔp'təusis］脾下垂

splenopuncture ［ˌspliːnə'pʌŋktʃə］脾穿刺术

splenorenal shunt 脾肾静脉分流术

splenorrhagia ［ˌspliːnə'reidʒiə］脾出血

splenosis ［spli'nəusis］脾组织植入

split‑liver transplantation 劈离式肝移植

spontaneous ［spɔn'teiniəs］自发的

spontaneous bacterial peritonitis 自发性细菌性腹膜炎

sporangiospore ［spə'rændʒiəspɔː］孢子囊孢子

spore ［spɔː］①孢子；②芽孢

sporocyst ［'spɔːrəsist］胞蚴

sporozoite ［ˌspɔːrəu'zəuait］子孢子

spotted fever group 斑点热群

spotty necrosis 点状坏死

sputum ［'spjuːtəm］痰液

squamous ［'skweiməs］鳞状的

squamous cell carcinoma 鳞状细胞癌

squamous cell carcinoma antigen 鳞状上皮癌细胞抗原

S

squamous epithelium ①扁平上皮;②鳞状上皮

squamous intraepithelial lesion 鳞状上皮内病变

squint [skwint] 斜视

stage of gray hepatization 灰色肝样变期

stage of red hepatization 红色肝样变期

stained yellow 黄染

standard bicarbonate(SB) 标准碳酸氢盐

standard control 标准对照

standard deviation(SD) 标准差

standard deviation score 标准差比值

standard error(SE) 标准误

standard normal distribution 标准正态分布

standard strain 标准菌株

standardized partial regression coefficient 标准化偏回归系数

stapes [ˈsteipiːz] 镫骨

staphyle [ˈstæfiliː] 腭垂

staphylococcal protein A 葡萄球菌 A 蛋白

staphylococcus [ˌstæfiləuˈkɔkəs] 葡萄球菌属

staphylokinase [ˌstæfiləuˈkaineis] 葡萄球菌激酶

staphylolysin 葡萄球菌溶素

stasis cirrhosis 淤血性肝硬化

static tremor 静止性震颤

stationarity [ˌsteiʃənˈæriti] ①固定性;②平

稳性;③稳态

statistical chart 统计图

statistical inference 统计推断

steatorrhea [ˌstiətəuˈriːə] 脂肪泻

steatosis [ˌstiːəˈtəusis] ①脂肪变;②皮脂
腺病

stem cell 干细胞

stem cell factor 干细胞因子

stenosis [stiˈnəusis] 狭窄

stenosis of the esophagus 食管狭窄

stercobilin [ˌstəːkəuˈbailin] 粪胆素

stercobilinogen [ˌsteːkəubaiˈlinədʒen] 粪胆
素原

stereognosis [ˌstiəriɔgˈnəusis] 实体觉

sterilization [ˌsterilaiˈzeiʃən] 灭菌

sternal angle 胸骨角

sternal line 胸骨线

stiffness [ˈstifnis] ①强直;②僵硬

stigmata of recent hemorrhage 新近出血
病灶

stimulant [ˈstimjulənt] ①兴奋剂;②刺激物

stockpile [ˈstɔkpail] ①储备;②储存

stomach dilatation 胃扩张

stomach [ˈstʌmək] 胃

stomachache [ˈstʌməkeik] ①胃痛;②肚
子痛

stomachic [stəˈmækik] ①健胃的;②健胃药

stomachoscopy [ˌstʌmə'kɔskəpi] 胃镜检查

stomatology [ˌstəumə'tɔlədʒi] 口腔学

stool [stuːl] ①大便;②粪

stool osmoticgap 粪便渗透压差

strain [strein] 菌株

strangulated hernia 绞窄性疝

stratified random sampling 分层随机抽样

stratified sampling 分层抽样

stratified squamous epithelium 复层扁平上皮细胞

stratum basale 基底层

stratum corneum 角质层

strawberry tongue 草莓舌

streptobacillus [ˌstreptəubə'siləs] 链杆菌

streptococcus [ˌstreptə'kɔkəs] 链球菌属

streptococcus pneumoniae 肺炎链球菌

streptococcus pyogenes 化脓性链球菌

streptodornase(SD) [streptəu'dɔːneis] 链道酶

streptokinase [ˌstreptəu'kaineis] 链激酶

streptolysin [strep'tɔlisin] 链球菌溶素

streptomycin [ˌstreptəu'maisin] 链霉素

stress [stres] ①压力;②应激

stress injury 应激损伤

stress protein ①弹性蛋白;②应激蛋白

stress response 应激反应

stress ulcer 应激性溃疡

S

stressor ['stresə] ①紧张性刺激;②应激物

stress-related gastric mucosal injury 应激相关胃黏膜损伤

striated border 纹状缘

striated duct ①分泌管;②纹状管

striated muscle 横纹肌

striatonigral degeneration(SND) 纹状体黑质变性

stroma ['strəumə] 基质

stroma cell 基质细胞

stromal ['strəuməl] ①基质的;②间质的

stupor ['stjuːpə] ①昏睡;②木僵

subacute [ˌsʌbə'kjuːt] 亚急性的

subacute hepatitis 亚急性肝炎

subacute inflammation 亚急性炎

subacute viral hepatitis 亚急性病毒性肝炎

subarachnoid [ˌsʌbə'ræknɔid] 蛛网膜下的

subclinical [sʌb'klinikəl] ①临床症状不明显的;②亚临床的

subclinical hepatic encephalopathy 亚临床肝性脑病

subclinical infection 亚临床感染

subcutaneous emphysema 皮下气肿

subcutaneous hemorrhage 皮下出血

subcutaneous nodules 皮下结节

subdiaphragmatic [ˌsʌbdaiəfræg'mætik] 膈下的

S

subdiaphragmatic abscess 膈下脓肿

sublingual caruncle 舌下阜

sublingual fold 舌下襞

sublingual gland 舌下腺

submandibular gland 下颌下腺

submassive hepatic necrosis 次广泛性肝坏死

submassive necrosis 次广泛性坏死

submucosal nervous plexus 黏膜下神经丛

submucous [sʌb'mjuːkəs] 黏膜下的

submucous lamina of stomach 胃黏膜下层

submucous layer 黏膜下层

subperitoneal [ˌsʌbperitəu'niːəl] 腹膜下的

subperitoneal appendicitis 腹膜下阑尾炎

subphrenic [sʌb'frenik] 膈下的

subphrenic space 膈下间隙

subserosa [ˌsʌbsiə'rəusə] 浆膜下

subunit vaccine 亚单位疫苗

subvirus [sʌb'vairəs] 亚病毒

succinylcholine [ˌsʌksinil'kəuliːn] 琥珀胆碱

succus entericus 肠液

succussion splash 振水音

sucralfate [sjuː'krælfeit] 硫糖铝

sufentanil [suː'fentənil] 舒芬太尼

suffocation [ˌsʌfə'keiʃən] 窒息

sulbactam [sʌl'bæktəm] 舒巴坦

sulcus terminalis 界沟

sulfadiazine [ˌsʌlfə'daiəziːn] 磺胺嘧啶

S

sulfadoxine [ˌsʌlfəˈdɔksiːn] 磺胺多辛

sulfapyridine [ˌsʌlfəˈpiridiːn] 磺胺吡啶

sulfasalazine [ˌsʌlfəˈsæləziːn] 柳氮磺吡啶

sulfur granule 硫磺样颗粒

sulfuric acid 硫酸

sulpiride [ˈsʌlpiraid] 舒必利

sum of square (SS) 离均差平方和

superantigen [ˌsjuːpəˈæntidʒən] 超抗原

supercarbonate [ˌsjuːpəˈkɑːbənit] 碳酸氢盐

superficial epigastric artery 腹壁浅动脉

superficial epigastric vein 腹壁浅静脉

superficial epithelium 表面上皮

superficial flat type 表浅平坦型

superficial gastritis 浅表性胃炎

superficial iliac circumflex artery 旋髂浅动脉

superficial iliac circumflex vein 旋髂浅静脉

superficial inguinal ring ①腹股沟管外口；②腹股沟管浅环；③腹股沟皮下环

superficial reflex 浅反射

superficial sensation 浅感觉

superficial type 表浅型

superfunction [ˌsjuːpəˈfʌŋkʃən] 功能亢进

superinfection [ˌsjuːpərinˈfekʃən] ①重复感染；②二次感染

superior duodenal flexure 十二指肠上曲

superior mesenteric arterial embolism 肠系

膜上动脉栓塞

superior mesenteric artery 肠系膜上动脉

superior mesenteric artery syndrome 肠系膜上动脉综合征

superior mesenteric vein 肠系膜上静脉

superior mesenteric venous thrombosis 肠系膜静脉血栓形成

superior rectal artery 直肠上动脉

superior rectal lymph nodes 直肠上淋巴结

superior rectal vein 直肠上静脉

superkalium [ˌsuːpəˈkeiliəm] 钾过多

supporting treatment 支持疗法

suppressive infection 隐性感染

suppressor gene 抑制基因

suppurative [ˈsʌpjuərətiv] 化脓性的

supraclavicular fossa 锁骨上窝

supraclavicular fossa concave 锁骨上窝凹陷

supraclavicular lymph nodes 锁骨上淋巴结

suprascapular region 肩胛上区

surface mucous cell 表面黏液细胞

surfactant [səːˈfæktənt] 表面活化剂

surgical abdomen 急腹症

survival probability ①生存概率；②存活率

susceptibility [səˌseptəˈbiliti] ①易感性；②敏感性；③灵敏度

suspended cell culture 悬浮细胞培养

suspensory ligament of duodenum 十二指

肠悬韧带

suspensory muscle of duodenum 十二指肠悬肌

sustentacular cell 支持细胞

suture ['sjuːtʃə] ①缝合(术);②缝线

swallow ['swɔləu] 吞咽

swelling ['sweliŋ] ①肿胀;②膨胀

symmetry ['simitri] 对称性

sympathetic adrenomedullary system 交感-肾上腺髓质系统

sympathetic nerve 交感神经

symptom ['simptəm] ①症状;②征兆

symptomatic self control 症状自我疗法

symptomatic ulcer 症状性溃疡

synanche [si'næŋki] 咽峡炎

synapse ['sainæps] 突触

synaptic gap 突触间隙

synaptic ribbon 突触带

synaptic vesicle 突触囊泡

synaptosome [si'næptəˌsəum] 突触小体

sync insertion 同步信号插入

synchondroses pubis 耻骨联合

syncope ['siŋkəpi] 晕厥

syndrome ['sindrəum] 综合征

synergia [si'nɔːdʒiə] 协同

syngeneic [ˌsindʒi'neik] ①同基因(的);②同源的

syngeneic transplantation 同源移植

synthesis [ˈsinθisis] 合成;综合

syphilis [ˈsifilis] 梅毒

syrigmus [siˈrigməs] 耳鸣

syringitis [ˌsirinˈdʒaitis] 咽鼓管炎

syringomyelia [siˌriŋgəmaiˈiːliə] 脊髓空洞症

system error 系统误差

systematic defence reaction 全身性防御反应

systematic desensitization 系统脱敏

systemic inflammatory response syndrome (SIRS) 全身性炎症反应综合征

systole [ˈsistəli] 收缩期

S

T

T agglutinin T 凝集素

T antibody T 抗体

T antigen T 抗原

T immune system T 免疫系统

T test T 检验

tabefaction [ˌtæbiˈfækʃən] 消瘦；衰弱；病弱

tabella [təˈbelə] 片(剂)

tachygastria [ˌtækiˈgæstriə] 胃窦电活动亢进

tachyphagia [ˌtækiˈfeidʒiə] 快速进食；速食癖

taeniae coli 结肠带

taeniae pylori 幽门带

tail of pancreas 胰尾

tail of spleen 脾尾

taka-amylase [ˈtækəˈeimiːleis] 高峰淀粉酶

takamina 肾上腺素

tallowy [ˈtæləui] 脂肪(质)的

tampex [ˈtæmpeks] 止血栓

tannalbin [təˈnælbin] 鞣酸蛋白；收敛剂

tapering [ˈteipəriŋ] ①一端逐渐变细；②肠管变细

tardive [ˈtɑːdiv] 迟发型；延迟性

taurocholate [ˌtɔːrəˈkəuleit] 牛磺胆酸盐

teeth [tiːθ] 牙齿

tela ['tiːlə] 组织

tela submucosa coli 结肠黏膜下组织;结肠浆膜下组织

tela submucosa esophagi 食管黏膜下组织

tela submucosa gastris 胃黏膜下组织;胃浆膜下组织

tela submucosa hepatis 肝浆膜下组织

tela submucosa intestini tenuis 小肠黏膜下组织;小肠浆膜下组织

tela submucosa peritonei 腹膜浆膜下组织

tela submucosa pharyngis 咽黏膜下组织

tela submucosa recti 直肠黏膜下组织

tela submucosa vesicae biliaris 胆囊浆膜下组织

telenzepine 替仑西平

telescope preheater 内镜预热器

tendency of dispersion 离散趋势

tenderness ['tendənəs] 压痛;易触痛

tendinous intersection 腱划

tendo conjunctivus 腹股沟镰

tension ['tenʃən] 紧张;张力;拉力

teprenone 替普瑞酮

teratogen ['terətədʒən] 致畸因素

terlipressin 特利加压素

terminal cancer(TCA) 晚期癌症

terminal enteritis 末端肠炎

terminal ilium 回肠终端部

terminal sulcus 界沟

tetanus [ˈtetənəs] 破伤风

tetragastrin 四肽胃泌素

therapeutic [ˌθerəˈpjuːtik] 治疗的；治疗学的

therapeutic effect 疗效

therapeutic evaluation 疗效评价

therapeutic index 疗效指数

therapeutic intervention scoring system（TISS）介入治疗评价系统

therapeutic laparoscopy 腹腔镜治疗

thermal conduction 热传导

thermal equivalent of food 食物热价

thermal equivalent of oxygen 氧热价

thermal radiation 热辐射

thermolaryngoscope [ˌθəːməuləˈriŋgəskəup] 电热喉镜

Thomas' ampulla 托马斯壶腹

thoracic choke 食管（胸段）梗阻

thoracicoabdominal [θɔːˈræsikəuæbdˈɔminəl] 胸腹的

thoracoabdominal [ˌθɔːrəkəuæbˈdɔminl] 胸腹的

thoracoepigastric vein 胸腹壁静脉

throat [θrəut] 咽喉

throat-almond 扁桃体

thrombin [ˈθrɔmbin] 凝血酶

274

thrombinogen [θrɔm'binədʒen] 凝血酶原

thrombocytopenia(TCP)

  [θrɔmbəu͵saitəu'piːniə] 血小板减少症

thromboembolism [͵θrɔmbəu'embəlizəm] 血栓栓塞

thrombophlebitic splenomegaly 血栓静脉炎脾大

thrombosis [͵θrɔm'bəusis] 血栓形成

thrombus ['θrɔmbəs] 血栓

tight junction 紧密连接

tinidazole [tai'nidəzəul] 替硝唑

tiopronin 硫普罗宁

tired of greasy 厌油腻

tissue engineering 组织工程学

tissue fluid 组织液

tissue space 组织间隙

tongue [tʌŋ] 舌

tongue frenulum 舌系带

tonic contraction 紧张性收缩

tonsil ['tɔnsəl] 扁桃体

tonsillar abscess 扁桃体脓肿

tonsillar arch 咽峡

tonsillitis [͵tɔnsi'laitis] 扁桃体炎

tonsilloscope [tɔn'siləskəup] 扁桃体镜

tooth [tuːθ] ①牙齿;②齿状物

topical anesthesia 表面麻醉

torpor intestinorum 便秘

T

torsion of intestine 小肠扭转

total acid phosphatase(TAP) 总酸性磷酸酶

total alkaline phosphatase(TAP) 总碱性磷酸酶

total antitryptic activity(TAP) 抗胰蛋白酶总活性

total bile acid(TBA) 总胆汁酸

total bilirubin(TBIL) 总胆红素

total cholesterol(TC) 总胆固醇

total death rate 总死亡率

total parenteral alimentation(TPA) 全静脉营养;全胃肠外营养

total plasma cholesterol(TPC) 血浆胆固醇总量

total protein(TP) 总蛋白质(量)

total protein concentration(TPC) 总蛋白浓度

total stomach volume(TSV) 胃总容积

totalbilirubin- binding capacity(TBBC) 总胆红素结合力

toxemic jaundice 中毒性黄疸

toxic cirrhosis 中毒性肝硬化

toxic fat syndrome 脂肪中毒综合征

toxic hepatitis 中毒性肝炎

toxic megacolon 中毒性巨结肠

toxic shock 中毒性休克

toxicide [ˈtɔksisaid] 解毒剂

tracheoesophageal dysraphism(TED) 气管

食管闭合不全

transarterial chemoembolization 经动脉化
疗栓塞

transcatheter arterial chemoembolization
(TACE) 经导管动脉化疗栓塞术

transcellular fluid 跨细胞液

transducer for bile duct sphincter 胆管括
约肌换能器

transduction [trænz'dʌkʃən] 转导

transduodenal [ˌtrænzdjuːˈəuˈdiːnəl] 经十
二指肠的

transferrin [træns'ferin] 铁传递蛋白;转铁
蛋白

transferrin receptor 转铁蛋白受体

transfusion [træns'fjuːʒən] ①转移;②输
液;③输血

transfusion-associated hepatitis(TAH) 输血
相关肝炎

transhepatic cholangiography 经肝胆管造
影术

transitional epithelium 移行上皮

**transjugular intrahepatic portosystemic
shunt**(TIPS) 经颈静脉肝内门体分流术

transmissible gastroenteritis vaccine 传播
性胃肠炎疫苗

transmural colitis 透壁性结肠炎

transmural enteritis(TME) 透壁性肠炎

transperitoneal [ˌtrænsperitəu'niːəl] 经腹膜的

transperitoneal migration 腹膜性移行

transplantation [ˌtrænsplɑːn'teiʃən] ①移植;②移植术

transport protein 转运蛋白

transrectal biopsy 经直肠活组织检查

transudate ['trænsjudeit] ①渗出液;②漏出物

transverse abdominal muscle ①横腹肌;②膈

transverse colon(TC) 横结肠

transverse fascia 腹横筋膜

transverse fissure ①肝门;②横裂

transverse folds of rectum 直肠横襞

trauma ['trɔːmə] ①外伤;②精神创伤

traumatic [trɔː'mætik] ①外伤性的;②创伤性的

traumatic shock 创伤性休克

traveler's diarrhea 旅行者腹泻

treatment response assessment method 疗效评定法

trepibutone [trepi'bjuːtəun] 曲匹布通

triacylglycerol [traiˌæsil'glisərol] 三酰甘油

tricarboxylic acid cycle 三羧酸循环

triglyceride(TGL) [trig'lisəraid] 三酰甘油

trimebutine maleate 马来酸曲美布汀

trimoprostil ［trimɘup'rɔstil］曲莫前列醇

trocar for laryngeal injections 喉部注射套管针

trocar for liver biopsy 肝活检穿刺套管针

trophic disturbance 营养障碍;营养失调

tropical pancreatitis 热带性胰腺炎

tropisetron 托烷司琼

tropocollagen ［ˌtrɘupɘu'kɔlɘdʒen］原胶原（蛋白）

truncation artifact 截断伪影

trypsase ［trip'seiz］胰蛋白酶

trypsin(TPS) ［'tripsin］胰蛋白酶

trypsin hydrolysis 胰蛋白酶水解

trypsin inhibition capacity(TIC) 胰蛋白酶抑制能力

trypsin inhibitor 胰蛋白酶抑制剂

trypsinogen ［trip'sinɘdʒen］胰蛋白酶原

tryptase ［'tripteis］类胰蛋白酶

tryptolysis ［trip'tɔlisis］胰胨分解

tryptone ［'triptɘun］胰蛋白胨

tuba auditiva 咽鼓管;耳咽管

tuba ossea auditiva 骨性耳道

tubal tonsil 咽鼓管扁桃体

tuber omentale hepatis 肝网膜结节

tuber omentale pancreatis 胰网膜结节

tubercular diarrhea 结核性腹泻

tuberculosis ［tjuˌbɘːkju'lɘusis］结核病;肺

T

结核

tuberculosis of intestine 肠结核

tuberculosis of intestine ulcerative type 溃疡型肠结核

tuberculosis of larynx 喉结核

tuberculosis of liver 肝结核

tuberculosis of peritoneum 腹膜结核

tuberculosis of spleen 脾结核

tuberculosis of stomach 胃结核

tuberculous [tjuː'bəːkjuləs] 结核性的

tuberculous peritonitis(TBP) 结核性腹膜炎

tuberculous proctitis 结核性直肠炎

tubotympanal [ˌtjuːbəu'timpənəl] 咽鼓管鼓室的

tubotympanitis [ˌtjuːbəutiːm'pænitis] 咽鼓管鼓室炎

tubular ['tjuːbjulə] 管状的

tubular adenoma 管状腺瘤

tubular diarrhea ①管状腹泻；②黏液性结肠炎

tubulin ['tjuːbjulin] 微管蛋白

tubulovillous adenoma 管状绒毛状腺瘤

tubus digestorius 消化管

tumefaction [ˌtjuːmi'fækʃən] ①肿胀；②疮

tummy ['tʌmi] 胃；肚子

tumor ['tjuːmə] 肿瘤；肿块

tumor lienis 脾大

tumor necrosis factor(TNF) 肿瘤坏死因子

tumorigenic [ˌtjuːməridˈʒenik] 致瘤的

tunica adventitia （血管）外膜

tunica fibrosa 纤维膜

tunica mucosa 黏膜

tunica muscularis ①肌层；②肌膜

tunica serosa 浆膜

tunica serosa gastris 胃浆膜

turbinectomy [ˌtəːbiˈnektəmi] 鼻甲切除术

turgor [ˈtəːgə] 胀满；膨胀

turista [tuˈristə] 旅游者腹泻

twinge [twindʒ] 阵痛；刺痛

tympanal [ˈtimpənəl] ①鼓室的；②鼓膜的

tympanic [timˈpænik] ①鼓室的；②鼓膜的

tympanitis [ˌtimpəˈnaitis] ①中耳炎；②鼓室炎

tympanocentesis [ˌtimpənəusenˈtiːsis] 鼓膜穿刺术

typhlectasis [tifˈlektəsis] 盲肠膨胀

typhlectomy [tifˈlektəmi] 盲肠切除术

typhlenteritis [ˌtiflentəˈraitis] 盲肠炎

typhlitis [tifˈlaitis] 盲肠炎

typhlo- ①盲肠；②盲-

typhlocolitis [ˌtifləukɔˈlaitis] 盲肠结肠炎

typhloempyema [ˌtifləuˌempaiˈiːmə] 盲肠脓肿；阑尾脓肿

typhlon [ˈtiflɔn] 盲肠

typhlopexy [ˈtifləupeksi] 盲肠固定术
typhloptosis [ˌtifləuˈtəusis] 盲肠下垂
typhlostenosis [ˌtifləustiˈnəusis] 盲肠狭窄
typhlostomy [tifˈlɔstəmi] 盲肠造口术
typhlotomy [tifˈlɔtəmi] 盲肠切开术
typhoid [ˈtaifɔid] 伤寒；伤寒症
typhoid fever of intestine 肠伤寒
tyroid [ˈtaiərɔid] 干酪样的

U

ulcer [ˈʌlsə] 溃疡

ulcer dyspepsia 溃疡性消化不良

ulcer niche 溃疡壁龛

ulceration [ˌʌlsəˈreiʃən] 溃疡形成

ulcerative [ˈʌlsərətiv] 溃疡的;溃疡性的

ulcerative colitis 溃疡性结肠炎

ulcerative enteritis(UE) 溃疡性肠炎

ulcerative granuloma 溃疡性肉芽肿

ulcerative proctitis(UP) 溃疡性直肠炎

ulcerative type 溃疡型

ulcerlmin [ʌlsəlˈmiːn] 硫糖铝

ulceromembranous [ˌʌlsərəumemˈbreinəs] 溃疡膜性的

ulceromembranous angina 溃疡膜性咽峡炎

ulcus cancrosum 癌性溃疡

ulcus ventriculi 胃溃疡

ulcuspenetrans 穿透性溃疡

ultimisternal [ʌltimiˈstəːnəl] 剑突的

ultrasonic [ˌʌltrəˈsɔnik] 超声波的

ultrasonic laparoscope 超声腹腔镜

ultrasonic radiation 超声辐射

ultrasonic sound 超声波

ultrasonography [ˌʌltrəsəˈnɔɡrəfi] 超声波检查法;超声诊断

ultrasound [ˈʌltrəˌsaund] 超声

ultrasoundcardiogram
[ˈʌltrəsaund ˈkɑːdiəɡræm] 超声心动图

ultrastructure [ˌʌltrəˈstrʌktʃə] 超微结构;
亚显微结构

umbilical [ˌʌmbiˈlaikəl] ①脐带的;②脐的;

umbilical cord 脐带

umbilical fistula 脐瘘

umbilical hernia 脐疝

umbilicate type 凹陷型

umbilicus [ʌmˈbilikəs] ①脐;②中心

uncinate process 钩突

unconjugated bilirubin(UCBR) 非结合胆红
素;游离胆红素

unconsciousness [ʌnˈkɔnʃəsnis] ①无意识;
②失去知觉;③神志不清

**unit for endoscope, high frequency coagula-
tion** 内镜用高频电凝器

upper gastrointestinal(UGI) 上消化道

upper gastrointestinal bleeding 上消化道出血

upper gastrointestinal hemorrhage(UGIH)
上消化道出血

upper gastrointestinal series(UGIS) 上消化
道系

upper gastrointestinal tract(UGIT) 上消
化道

upside-down stomach 高位胃;胸位胃;倒

U

转胃

urea breath test 尿素呼气试验

urease ['juərieis] 尿素酶

urease test 尿素酶试验

uremia [juə'riːmiə] 尿毒症

urethral catheter 尿道导管

uric acid 尿酸

urine bilirubin(UB) 尿胆红素

urine urobilinogen(UU) 尿胆素原

uroanthelone [ˌjuərəu'ænθələun] 尿抗溃疡素;尿抑肠素

urobilinemia [ˌjuərəuˌbili'niːmiə] 尿胆素血

urobilinicterus [ˌjuərəuˌbili'nikterəs] 尿胆素性黄疸

urobilinogen(U-gen) [ˌjuərəubai'linədʒin] 尿胆原

urogastrone [ˌjuərəu'gæstrəun] 尿抑胃素

urokinase(UK) [ˌjuərəu'kaineis] 尿激酶

uropepsinogen [ˌjuərəupep'sinədʒən] 尿胃蛋白酶原

ursodeoxycholic acid(UDCA) 熊去氧胆酸

uvula ['juːvjulə] 悬雍垂;小舌;腭垂

U

V

vacuolate cytotoxin 细胞空泡毒素

vacuum pressure tube 吸引管

vagal ［ˈveigəl］迷走神经的

vagina fibrosa 纤维鞘

vagina musculi recti abdominis 腹直肌鞘

vagogastrone 迷走抑胃素

vagolytic drug 迷走神经阻滞药

vagovagal reflex 迷走神经反射

vagus ［ˈveigəs］迷走神经

vallecula ovata 胆囊窝

valva ［ˈvælvə］瓣膜

valva ilealis 回盲瓣

valve of Macalister 麦卡利斯特瓣；回盲瓣

valvula ［ˈvælvjulə］瓣；瓣膜

valvula caeca 盲肠瓣

valvula caecocolica 盲结肠瓣

valvula ileocolica 回盲瓣；结肠瓣

valvula processus vermiformis 阑尾瓣

valvula pylori 幽门瓣

valvulae anales 肛瓣；直肠瓣

valvulotomy ［ˌvælvjuˈlɔtəmi］瓣膜切开术

varication ［ˌværiˈkeiʃən］静脉曲张(形成)

variceal ［ˌværiˈsiːəl］静脉曲张的

variceal bleeding 静脉曲张破裂出血

varicectomy ［væriˈsektəmi］曲张静脉切除术

varices [ˈværisiːz] 血管曲张；静脉曲张

varices of esophagus 食管静脉曲张

variciform [vəˈrisifɔːm] 曲张的

varicomphalus [væriˈkɔmfələs] 脐静脉曲张

varicosclerosation [ˌværikɔsklərəuˈzeiʃən] 曲张静脉硬化疗法

varicose aneurysm ①静脉曲张性动脉瘤；②动静脉瘤

varicose bleeding 静脉曲张破裂出血

varix [ˈvɛəriks] 静脉曲张

varix arterial ①动脉曲张；②曲张状动脉瘤

vas [væs] ①血管；②脉管

vas lymphatica 淋巴管

vasa intestini tenuis 小肠血管

vascular cecal fold 盲肠血管襞

vascular cirrhosis 血管性肝硬化

vascular coat of stomach 胃黏膜下组织

vascular endothelial growth factor(VEGF) 血管内皮生长因子

vascular growth factor(VGF) 血管生长因子

vascular lamina of stomach 胃血管层

vascular spider 血管蜘蛛痣；蜘蛛状血管痣

vascular stypsis 血管收缩性止血剂

vasoactive [ˌveizəuˈæktiv] 血管活性的

vasoactive intestinal peptide(VIP) 血管活性肠肽

V

vasodilatation ［ˌveizəuˌdaileˈteiʃən］ 血管舒张

vasodrine ［veiˈsɔdrain］ 肾上腺素

vasogenic edema 血管源性水肿

vasogenic shock 血管源性休克

vasopressin(VP)［ˌveizəuˈpresin］ 血管加压素;抗利尿激素

vasopressin peptid (后叶)加压素肽

vasovagal ［ˌveizəuˈveigəl］ 血管迷走神经的

vein anesthesia 局部静脉麻醉

veinography ［ˈveinəugrəphi］ 静脉造影术

velopharyngeal ［ˌviːləufærinˈdʒiːəl］ ①腭咽的;②腭咽闭合

velum ［ˈviːləm］ ①帆;②膜

velum palatinum 腭帆

vena ［ˈviːnə］ 静脉

vena circumflexa ilium superficialis 旋髂浅静脉

vena colica sinistra 左结肠静脉

vena epigastrica superficialis 腹壁浅静脉

vena gastrica dextra 胃右静脉

vena gastrica dorsalis 胃背(侧)静脉

vena gastrica sinistra 胃左静脉

vena gastroepiploica dextra 胃网膜右静脉

vena gastroepiploica sinistra 胃网膜左静脉

vena mesenterica superior 肠系膜上静脉

venacavography ［ˌviːnəkeiˈvɔgrəfi］ 腔静脉

V

造影术

venae hepaticae dextrae 肝右静脉

venae hepaticae mediae 肝中静脉

venae hepaticae sinistrae 肝左静脉

venae sigmoideae 乙状结肠静脉

venipuncture ['veni,pʌŋktʃə] 静脉穿刺术

veno-occlusive disease of the liver 肝静脉阻塞性疾病

venous occlusive disease(VOD) 静脉闭塞性疾病

venous ulcer 静脉溃疡

venter imus 腹腔

ventral ['ventrəl] 腹的;腹部的;腹侧的

ventroptosia [,ventrɔp'təusiə] 胃下垂

ventroscopy [ven'trɔskəpi] 腹腔镜检查

verdohemochrome [,vəːdəu'hiːməkrəum] 胆绿素;胆绿素原

verminous ['vəːminəs] 蠕虫的;体外寄生虫的

vermix ['vəːmiks] 阑尾

vermography [vəː'mɔgrəfi] 阑尾 X 线造影术

Verner-Morrison syndrome 弗纳—莫里森综合征

verospiron 螺内酯

very low density lipoprotein(VLDL) 极低密度脂肪蛋白

V

vesica ['visikə] ①囊泡；②膀胱

vesica fellea 胆囊

vesicle ['vesikəl] 囊泡

vesicocolonic [ˌvesikəukə'lɔnik] 膀胱结肠的

via ['vaiə] 通过；经过

vicious cycle 恶性循环

video amplifier tube 视频放大管

video detector tube 视频（信号）检波管

video output tube 视频放大输出管

video tube 显像管

vidicon tube 视像管

villi ['vilai] 绒毛

villioma [ˌvili'əumə] 绒毛瘤

villous ['viləs] 绒毛状的；有绒毛的

villous adenoma 绒毛状腺瘤

villous vertigo 肝病性眩晕

VIPoma [vi'pəumə] 血管活性肠肽肿瘤

viral conjunctivitis 病毒性结膜炎

viral diarrhea 病毒性腹泻

viral dysentery 病毒性痢疾

viral esophagitis 病毒性食管炎

viral gastroenteritis 病毒性胃肠炎

virus hepatitis(VH) 病毒性肝炎

visceral ['visərəl] 内脏的

visceral anesthesia 内脏感觉缺失

visceral pain 内脏痛

visceral peritoneum 脏腹膜

visceral surface 脏面

visceroperitoneal [ˌvisərəuˌperitəuˈniːəl] 脏腹膜的

viscerotomy [visəˈrɔtəmi] 肝组织刺取术

vitamin [ˈvitəmin] 维生素

void [vɔid] 放出；排泄

voidance [ˈvɔidəns] 放出；排泄

volatile acid 挥发酸

volvulus [ˈvɔlvjuləs] 肠扭转

volvulus of stomach 胃扭转

vomicose [ˈvɔmikəus] ①多溃疡的；②多脓的

vomit [ˈvɔmit] 呕吐

vomiting center 呕吐中枢

vomiting reflex 呕吐反射

vomitus cruentus 血性呕吐物

V

W

wagaga 丝虫病

wandering spleen 游走脾

Wangensteen drainage 旺根斯腾引流

waster brash 胃灼热;反酸

water intoxication 水中毒

water-filled balloon method 水囊法

water-filled bladder 充水囊

water-gurgle test 水响声试验

water-pang 胃灼热

water-solubility 水溶性

weasand ['wiːzənd] 气管

Weber douche 韦伯冲洗

wedged hepatic vein pressure 肝静脉楔压

weight(Wt.) 体重

white blood cell(WBC) 白细胞

white line 白线

whole bowel irrigation 全肠灌洗

window level 窗位

window width 窗宽

windy ['windi] 腹胀的

wisdom tooth 智齿

World Health Organization(WHO) 世界卫生组织

worm [wəːm] 蠕虫

wound shock　创伤性休克
wydase　['waideis]　透明质酸酶

X

xanthelasma ［ˌzænθəˈlæzmə］ 黄斑瘤

xanthelasmatosis ［ˌzænθəlæzməˈtəusis］ 黄瘤病

xenorexia ［ˌzenəˈreksiə］ 异食癖

xenotransplantation
　［ˌzinəuˌtrænsplænˈteiʃən］ 异种移植

xerophobia ［ˌziərəuˈfəubiə］ 恐惧性唾液分泌抑制

xiphisternum ［ˌzifiˈstəːnəm］ 剑突

xiphocostal ［ˌzifəuˈkɔstəl］ 剑突肋骨的

xiphodynia ［ˌzifəuˈdiniə］ 剑突痛

xiphoid ［ˈzifɔid］ ①剑状的；②剑突

X

Y

Y- chromosome Y 染色体

yeast ［jiːst］ 酵母菌

yellow sclera 巩膜黄染

yellow- staining 黄染

yersinia enterocolitica 小肠结肠炎耶尔森菌

yochubio ［jəuˈtʃuːbiəu］ 恙虫病

yoke bone 颧骨

yolk ［jəuk］ 卵黄

yolk sac 卵黄囊

yolk sac tumor 卵黄囊瘤

Youden index 约登指数

Z

zaire ［zəˈiːrə］ 流行性霍乱

zanthine ［ˈzænθiːn］ 黄嘌呤

zigzagplasty ［ˈzigzægˌplæsti］ Z 字形整形术

zinc finger protein 锌指蛋白

zincum ［ˈziŋkəm］ 锌

Zollinger- Ellison syndrome（ZES） 佐林格—
　埃利森综合征

zona ［ˈzəune］ ①区；②带；③带状疱疹

zonesthesia ［ˌzəunisˈθiːzjə］ 束带状感觉

zoonosis ［ˌzəuˈɔnəsis］ 动物源性寄生虫病

zootoxin ［ˌzəuəˈtɔksin］ 动物毒素

zygoblast ［ˈzaigəblɑːst］ 子孢子

zygocyte ［ˈzaigəsait］ 合子

zygoma ［zaiˈgəumə］ 颧骨

zygomaticus ［zaigəˈmætikəs］ 颧肌

zymocyte ［ˈzaiməsait］ 发酵菌

zymoexciter ［ziməuikˈsaitə］ 酶原激活剂

zymofren 抑肽酶

zymogen ［ˈzaimədʒen］ 酶原

zymogen granule 酶原颗粒

zymogenic cells ①产酶细胞；②胃酶细胞

zymogram ［ˈzaiməgræm］ 酶谱

Z

296

第二部分

汉英消化病学词典

A

阿弗他口炎 aphthous stomatitis

阿米巴肠穿孔 amebic intestinal perforation

阿米巴的 amebic [ə'miːbik]

阿米巴肝脓肿 amebic liver abscess

阿米巴肝炎 amebic hepatitis

阿米巴结肠炎 amebic colitis

阿米巴痢疾 amebic dysentery

阿米巴性结肠炎急性穿孔 amebic colitis with acute perforation

阿莫西林 amoxicillin [ə,mɔksi'silin]

阿诺肝硬化 Hanot's cirrhosis

阿司匹林 aspirin ['æsprin]

阿托品 atropine ['ætrəpin]

埃尔曼胰腺功能试验 Ehrmann's pancreatic test

埃及肠吸虫 Egyptian intestinal fluke

埃及血吸虫 Schistosomiasis haematobium

埃及血吸虫病 Schistosomiasis haematobia

埃索美拉唑 esomeprazole ['esəmprəzəul]

埃希杆菌属 Escherichia [,eʃə'rikiə]

癌 carcinoma [,kɑːsi'nəumə];cancer ['kænsə]

癌变 carcinomatous change;malignant transformation

癌基因 oncogene ['ɔŋkədʒiːn]

癌胚抗原 carcinoembryonic antigen(CEA)

癌前病变 precancerous change;precancerous

A

lesion

癌前状态 precancerous condition

癌栓 cancer embolus

癌性肠梗阻 carcinomatous ileus

癌性恶病质 carcinemia ［ˌkɑːsiˈniːmiə］

癌性腹膜炎 carcinomatous peritonitis

癌性溃疡 ulcus cancrosum

癌性息肉 carcinopolypus

爱尔托生物型霍乱弧菌 EL Tor bio-type of vibrio cholerae

安慰剂 placebo ［pləˈsiːbəu］

氨 ammonia ［əˈməuniə］

氨苄西林 ampicillin ［ˌæmpiˈsilin］

氨基酸 amino acid

氨基酸代谢紊乱 disorder of amino acid metabolism

氨基酸分解代谢障碍 disorder of amino acid catabolism

氨基酸耐量试验 amino-acid tolerance test

氨基酸输液法 amino acid infusion

氨基转移酶 aminotransferase ［ˌæminəuˈtrænsfəreis］

氨气 ammonia gas

氨中毒 ammonia intoxication

胺类 amine ［ˈæmin］

胺前体受体摄取和脱羧 amine precursor uptake and decarboxylation（APUD）

凹陷型 excavated type;pitting type;umbilicate type

凹陷性水肿 pitting edema

螯合测定法 chelatometry

奥狄括约肌 Oddi's sphincter;Oddi's muscle

奥狄括约肌成形术 Oddi's sphincteroplasty

奥狄括约肌阻塞 obstruction of Oddi's sphincter

奥美拉唑 omeprazole [ɔ'mipreiˌzəul]

奥曲肽 octreotide [ɔk'triːətai]

B

Barrett 食管 Barrett's esophagus

巴甫洛夫小胃 Pavlov's pouch;miniature stomach

巴一希综合征 Budd-Chiari syndrome

白胆汁 white bile

白蛋白 albumin ['ælbjuːmin]

白喉 diphtheria [dif'θiəriə]

白喉杆菌 bacillus diphtheria

白细胞介素 interleukin(IL) [ˌintə'ljuːkin]

白线 white line

柏油样便 tarry stool

败血症 septicemia [ˌsepti'siːmiə]; hema-
tosepsis [ˌhemətəu'sepsis]

瘢痕期 scarring stage

瘢痕性狭窄 cicatricial stricture;cicatricial ste-
nosis

半肝切除术 hemibepatectomy
[ˌhemibpə'tektəmi]

半流质饮食 semifluid diet

半乳糖 galactose [gə'læktəus]

半乳糖基转移酶同工酶 Ⅱ galactosyltrans-
ferase isoenzyme Ⅱ

半乳糖耐量 galactose tolerance

半乳糖耐量试验 galactose tolerance test
(GAL TT)

半月线 linea semilunaris

B

半月征 meniscus sign

伴癌综合征 paraneoplastic syndrome

伴发病 concomitant disease

伴随症状 simultaneous phenomenon

包虫病 echinococcosis ［i‚kainəukɔˈkəusis］

包膜 peplos ［ˈpepləs］

胞内分泌 emiocytosis ［‚imiəusaiˈtəusis］

胞外液 extracellular fluid

胞饮作用 pinocytosis ［‚painəusaiˈtəusis］

暴发型肝炎 fulminant hepatitis

暴发型胰腺炎 fulminant pancreatitis

暴发性肝功能衰竭 fulminant hepatic failure
（FHF）

杯状细胞 goblet cell

贝那替嗪 benactyzine ［biːˈnæktaizin］

钡餐 barium meal；barium swallow

钡餐灌肠 barium enema

被覆上皮 lining epithelium

贲门 cardia ［ˈkɑːdiə］

贲门癌 carcinoma of gastric cardia

贲门成形术 cardioplasty ［ˈkɑːdiəu‚plæsti］

贲门的 cardial ［ˈkɑːdiəl］

贲门肌切开术 cardiomyotomy
［‚kɑːdiəumaiˈɔtəmi］

贲门痉挛 cardiospasm ［ˈkɑːdiəspæzəm］；hi-
atal esophagism

贲门淋巴环 cardiac lymph ring；lymphatic

303

ring of cardia

贲门切迹 cardiac incisure

贲门失弛缓 achalasia of cardia

贲门位置测量器 cardiameter [ˈkɑːdiəmitə]

贲门腺 cardiac gland

苯丙醇 phenylpropanol

苯海拉明 diphenhydramine
[daifenˈhaidrəmiːn]

鼻唇沟 nasolabial sulcus; nasolabial groove

鼻咽 nasopharynx [ˌneizəuˈfæriŋks]

比沙可啶 bisacodyl [ˈbisækədil]

吡哆醇 pyridoxine [ˌpiriˈdɔksiːn]

必需氨基酸 essential amino acids

必需脂肪酸 essential fatty acid

闭塞性肝静脉内膜炎 endophlebitis hepatica ob-
literans

闭塞性阑尾炎 appendicitis obliterans

闭锁 atresia [əˈtriːsiə]

壁的 parietal [pəˈraiitəl]

壁腹膜 parietal peritoneum

壁内的 intraparietal [ˌintrəpəˈraiitəl]

壁内神经丛 intramural plexus

壁外性压迫 extrinsic compression of wall

壁细胞 parietal cell

壁细胞抗体 parietal cell antibody

壁细胞迷走神经切断术 parietal cell vagotomy

壁细胞内分泌小管 intracellular canaliculi of

parietal cells

边缘性溃疡 marginal ulcer

扁平上皮 pavement epithelium

扁桃体被膜 capsula tonsillaris;tonsillar capsule

扁桃体瘤 amygdaloncus

扁桃体上窝 supratonsillar fossa

扁桃体上隐窝 supratonsillar recess

扁桃体窝 tonsillar fossa;fossa tonsillaris

扁桃体炎 tonsillitis [ˌtɔnsiˈlaitis];lacunar angina

扁桃腺 tonsil [ˈtɔnsəl]

变更 alteration [ɔːltəˈreiʃen]

变态反应 allergy [ˈælədʒi]

变性 degeneration [diˌdʒenəˈreiʃen]

变性正铁血红蛋白 cathemoglobin [ˌkæθeməuˈgləubin]

变异 variation [ˌvɛəriˈeiʃən]; differentiation [ˌdifərenʃiˈeiʃən]

变应性直肠炎 allergic proctitis

便秘 constipation [ˌkɔnstiˈpeiʃən]

便秘与腹泻交替 alternating constipation and diarrhea

便血 hematochezia [ˌhemətəuˈkiːziə]; hemafecia [ˌheməˈfiːsiə]

表面麻醉 topical anesthesia

表面上皮 superficial epithelium

表皮 epidermis [ˌepiˈdəːmis]

305

B

表浅型 superficial type

丙谷胺 proglumide [prəuˈgluːmaid]

丙酸 propionic acid

丙酮酸 pyruvic acid

丙型肝炎病毒 hepatitis C virus

并发症 complication [ˌkɔmpliˈkeiʃən]

病毒性腹泻 viral diarrhea

病毒性肝炎 viral hepatitis

病毒性结膜炎 viral conjunctivitis

病毒性痢疾 viral dysentery

病毒性食管炎 viral esophagitis

病毒性胃肠炎 viral gastroenteritis

病理生理学 physiopathology
[ˌfiziəupəˈθɔlədʒi]

播散 disseminate [diˈsemineit]

播散性癌 disseminated carcinoma

卟啉 porphyrin [ˈpɔːfirin]

卟啉病 porphyria [pɔːˈfairiə]

卟啉代谢 porphyrin metabolism

卟啉尿 porphyrinuria [pɔːfiriˈnjuəriə]

补体 complement [ˈkɔmplimənt]; alexin

不典型性 atypism [eiˈtipizəm]

不典型增生 atypical hyperplasia

不感蒸发 insensible perspiration

不适当饮食 faulty diet

布伦纳腺 Brunner's gland

C

餐后腹泻 postprandial diarrhea

残窦综合征 retained antrum syndrome

残胃 remnant stomach

残胃癌 remnant gastric cancer

草莓舌 strawberry tongue

侧视内镜 side-viewing endoscope

侧支循环 collateral circulation; compensatory circulation

层粘连蛋白 laminin ['læminin]

插管 canula ['kænjulə]

插入导管 catheterize ['kæθitəraiz]

茶苯海明 dimenhydrinate [ˌdaimen'haidrineit]

产酶细胞 zymogenic cells

产物 product ['prɔdʌkt]

肠 bowel ['bauəl]; bowels ['bauəlz]; intestine [in'testin]

肠阿米巴病 intestinal amoebiasis

肠闭锁 intestinal atresia

肠病毒属 enterovirus [ˌentərəu'vaiərəs]

肠病学 enterology [ˌentə'rɔlədʒi]

肠虫性肠梗阻 helminthic ileus; verminous ileus

肠虫性阑尾炎 helminthic appendicitis; verminous appendicitis

肠出血 enterorrhagia [ˌentərəu'reidʒiə]; in-

307

C

testinal hemorrhage

肠穿孔 intestinal perforation

肠丛 enteric plexus

肠促胰酶素 pancreozymin（PCZ）
[ˌpæŋkriətəuˈzaimin]

肠道 intestinal tract

肠道放射性损伤 radioactive injury of gut

肠道杆菌 enteric bacillus

肠道感染后反应性关节炎 reactive arthritis
following enteric infection

肠道感染后关节炎 post dysentry arthritis

肠道集合淋巴结 peyer patches

肠道菌群失调 alteration of intestinal flora

肠道蠕虫病 intestinal helminthiasis

肠道透析 intestinal dialysis

肠道细菌 intestinal bacteria

肠道血吸虫病 intestinal schistosomiasis

肠的 alvine [ælˈvain]

肠淀粉酶 entero- amylase [ˌentərəuˈæmiːleis]

肠动静脉畸形 arteriovenous malformation
of bowel

肠毒素 enterotoxin [ˌentərəuˈtɔksin]

肠毒性的 enterotoxigenic [ˌentərəutɔksiˈdʒenik]

肠毒血症 enterotoxemia [ˌentərəutɔkˈsiːmiə]

肠肝循环 enterohepatic circulation

肠干 intestinal trunks

肠高血糖素 enteroglucagon

[ˌenterəuˈgluːkəgɔn]

肠梗阻 ileus [ˈiliəs]; intestinal obstruction; bowel obstruction

肠管 intestinal canal

肠管不同部分扭转综合征 intestinal knot syndrome

肠管分流术 shunt entero- anastomosis

肠管旁淋巴结 juxtaintestinal lymph nodes

肠化生 intestinal metaplasia

肠环形缝合术 circular enterorrhaphy

肠肌层 myenteron [maiˈentərɔn]

肠肌层的 myenteric [ˌmaienˈterik]

肠肌丛 myenteric plexus

肠肌反射 myenteric reflex

肠肌神经丛 myenteric nervous plexus

肠激酶 enterokinase [ˌenterəuˈkaineis]; enteropeptidase [ˌenterəuˈpeptideis]

肠激肽 enterokinin [ˌenterəuˈkainin]

肠寄生虫 enterozoon [ˌenterəˈzəuɔn]

肠寄生物 enterosite [ˈenterəusait]

肠间隙脓肿 interloop abscess

肠绞痛 intestinal angina

肠节 enteromere [ˈenterəuˌmiə]

肠节段性扩张症 segmental dilatation of intestine

肠结核 intestinal tuberculosis; tuberculosis of intestine

肠痉挛 enterospasm [ˈenterəˌspæzəm]

C

肠菌素 enterobactin ［ˌentərəu'bæktin］

肠溃疡 enterelcosis ［entərel'kəusis］

肠扩张 enterectasis ［ˌentə'rektəsis］

肠瘘 intestinal fistula

肠麻痹 enteroparalysis ［ˌentərəupə'rælisis］; enteroplegia ［ˌentərəu'pliːdʒiə］

肠螨症 intestinal acariasis

肠泌酸素 entero- oxyntin

肠面 intestinal surface

肠鸣音 bowel sound;bowel tones

肠内分泌细胞 enteroendocrine cell

肠内营养 enteral nutrition

肠黏膜 intestinal mucosa

肠扭转 volvulus ［'vɔlvjuləs］;miserere mei

肠袢 ansa intestinalis

肠憩室 intestinal diverticulum

肠憩室病 diverticulosis ［ˌdaivətikju'ləusis］

肠轻瘫 enteroparesis ［ˌentərəu'pærisis］

肠球菌 enterococcus ［ˌentərəu'kɔkəs］

肠缺血综合征 intestinal ischemic syndrome

肠绒毛 intestinal villus

肠溶片 enteric- coated tablet

肠蠕动 enterokinesia ［ˌentərəukai'niːsiə］

肠蠕动音 peristaltic sound

肠伤寒 ileotyphus ［ˌiliəu'taifəs］; typhoid fever of intestine

肠上皮化生 intestinal metaplasia

310

肠上皮细胞 enterocyte ['entərəuˌsait]

肠上皮细胞消化 enterocyte digestion

肠上皮细胞转运 enterocyte transport

肠神经系统 enteric nervous system

肠嗜铬细胞 enterochromaffin cell

肠嗜铬样细胞 enterochromaffin-like cell

肠炭疽 intestinal anthrax

肠套叠 intussusception [ˌintʌsə'sepʃən]

肠外瘘 enterocutaneous fistula

肠外营养 parenteral alimentation;parenteral nutrition

肠胃反射 enterogastric reflex

肠胃型变形杆菌食物中毒 gastrointestinal proteus alimentary intoxication

肠胃炎 gastroenteritis [ˌgæstrəuˌentə'raitis]

肠吻合 intestinal anastomosis

肠紊乱 bowel disturbance

肠无力症 adynamic bowel

肠吸收不良综合征 celiac syndrome

肠吸收障碍 intestinal malabsorption

肠息肉 polyp ['pɔlip]

肠息肉病 intestinal polyposis;polyposis intestinalis

肠系膜 mesentery ['mesəntəri]

肠系膜动脉闭塞 mesenteric arterial occlusion

肠系膜动脉栓塞术 mesenteric artery embolization

肠系膜动脉粥样硬化 mesenteric atheroscle-rosis

肠系膜根 root of mesentery

肠系膜静脉血栓形成 mesenteric venous throm-bosis

肠系膜裂孔疝 mesenteric hiatal hernia

肠系膜淋巴结结核 atrophia mesenterica; pe-datrophia [piːdə'trɔfiə]

肠系膜上丛 plexus mesentericus superior

肠系膜上动脉 superior mesenteric artery; ar-teriae mesenterica superior

肠系膜上动脉综合征 superior mesenteric ar-tery syndrome

肠系膜上静脉 superior mesenteric vein; vena mesenterica superior

肠系膜下动脉 inferior mesenteric artery

肠系膜下静脉 inferior mesenteric vein

肠下垂 enteroptosis [entərɔp'təusis]

肠线 catgut ['kætgʌt]

肠腺 Lieberkuhn glands; crypt of Lieberkuhn; intestinal gland

肠腺瘤 enteric adenoma

肠型 intestinal pattern; intestinal type

肠型流感 intestinal influenza

肠型胃癌 intestinal type of stomach cancer

肠性腹泻 enteral diarrhea

肠旋转不良 malrotation of intestine

肠血管病 vascular disease of bowel

肠血管发育异常 angiodysplasia of bowel

肠血管异常 vascular abnormality of intestine

肠血吸虫病 intestinal schistosomiasis

肠炎 enteritis ［entə'raitis］

肠液 succus entericus；intestinal juice

肠抑胃素 enterogastrone ［ˌentərəu'gæstrəun］；
anthelone E

肠抑胃肽 gastric inhibitory polypeptide

肠易激综合征 irritable bowel syndrome(IBS)

肠原杆菌 enteric bacteria

肠源性氮质血症 enterogenic azotemia

肠源性发绀 enterogenous cyanosis

肠脂垂 epiploic appendices

超声波检查法 ultrasonography
［ˌʌltrəsə'nɔgrəfi］

超声内镜(检查) endoscopic ultrasonography
(EUS)

超声诊断 ultrasound diagnosis；diagnostic ul-
trasound；ultrasonography ［ˌʌltrəsə'nɔgrəfi］

晨起腹泻 morning diarrhea

成熟红细胞 mature erythrocyte

成纤维细胞 fibroblast ［'faibrəblæst］

成形便 formed stool

齿音的 dental ［'dentəl］

齿龈 gingiva ［dʒin'dʒaivə］

齿状线 dentate line

耻骨结节 pubic tubercle；tuberculum pubicum

耻骨联合 pubic symphysis

耻骨梳韧带 pectineal ligament

冲击触诊法 ballottement [bə'lɔtmənt]

充 血 congestion [kən'dʒestʃən]；congest [kən'dʒest]

充血性肝硬化 congestive cirrhosis

充血性脾大 congestive splenomegaly

充盈缺损 filling defect

出 血 hemorrhage ['hemərɪdʒ]；bleeding ['bliːdɪŋ]；haemorrhagia [,hemə'reɪdʒɪə]

出血倾向 hemorrhagic tendency

出血性黄疸 hemorrhagic jaundice；haemorrhagicus icterus

出血性疾病 hemorrhagic disease

出血性贫血 hemorrhagic anemia

出血性胃肠炎 gastroenteritis hemorrhagica

出血性胃炎 hemorrhagic gastritis

出血性休克 hemorrhagic shock

储备 stockpile ['stɔkpail]

穿刺 puncture ['pʌŋktʃə]

穿刺术 paracentesis [,pærəsen'tiːsis]

穿孔 perforation [,pəːfə'reiʃən]；perforate ['pəːfəreit]

穿孔的 perforated ['pəːfəritid]；perforative [,pəːfə'reitiv]

穿透性溃疡 penetrating ulcer；ulcus penetrans

传染 infect [in'fekt]

传染病 communicable disease;contagious disease;infectious disease

传染性肝炎 infectious hepatitis;epidemic hepatitis

传染性黄疸 infectious icterus

传染性溶血性贫血 infectious hemolytic anemia

创伤性休克 wound shock;traumatic shock

唇音 labial ['leibiəl];labial sound

磁共振胰胆管成像 magnetic resonance cholangiopancreatography(MRCP)

刺激物 inducement [in'dju:smənt];stimulant ['stimjulənt];irritation [ˌiri'teiʃən]

刺激性腹泻 irritative diarrhea

刺痛 stitch [stitʃ];twinge [twindʒ]

粗粮 roughage ['rʌfidʒ]

粗面内质网 rough surfaced endoplasmic reticulum

促肠动的 enterocinetic [ˌentərəusai'netik];enterokinetic [ˌenterəuk ai'netik]

促肠液激素 enterocrinin [ˌentə'rɔkrinin]

促胆囊收缩的 cholecystogogic [ˌkəuliˌsistəu'gɔdʒik]; cholecystokinetic [ˌkəuliˌsistəukai'netik]

促分泌剂 secretagogue [si'kri:təgɔg]

促进 promotion [prə'məuʃən]

315

促胃动素　motilin　[məu'tilin]

促胃液素　gastrin　['gæstrin]

C　促胰岛激素　insulinotropic hormone

促胰的　pancreatotrophic

促胰酶素　pancreozymin　[pæŋkriəu'zaimin]

促胰腺的　pancreotropic　[ˌpæŋkriəu'trɔpik]

促胰腺素　pancreatotropin

促胰液素　secretin　[si'kriːtin]

催吐　emetic　[i'metik]

催吐的　queasy　['kwiːzi]

催吐法　emetic therapy

催吐剂　emetic　[i'metik]

错配修复基因　mismatch repairing genes

D

大便 stool ［stuːl］

大便寄生虫卵检查 stool ova examination

大便困难 dyschesia ［disˈkiːsiə］

大便失禁 fecal incontinence；encopresis
［enkɔpˈriːsis］；scatacratia ［skætəˈkreitiə］

大肠 large intestine

大肠埃希菌 bacillus coli；colibacillus
［kəulibəˈsiləs］；Escherichia coli

大肠埃希菌毒素 colitoxin ［ˌkəuliˈtɔksin］

大肠埃希菌毒血症 colitoxicosis
［ˌkəuliˌtɔksiˈkəusis］

大肠埃希菌群 coliform bacterium

大肠埃希菌噬菌体 coliphage ［ˈkɔlifeidʒ］

大肠埃希菌素 colicin ［ˈkɔlisin］

大肠埃希菌素形成 colicinogeny
［kɔlisiˈnɔdʒini］

大肠埃希菌素原 colicinogen ［ˌkɔliˈsinədʒən］

大肠埃希菌血症 colibacillemia
［ˌkəulibæsiˈliːmiə］

大肠癌 colorectal carcinoma；colorectal cancer

大肠襞 folds of large intestine

大肠产气菌类 coli- aerogenes group

大肠梗阻 colonic obstruction；large bowel ob-
struction

大肠孤立淋巴滤泡 solitary lymphatic follicles

of large intestine;solitary glands of large intestine

大肠镜检查 total colonoscopy

大肠淋巴孤结 noduli lymphatici solitarii intestine crassi

大肠腺 glands of large intestine

大肠运动 large intestinal motility

大耳 macrotia ［mæˈkrəuʃiə］

大结节性肝硬化 macronodular cirrhosis

大块坏死 massive necrosis

大网膜 epiploon ［eˈpiplɔən］;omentum majus

代偿失调性肝硬化 decompensated cirrhosis

代谢性碱中毒 metabolic alkalosis

代谢性酸中毒 metabolic acidosis

袋状往返运动 haustral shuttling

单纯性鼻炎 simple rhinitis

单纯性肠梗阻 simple intestinal obstruction

单纯性结肠梗阻 simple colon obstruction

单纯性阑尾炎 simple appendicitis

单纯性小肠梗阻 simple small intestine obstruction

单耳的 monaural ［mɔˈnɔːrəl］; monotic ［mɔˈnɔtik］;uniaural ［ˈjuːniˈɔːrəl］

单耳复听 monaural diplacusis

单耳听觉 monaural hearing

胆道 biliary ［ˈbiliəri］

胆道闭锁 biliary atresia

胆道测压术 manometry of biliary tract

胆道出血 hemobilia [ˌhiːməuˈbiliə]

胆道错构瘤 biliary hamartoma

胆道感染 infection of biliary tract

胆道蛔虫病 biliary ascariasis

胆道畸形 anomalies of biliary system

胆道贾第虫病 giardiasis of biliary tract

胆道减压术 decompression of biliary tract

胆道姜片虫病 biliary fasciolopsiasis

胆道解痉药 biliary antispasmodic

胆道镜 choledochoscope [kəˈledəkəskəup]

胆道内支架植入术 stent place-ment in biliary tract

胆道气囊导管 fogarty biliary balloon catheter

胆道闪烁成像 biliary scintigraphy

胆道闪烁显像术 cholescintigraphy [kəuliˈsintigrəfi]

胆道胸膜支气管瘘 biliary pleural bronchus fistula

胆道异物 foreign body in biliary tract

胆道运动障碍 biliary dyskinesia

胆道张力过强 biliary hypertonia

胆道张力过弱 biliary hypotonia

胆道中华分枝睾吸虫病 biliary clonorchiasis

胆道肿瘤 tumors of biliary tract

胆的 biliary [ˈbiliəri]

胆管 bile duct;bile vessel;biliary tract

胆管癌 cholangiocarcinoma
[kəuˌlædʒiəuˌkɑːsiˈnəumə] ; carcinoma of bile duct;bile duct carcinoma

胆管闭锁 biliary atresia

胆管测压造影术 manometric cholangiography

胆管的 cholangitic [kəuləˈdʒitik] ; biliary [ˈbiliəri]

胆管肝炎 cholangiohepatitis
[kəuˌlændʒiəuˌhepəˈtaitis]

胆管结石 calculus of bile duct

胆管空肠吻合术 cholangiojejunostomy
[kəuˌlædʒiəudʒedʒuˈnɔstəmi]

胆管扩张 cholangiectasis [kəuˌlændʒiˈektəsis]

胆管良性肿瘤 benign tumor of bile duct

胆管瘤 cholangioma [kəuˌlændʒiˈəumə]

胆管囊腺瘤 bile duct cystadenoma

胆管内置管扩张术 biliary stent dilatation

胆管脓肿 bile duct abscess;cholangitic abscess

胆管憩室 diverticulum of bile duct

胆管切开术 cholangiotomy [ˌkɔlændʒiˈɔtəmi]

胆管闪烁图 cholescintigram [ˌkəulˈsintigræm]

胆管闪烁显像 cholescintigraphy
[ˌkəulˈsintigrəfi]

胆管胃吻合术 cholangiogastrostomy
[kəuˌlændʒiəugæsˈtrɔstəmi]

胆管腺瘤 cholangioadenoma
[kəuˌlændʒiəuˌædiˈnəumə]

胆管小肠造瘘术 fistuloenterostomy
[ˌfistjuləuˌentəˈrɔstəmi]

胆管炎 angiocholitis [ˌændʒiəukəˈlaitis]；
cholangitis [ˌkɔlænˈdʒaitis]；cholangeitis
[ˌkəulənˈdʒaitis]

胆管胰造影术 cholangiopancreatography
[kəuˌlædʒiəuˌpæŋkriəˈtɔɡrəfi]

胆管造口术 cholangiostomy
[ˌkɔlændʒiˈɔstəmi]

胆管造影术 cholangiography
[kəuˌlændʒiˈɔɡrəfi]

胆管支架 biliary tract prosthesis

胆管周围炎 pericholangitis
[ˌperiˌkəulænˈdʒaitis]

胆红素 bilirubin [ˌbiliˈruːbin]

胆红素单葡醛酯 bilirubin monoglucuronide

胆红素结晶 hematoidin crystals

胆红素脑病 bilirubin encephalopathy；kernicterus [kəˈniktərəs]

胆红素尿 bilirubinuria [ˌbiliruːbiˈnjuəriə]

胆红素血症 bilirubinemia [ˌbilirubi ˈniːmiə]

胆黄褐素 bilifulvin [ˌbiliˈfʌlvin]

胆黄素 choletelin [kəˈletəlin]；biliflavin
[ˌbiliˈfleivin]

胆绞痛 biliary colic；cholecystalgia
[ˌkɔlisisˈtældʒiə]

胆结石 gallstone [ˈɡɔːlstəun]

D

胆瘘 biliary fistula

胆绿素 biliverdin [ˌbiliˈvəːdin]; verdohemo-chrome [ˌvəːdəuˈhiːməkrəum]

胆绿素还原酶 biliverdin reductase

胆绿素原 verdohemochrome
[ˌvəːdəu ˈhiːməkrəum]

胆囊 cholecyst [ˈkɔlisist]; gallbladder
[ˈgɔːlˌblædə]; vesica fellea

胆囊癌 carcinoma of gallbladder

胆囊壁间憩室病 intramural diverticulosis of gall bladder

胆囊超声显像术 cholecystosonography
[ˈkɔlsistəuzʌnəgrəfi]

胆囊弛缓 cholecystatony [ˌkɔlisisˈtætəni]

胆囊穿孔 perforation of gallbladder

胆囊丛 cystic plexus

胆囊胆固醇沉积症 cholesterosis of gallblad-der

胆囊胆管炎 angiocholecystitis
[ˌændʒiəuˌkɔlisisˈtaitis]

胆囊胆汁 cystic bile

胆囊的 cystic [ˈsistik]; cholecystic
[ˈkəulˈsistik]

胆囊底 fundus of gallbladder

胆囊底折叠现象 folded fundus gallbladder

胆囊动脉 arteria cystica; cystic artery

胆囊管 cystic duct; duct of gallbladder; ductus

cysticus

胆囊管残留综合征 residue of cystic duct syndrome

胆囊管梗阻 obstruction of cystic duct

胆囊管畸形 anomalies of cystic duct

胆囊管结石 calculus of cystic duct

胆囊管螺旋襞 spiral fold of cystic duet

胆囊管综合征 cystic duct syndrome

胆囊坏疽 gangrene of gallbladder

胆囊回肠吻合术 cholecystoileostomy [ˌkɔliˌsistəuˌiliˈɔstəmi]

胆囊肌层 tunica muscularis vesicae biliaris

胆囊积脓 empyema of gallbladder

胆囊积气 pneumo-gallbladder

胆囊积水 hydrocholecystis [ˌhaidrəuˌkəuliˈsistis]; hydrops of gallbladder

胆囊积血 hemocholecyst [ˌhiːməuˈkɔlisist]

胆囊畸形 anomalies of gall bladder

胆囊浆膜层 tunica serosa vesicae biliaris; tunica serosa vesicae felleae

胆囊结肠瘘 cysticocolic fistula; cholecystocolonic fistula

胆囊结肠切开术 cholecystocolotomy [kɔliˌsistəukəˈlɔtəmi]

胆囊结石病 cholecystolithiasis [ˌkɔliˌsistəuliˈθaiəsis]

胆囊颈 neck of gallbladder; collum vesicae

D

biliaris

胆囊颈机械性运动障碍 mechanical dyskinesia of gall bladder neck

胆囊镜检查术 cholecystoscopy
[kɔlisisˈtɔskəpi]

胆囊空肠吻合术 cholecystojejunostomy
[ˌkɔliˌsistədʒiːdʒuˈnɔstəmi]

胆囊叩击痛 percussion tenderness of gallbladder

胆囊溃疡 ulcer of gallbladder

胆囊良性肿瘤 benign tumor of gall bladder

胆囊淋巴结 nodus lymphaticus cysticus；cystic lymph node

胆囊瘘 amphibolic fistula

胆囊囊腺瘤 cystadenoma of gall bladder

胆囊黏膜 mucous membrane of gallbladder；tunica mucosa vesicae biliaris

胆囊黏膜襞 plicae mucosae vesicae biliaris

胆囊扭转 torsion of gallbladder

胆囊切除术 cholecystectomy
[ˌkɔlisisˈtektəmi]

胆囊切除术后综合征 postcholecystectomy syndrome

胆囊切迹 notch of gallbladder

胆囊切开术 cholecystotomy [ˌkɔlisisˈtɔtəmi]

胆囊缺如 absence of gall bladder

胆囊三角 cystohepatic triangle

胆囊神经瘤病 neuromatosis of gallbladder

胆囊十二指肠瘘 cholecystoduodenal fistula

胆囊十二指肠韧带 cysticoduodenal ligament

胆囊十二指肠吻合术 cholecystoduodenostomy [ˌkɔliˌsis təuˌdjuːəudiˈnɔstəmi]

胆囊收缩素 cholecystokinin （CCK） [ˌkɔlisistəuˈkainin]

胆囊碎石术 cholecystolithotripsy [ˌkɔliˌsistəˌliθəˈtripsi]

胆囊体 corpus vesicae biliaris; body of gall-bladder

胆囊窝 fossa of gallbladder; fossa cystidis felleae

胆囊下垂 cholecystoptosis [ˌkɔliˌsistəˈtəusis]

胆囊腺癌 gall bladder adenocarcinoma

胆囊腺肌瘤 adenomyoma of gall bladder

胆囊腺肌增生病 adenomyomatous hyperplasia of gall bladder

胆囊腺瘤 adenoma of gall bladder

胆囊小肠吻合术 cholecystenterostomy [ˌkɔlisisˌtentəˈrɔstəmi]

胆囊炎 cholecystitis [ˌkɔlisisˈtaitis]

胆囊郁滞 stasis gallbladder

胆囊运动过强 hyperkinetic gallbladder

胆囊运动减低 hypokinetic gallbladder

胆囊造口术 cholecystostomy [ˌkɔlisisˈtɔstəmi]

D

胆囊造影术 cholecystography
　[ˌkɔlisis'tɔgrəfi]

胆囊张力过强 hypertonic gallbladder

胆囊张力及运动减低 hypotonic and hypoki-
　netic gallbladder

胆囊肿瘤 tumor of gallbladder

胆囊周围脓肿 pericholecystic abscess

胆囊周围炎 pericholecystitis
　[ˌperiˌkəulisis'taitis]

胆内瘘 internal biliary fistula

胆色素 bile pigment

胆色素管型 bile stained casts

胆色素核 bilinogen ['bailinədʒin]

胆色素结石 bile pigment stone；bile pigment
　calculus

胆色素原尿 porphobilinogenuria
　['pɔːfəubaiˌlinədʒə'njuəriə]

胆砂性血栓 biliary sand thrombus

胆石病 cholelithiasis [ˌkɔlili'θaiəsis]

胆石绞痛 gallstone colic；hepatic colic

胆石切除术 cholelithotomy [ˌkɔlili'θɔtəmi]

胆石性肠梗阻 gallstone ileus

胆素原 prophobilinogen

胆素原肠肝循环 entero-hepatic bilinogen cycle

胆酸 cholic acid

胆外瘘 external biliary fistula

胆小管 bile canaliculi；ductus biliferi

胆小管炎 cholangiolitis [kəu¸lændʒiəu'laitis]

胆血症 cholemia [kə'liːmiə]

胆盐 bile salt

胆盐肠肝循环 enterohepatic circulation of bile salt

胆盐依赖性胆液 bile salt-dependent flow

胆胰管汇合异常 choledochopancreatic junction anomaly

胆影葡胺 meglumine iodipamide

胆汁 bile [bail]; gall [gɔːl]; biliary ['biliəri]

胆汁反流性胃炎 bile reflux gastritis

胆汁黏稠综合征 biliary hyperviscosity syndrome

胆汁尿 choleuria [kɔli'juəriə]; choluria [kə'ljuːəriə]

胆汁浓缩综合征 inspissated bile syndrome

胆汁排泄 bile excretion

胆汁生成 cholopoiesis [¸kɔləupɔi'iːsis]; biligenetic [¸bilidʒi'netik]

胆汁酸 bile acid

胆汁性腹膜炎 biliary peritonitis; choleperitoneum [¸kəuli¸peritəu'niːəm]

胆汁性肝硬化 biliary cirrhosis

胆汁性瘙痒症 biliary pruritus

胆汁性胰腺炎 biliary pancreatitis

胆汁引流 biliary drainage

胆汁淤积的 cholestatic ［kɔuli'stætik］

胆汁淤积性黄疸 cholestatic jaundice

胆汁淤积性结石 bile stasis stone

胆脂瘤 cholesteatoma ［ˌkɔlestiə'təumə］

胆总管 choledochus；common bile duct

胆总管出血 choledochal hemorrhage

胆总管的 choledochal ［'kɔlidɔkəl］

胆总管对口吻合术 choledochocholedochosto-
  my ［kəˌledəkəuˌkɔlildə'kɔstəmi］

胆总管梗阻 obstruction of common bile duct

胆总管畸形 anomalies of common bile duct

胆总管结石 calculus of common bile duct；
  choledocholith ［kə'ledəkəˌliθ］

胆总管结石病 choledocholithiasis
  ［kəˌledɔkəuli'θaiəsis］

胆总管扩张 choledochectasia
  ［kəuldɔt'ʃekteiʒə］

胆总管囊肿 choledochocyst
  ［'kəuldɔtʃəsist］；choledochal cyst

胆总管囊肿切除术 choledochocystectomy
  ［kəuldɔtʃəsis'tektəmi］

胆总管切开术 choledochotomy
  ［ˌkɔledəu'kɔtəmi］

胆总管十二指肠吻合术 choledochoduodenos-
  tomy ［ˌkəˌledɔkəuˌdjuːəude'nɔstəmi］

胆总管探查术 exploration of common bile
  duct

胆总管狭窄 stenosis of common bile duct;
common bile duct stricture

胆总管炎 choledochitis ［kɔlidəu'kaitis］

胆总管造口术 choledochostomy
［ˌkɔledəu'kɔstəmi］

蛋白丢失性肠病 protein-losing enteropathy

等渗性脱水 isotonic dehydration

镫骨 stirrup ［'stiːrəp］;stapes ［'steipiːz］

镫骨的 stapedial ［stə'piːdiəl］

镫骨底 footplate ［'futpleit］;base of stapes

镫骨反射 stapedial reflex

镫骨后脚 posterior limb of stapes

镫骨前脚 anterior limb of stapes

镫骨切除术 stapedectomy ［ˌsteipi'dektəmi］

镫骨上的 suprastapedial ［ˌsjuːprəstə'piːdiəl］

镫骨吻合术 stirrup anastomosis

低渗性脱水 hypotonic dehydration

低位胃 bathygastria ［bæθai'gæstriə］

低位小肠梗阻 low small intestine obstruction

低渣饮食 minimal residue diet

低张十二指肠造影 hypotonic duodenography

滴鼻法 nasal drip

滴鼻剂 nose drops

滴耳剂 ear drops

迪瓦恩结肠造口术 Devine colostomy

地芬诺酯 diphenoxylate ［ˌdaifəː'nɔksileit］

地塞米松 dexamethasone ［ˌdeksə'meθəsəun］

329

D

第二肝门 secondary porta of liver

电鼻咽镜检查法 electric nasopharyngoscopy

电测听器 audiometer ［ˌɔːdiˈɔmitə］

电光鼻咽镜 nasopharyngoscope
［ˌneizəufəˈriŋgəskəup］

电视胸腔镜手术 video assisted thoracic operation

电子耳蜗 electrical cochlea

淀粉酶 amylase ［ˈæmileis］; diastase
［ˈdaiəsteis］; diastasum ［daiəˈstæsəm］; diastatic enzyme

耵聍 cerumen ［siˈruːmən］

耵聍溶解 ceruminolysis ［siˌruːmiˈnɔlisis］

耵聍溶解药 ceruminolytic ［siˌruːminəˈlitik］

耵聍栓塞 ceruminal impaction

耵聍腺瘤 ceruminoma ［siˌruːmiˈnəumə］;
ceruminous adenoma

耵聍腺肿瘤 ceruminal adenoma

丢失蛋白胃病 protein losing gastropathy

东方胆小管肝炎 oriental cholangiohepatitis

动力性肠梗阻 dynamic ileus

动力障碍型消化不良 dynamic disturbance
dyspepsia

动脉胆道瘘 arteriobiliary fistula

动态喉镜 strobolaryngoscope
［ˌstrəbəuləˌriŋgəˈskəup］

痘疮样胃炎 gastritis varioliformis

窦道 sinus tract

窦周间隙 perisinusoidal space

窦状隙 sinusoid ['sainəsɔid]

毒蕈碱样受体(M-受体) muscarinic receptor (M-receptor)

堵耳试验 Sullivan occlusion test

堵耳效应 occlusion effect

肚脐 bellybutton ['beli‚bʌtn]; omphalos ['ɔmfələs]

端式结肠造口术 terminal colostomy

短鼻 brachyrhinia [bræ'kairhinjə]

短肠 short gut

短肠综合征 short bowel syndrome

对比灌肠 contrast enema

对耳轮脚 crura of antihelix

对耳轮上脚 superior crura of antihelix

对耳轮下脚 inferior crura of antihelix

对耳屏 antitragus [‚ænti'treigəs]

对吻溃疡 kissing ulcers

多巴胺 dopamine ['dəupəmiːn]

多耳畸形 polyotia [‚pɔli'əuʃiə]

多发性溃疡 multiple ulcers

多发性胃息肉 multiple gastric polyps

多发性腺瘤 multiple adenoma

多潘立酮 domperidone [dɔm'peridəun]

多灶性胃炎 multifocal gastritis

E

鹅口疮 thrush ［θrʌʃ］

鹅口疮护理 nursing care of thrush

鹅口疮性溃疡 aphthous ulcer

鹅去氧胆酸 chenodeoxycholic acid（CDCA）

呃逆 singultation ［ˌsiŋgʌlˈteiʃən］；hiccough ［ˈhikʌp］

恶病质 cachexia ［kəˈkeksiə］

恶化 degeneration ［diˌdʒenəˈreiʃən］；exacerbate ［igˈzæsəbeit］

恶心 nausea ［ˈnɔːsjə］

恶心呕吐 nausea and vomiting

恶性白喉 diphtheria gravis；malignant diphtheria

恶性变 malignant change

恶性的 malignant ［məˈlignənt］；pernicious ［pəːˈniʃəs］

恶性高热 malignant hyperthermia

恶性黄疸 malignant jaundice

恶性口疮 malignant aphthae

恶性溃疡 malignant ulcer；cachelcoma

恶性淋巴瘤 malignant lymphoma

恶性呕吐 pernicious vomiting

恶性贫血 pernicious anemia

恶性新生物 malignant neoplasm

恶性循环 vicious cycle

恶性咽峡炎 malignant angina

恶性营养缺乏病 kwashiorkor disease

恶性肿瘤 malignancy [mə'lignənsi]

腭扁桃体 palatine tonsil;faucial tonsil

腭垂 uvula ['juːvjulə];staphyle ['stæfiliː];

腭的 palatal ['pælətəl]

腭帆 velum palatinum

腭弓过高者 cyrturanus [səːtju'rænəs]

腭裂 cleft palate

腭裂修复术 palatorrhaphy [ˌpælə'tɔrəfi]

腭麻痹 palatoplegia [ˌpælətəu'pliːdʒiə]

腭舌弓 palatoglossal arch

腭腺 palatine gland

腭悬雍垂成形术 uranostaphyloplasty

   [ˌjurənəu'stæfiləuˌplæsti]

腭咽闭合 velopharyngeal closure

腭咽闭合不全 velopharyngeal insufficiency

腭咽的 palatopharyngeal [ˌpælətəufærin'dʒiːəl];

腭咽弓 palatopharyngeal arch

腭炎 palatitis [ˌpælə'taitis]

腭正中囊肿 median palatal cyst

恩索前列醇 enprostol

恩替卡韦 entecavir

蒽环类抗生素 anthracycline antibiotics

儿茶酚胺 catecholamine（CA）

   [ˌkætikə'læmin]

儿茶酚氧位甲基转移酶 catechol- o- methyl

E

transferase

二次感染 superinfection [ˌsjuːpərinˈfekʃən]

二级预防 secondary prevention

二甲基硅油 dimethicone [daiˈmeθikəun]

二甲基聚硅氧烷 dimethylpolysiloxane

二氯醋酸二异丙胺 diisopropylamine dichloroacetate

二期小肠移植 two stage intestine transplantation

二期修复 secondary repair

二期愈合 secondary healing

F

发病 morbidity ['mɔː'bidəti]

发病的 morbid ['mɔːbid]; pathogenic
[pæθə'dʒenik]; pathogenetic
[pæθədʒi'netik]; nosogenic
[nɔsəu'dʒenik]; nosopoietic
[nɔsəupɔi'etik]

发病机制 pathogenesis [pæθə'dʒenisis];
nosogenesis [nɔsəu'dʒenisis]

发病机制的 pathogenetic [pæθədʒi'netik]

发病率 incidence rate; morbidity
[mɔː'bidəti]

发病前的 premorbid [pri'mɔːbid]

发病原理 etiopathogenesis
[itiəupæθə'dʒenisis]

发病原因 nosogenesis [nɔsəu'dʒenisis]

发汗 sweating ['swetiŋ]

发酵 ferment [fəː'ment]

发酵性腹泻 fermental diarrhea; fermented diarrhea

发酵性消化不良 fermentative dyspepsia

发热 pyrexia [paiə'reksiə]; fever ['fiːvə]

发热的 febrile ['fiːbrail]; febrific
[fi'brifik]; febrifacient [febri'feiʃənt];
thermogenic [θəːməu'dʒenik]

法莫替丁 famotidine [fæ'məutidiːn]

F

法特壶腹 ampulla of Vater; Vater' ampulla; hepatopancreatic ampulla

法特乳头 papilla of Vater; Vater's papilla

法特小体 Vater's corpuscle

番泻叶 senna leaf

繁殖 breed [briːd]; reproduce [ˌriːprə'djuːs]; propagate ['prɔpəgeit]; proliferate [prə'lifəreit]

反甲 koilonychia [ˌkɔiləu'nikiə]; spoon nail

反馈 feedback ['fiːdˌbæk]

反流 reflux ['riːflʌks]; regurgitation [riːˌgəːdʒi'teiʃən]

反流的 regurgitant [riː'gəːdʒitənt]

反流性食管炎 reflux esophagitis (RE); regurgitant esophagitis

反射 reflex [ri'fleks]

反射弧 reflex arc

反射性幽门痉挛 reflex pylorospasm

反跳痛 rebound tenderness

反胃 regurgitation [riːˌgəːdʒi'teiʃən]; anabole [ə'næbəli]

方叶 quadrate lobe

防癌的 anticarcinogenic [ˌæntikɑːˌsinə'dʒenik]

防御 defend [di'fend]

防御因素 defensive factor

放射 radiation [ˌreidi'eiʃən]

放射痛 radiating pain

放射性食管炎 radiation esophagitis

放射性胃炎 radiation gastritis

放射治疗 radiotherapy [ˌreidiəuˈθerəpi]

放线菌性阑尾炎 actinomycotic appendicitis

非必需氨基酸 nonessential amino acid

非处方药 over the counter (OTC)

非胆盐依赖性胆液 bile salt-independent flow

非肝源性黄疸 anhepatic jaundice

非霍奇金淋巴瘤 Non-Hodgkin lymphoma

非结合胆红素 unconjugated bilirubin (UCB)

非结合性高胆红素血症 unconjugated hyper-bilirubinemia

非酒精性脂肪肝 nonalcoholic fatty liver

非酒精性脂肪性肝病 nonalcoholic fatty liver disease (NAFLD)

非酒精性脂肪性肝炎 nonalcoholic steatohep-atitis (NASH)

非酒精性脂肪性肝硬化 nonalcoholic fatty cirrhosis

非糜烂性反流病 nonerosive reflux disease (NERD)

非溶血性热性输血反应 non-haemolytic fe-brile transfusion reaction (NHFTR)

非特异性消化不良 nonspecific dyspepsia

非压凹性水肿 non-pitting edema

非甾体类抗炎药 nons teroidal anti-inflamma-tory drugs (NSAIDs)

F

非战栗产热 non- shivering thermogenesis

非致癌的 nononcogenic [ˌnɔnɔŋkəu'dʒenik]

肥大 hypertrophy [hai'pəːtrəfi]

肥大的 hypertrophic [ˌhaipə'trɔfik]

肥大细胞 mastocyte ['mæstəsait]; labrocyte ['læbrəsait]; mast cell

肥大性肝硬化 Todd's cirrhosis; Charcot liver cirrhosis

肥厚 pachynsis [pə'kinsis]; pachismus [pə'kizməs]; hypertrophy [hai'pəːtrəfi]

肥厚的 pachyntic [pæ'kintik]; hypertrophic [ˌhaipəː'trɔfik]

肥厚性腹膜炎 pachyperitonitis [ˌpækiˌperitəu'naitis]

肥厚性胃炎 hypertrophic gastritis

肥厚性幽门狭窄 hypertrophic pyloric stenosis

肥胖 obesity [əu'biːsiti]; corpulency ['kɔːpjulənsi]; adiposity [ˌædi'pɔsiti]

肥胖的 liparous ['lipərəs]; polysarcous [ˌpɔli'saːkəs]; obese [əu'biːs]; fat [fæt]

肺结核 pulmonary tuberculosis

废质性的 spodogenous [spə'dɔdʒinəs]

废质性脾大 spodogenous splenomegaly

废质性脾炎 spodogenous splenitis

分隔型结节 septatus nodule; separate type nodule

分化 differentiate [ˌdifə'renʃieit]; differentiation [ˌdifərenʃi'eiʃən]

分节运动 segmentation movement

分解 decomposition [ˌdiːkɔmpəˈziʃən]; decompose [ˌdiːkəmˈpəuz]

分解代谢 catabolism [kəˈtæbəlizəm]

分离胰腺 pancreas divisum

分裂 split [split]; fission [ˈfiʃən]; disintegration [disˌintiˈgreiʃən]

分流术 shunt [ʃʌnt]

分泌 secrete [siˈkriːt]; excrete [ekˈskriːt]

分泌不足 hyposecretion [ˌhaipəusiˈkriːʃən]

分泌的 secretory [siˈkriːtəri]

分泌管 secretory duct

分泌过多 hypersecretion [ˌhaipəsiˈkriːʃən]; supersecretion [ˌsjuːpəsiˈkriːʃən]

分泌停止 apolepsis [ˌæpəˈlepsis]

分泌紊乱 parasecretion [ˌpærəsiˈkriːʃən]

分泌物 secreta [siˈkriːtə]; secretion [siˈkriːʃən]

分泌小管 secretory canaliculus

分泌性腹泻 secretory diarrhea

分泌作用 secretion [siˈkriːʃən]

分配 distribute [disˈtribjut]

分胃术 gastric partitioning

分型 grouping [ˈgruːpiŋ]; typing [ˈtaipiŋ]

分叶肝 degraded liver; hepar lobatum

分子模拟 molecular mimicry

分子吸附再循环系统 molecular adsorbent recirculating system（MARS）

芬尼手术 Finney's operation

芬尼幽门成形术 Finney's pyloroplasty

酚酞 phenolphthalein ［ˌfiːnɔlˈθæliːn］

粪便 feces ［ˈfiːsiːz］; stool ［stuːl］; diachorema ［daiəkəˈriːmə］

粪便的 fecal ［ˈfiːkəl］

粪便渗透压差 stool osmoticgap

粪便性溃疡 stercoral ulcer

粪便性呕吐 stercoraceous vomiting

粪便阻塞 fecal impaction

粪卟啉 coproporphyrin ［ˌkɔprəˈpɔːfirin］

粪卟啉尿 coproporphyrinuria
［ˌkɔprəˌpɔːfiriˈnjuəriə］

粪卟啉原 coproporphyrinogen
［ˌkɔprəˌpɔːfiˈrinədʒən］

粪卟啉症 coproporphyria ［ˌkɔprəpɔːˈfiriə］

粪胆素 stercobilin ［ˌstəːkəuˈbailin］

粪胆素原 stercobilinogen
［ˌstəːkəubaiˈlinədʒən］

粪瘘 stercoral fistula; fecal fistula

粪尿 fecaluria ［fikəˈljuəriə］

粪尿症 enteruria ［ˌentəˈrjuəriə］

粪脓肿 fecal abscess

粪石 alvine concretion; stercolith
［ˈstəːkəliθ］; fecalith ［ˈfiːkəliθ］

粪石性阑尾炎 stercoral appendicitis

粪性溃疡 fecal ulcer；stercoral ulcer

粪血症 scatemia ［skə'ti:miə］

粪中胆汁 bilifecia

粪中寄生的 coprozoic ［ˌkɔprə'zəuik］

风湿病 rheumatism ［'ru:mətizəm］；rheumatosis ［ˌru:mə'təusis］

风湿性的 rheumatic ［ru:'mætik］；rheumatismal ［ˌru:mə'tizməl］

风湿性咽峡炎 angina rheumatica；rheumatic angina

蜂窝胃 reticulum ［ri'tikjuləm］

蜂窝织胃炎 reticulitis ［riˌtikju'laitis］

蜂窝织炎 phlegmon ［'flegmən］；cellulitis ［ˌselju'laitis］

蜂窝织炎性的 phlegmonous ［'flegmənəs］

蜂窝织炎性脓肿 phlegmonous abscess

蜂窝织炎性胃炎 phlegmonous gastritis

蜂窝织炎性咽炎 phlegmonous pharyngitis

缝合（术） suture ［'sju:tʃə］

缝线脓肿 stitch abscess

呋喃唑酮 furazolidone ［ˌfjuərə'zɔlidəun］

弗纳—莫里森综合征 Verner-Morrison syndrome

氟马西尼 flumazenil ［flu:'meizənil］

氟尿嘧啶 fluorouracil ［ˌfluərəu'juərəsil］

氟烷性肝炎 halothane hepatitis

辐射热 thermal radiation

341

辅酶 coenzyme ［kəu'enzaim］

辅脂酶 colipase ［kəu'laipeis］

辅助的 adjuvant ［'ædʒuvənt］

腐败 putrescence ［pjuː'tresns］; decompose ［diːkəm'pəuz］

腐败性腹泻 putrefactive diarrhea

腐蚀 erode ［i'rəud］; erosion ［i'rəuʒn］; decay ［di'kei］; diabrosis ［ˌdaiə'brəusis］

腐蚀的 escharotic ［ˌeskə'rɔtik］; praerose ［priː'rəuz］; erosive ［i'rəusiv］; diabrotic ［ˌdaiə'brɔtik］; corrosive ［kə'rəusiv］

腐蚀性溃疡 corrosive ulcer

腐蚀性胃炎 corrosive gastritis

腐蚀作用 corrosion ［kə'rəuʒən］

附属的 accessory ［æk'sesəri］

附着 adhesion ［əd'hiːʒən］

复发 recurrence ［ri'kʌrəns］; relapse ［ri'læps］

复发的 recrudescent ［ˌriːkruː'desənt］; recurrent ［ri'kʌrənt］; relapsing ［ri'læpsiŋ］

复发性肝内胆汁淤积 recurrent intrahepatic cholestasis

复发性溃疡 recurrent ulcer

复发性阑尾炎 recurrent appendicitis; relapsing appendicitis

复方铝酸铋 bisuc

复方樟脑酊 tincture camphor composite

复合溃疡 complex ulcer

复苏 resuscitation [ri,sʌsi'teiʃən]

复苏后治疗 post resuscitation treatment

复制 duplication [ˌdjuːpli'keiʃən]

副痢疾 paradysentery [ˌpærə'disəntri]

副痢疾志贺菌 shigella paradysenteriae；para-
dysentery bacillus

副脾 lien accessorius；lienculus
[lai'enkjuləs]；accessory spleen

副腮腺 accessory parotid gland；glandula pa-
rotidea accessoria

副伤寒 paratyphoid [ˌpærə'taifɔid]；paraty-
phoid fever

副伤寒肠炎沙门菌群 paratyphoid- enteritidis
group

副伤寒沙门菌 Salmonella paratyphi

副胰管 accessory pancreatic duct；ductus pan-
creaticus accessorius；santorini duct

副胰腺 accessory pancreas；pancreas accesso-
rium

腹白线 longitudinal of abdomen；abdominal ra-
phe

腹背侧的 ventrodorsal [ˌventrəu'dɔːsəl]

腹壁 abdominal wall

腹壁部分切除术 laparectomy [ˌlæpə'rektəmi]

腹壁低横位切口 low transverse abdominal in-
cision

F

F

腹壁反射 abdominal reflex

腹壁缝合术 laparorrhaphy [læpə'rɔrəfi]; celiorrhaphy [ˌsiːli'ɔːrəfi]

腹壁间层疝 interstitial hernia

腹壁淋巴结 parietal abdominal lymph nodes; nodi lymphatici abdominis parietales

腹壁膀胱陷凹 abdominovesical pouch

腹壁浅动脉 arteriae epigastrica superficialis; superficial epigastric artery

腹壁浅静脉 superficial epigastric vein

腹壁切开 celiotomy incision

腹壁切口 incision of abdominal wall

腹壁全裂 hologastroschisis [ˌhɔləugæs'trɔskisis]

腹壁柔韧 pliable and tough consistency of abdomen

腹壁柔韧感 pliable and tough sensation of abdominal wall

腹壁上动脉 arteria epigastrica superior; superior epigastric artery

腹壁上静脉 superior epigastric veins; venae epigastricae superiores

腹壁下动脉 arteria epigastrica inferior; inferior epigastric artery

腹壁下静脉 inferior epigastric vein; vena epigastrica inferior

腹病面容 facies abdominalis

344

腹部 abdomen ['æbdəmən]；belly ['beli]

腹部凹陷 abdominal retraction

腹部包块 abdominal mass

腹部搏动 pulsus abdominalis

腹部冲击触诊法 abdominal ballottement

腹部触诊 abdominal touch

腹部穿刺术 celiocentesis [ˌsiːliəusenˈtiːsis]

腹部的 abdominal [æbˈdɔminəl]

腹股沟 inguen ['iŋgwen]

腹股沟腹膜前疝 inguinoproperitoneal hernia

腹股沟股疝 inguinocrural hernia

腹股沟管 inguinal canal

腹股沟管皮下环（浅环） superficial inguinal ring

腹股沟镰 inguinal falx；tendo conjunctivus

腹股沟内环 internal inguinal ring

腹股沟韧带 inguinal ligament

腹股沟三角 inguinal triangle

腹横肌 musculus transversus abdominis；transverse muscle of abdomen

腹横筋膜 transverse fascia；fascia transversalis

腹肌间疝 intermuscular hernia

腹绞痛 abdominal angina

腹裂 celoschisis [siˈlɔskisis]；gastroschisis [gæsˈtrɔskisis]

腹瘘 abdominal fistula

腹鸣 borborygmus [ˌbɔːbəˈrigməs]

腹膜 peritoneum ［ˌperitəuˈniəm］; membrane abdominis; abdominal membrane

腹膜被覆术 peritonization ［ˌperitəunaiˈzeiʃən］; peritoneal autoplasty

腹膜壁层 external lamina of peritoneum; abdominal peritoneum; parietal peritoneum

腹膜病 peritoneopathy ［ˌperitəuniˈɔpəθi］

腹膜成形术 peritoneoplasty
［ˌperiˈtəuniəˌplæsti］;

腹膜刺激征 peritoneal irritation sign

腹膜的 peritoneal ［ˌperitəuˈniːəl］

腹膜后的 retroperitoneal ［ˌretrəuˌperitəuˈniːəl］

腹膜后间隙 retroperitoneal space; spatium retroperitoneale

腹膜后脓肿 retroperitoneal abscess

腹膜后气肿 pneumoretroperitoneum
［ˌnjuːməuˌretrəuˌperitəuˈniːəm］

腹膜后器官 organum retroperitoneale

腹膜后疝 retroperitoneal hernia

腹膜后肿瘤 retroperitoneal tumor

腹膜浆膜层 tunica serosa peritonei

腹膜结核 tuberculosis of peritoneum; peritoneal tuberculosis

腹膜内的 intraperitoneal ［ˌintrəˌperitəˈniːəl］

腹膜内妊娠 intraperitoneal pregnancy; abdominal pregnancy

腹膜内疝 intraperitoneal hernia

腹膜脓肿 peritoneal abscess

腹膜腔 peritoneal cavity

腹膜腔灌洗法 peritoneal lavage

腹膜腔内化疗 intraperitoneal chemotherapy

腹膜腔内输血 intraperitoneal transfusion

腹膜腔输液术 peritoneoclysis

　　[ˌperiˌtəuniəu'klaisis]

腹膜透析 peritoneal dialysis

腹膜外的 properitoneal [ˌprəuperitəu'niːəl];

　　extraperitoneal [ˌekstrəˌperitəu'niːəl]

腹膜外器官 retroperitoneal organ

腹膜下的 subabdominal [ˌsʌbæb'dɔminəl];

　　subperitoneal [ˌsʌbperitəu'niːəl]

腹膜下阑尾炎 subperitoneal appendicitis

腹膜炎 peritonitis [ˌperitə'naitis]

腹内的 intra-abdominal [intrəæb'dɔminəl]

腹内环(腹股沟管腹环) internal abdominal ring

腹内斜肌 obliquus internus abdominis

腹内压 intra abdominal pressure

腹膨隆 abdominal bulge;abdominal distention

腹腔穿刺术 abdominocentesis

　　[æbˌdɔminəsen'tiːsis]

腹腔的 coeliac ['siːliæk];celiac ['siːliæk]

腹腔干 truncus coeliacus;celiac trunk

腹腔积脓 pyocelia [ˌpaiəu'siːliə];pyoperito-

　　neum [ˌpaiəuˌperitəu'niːəm]

腹腔积血 hematocelia [ˌhemətəuˈsiːliə]; hematoperitoneum [ˌhemətəuˌperitəuˈniːəm]

腹腔积液 seroperitoneum [ˌsiərəuˌperitəuˈniːəm]

腹腔间隔室综合征 abdominal compartment syndrome

腹腔镜 laparoscope [ˈlæpərəskəup]; peritoneoscope [ˌperiˈtəuniəˌskəup]; celioscope [ˈsiːliəskəup]

腹腔镜超声检查 laparoscopic ultrasonography

腹腔镜胆囊切除术 laparoscopic cholecystectomy

腹腔镜辅助下操作 laparoscopic-assisted procedure

腹腔镜辅助下乙状结肠切除术 laparoscopic-assisted sigmoidectomy

腹腔镜辅助下右半结肠切除术 laparoscopic-assisted right hemicolectomy

腹腔镜辅助下直肠前切除术 laparoscopic-assisted anterior resection of rectum

腹腔镜辅助下左半结肠切除术 laparoscopic-assisted left hemicolectomy

腹腔镜检法 laparoscopy [ˌlæpəˈrɔskəpi]

腹腔切开术 peritoneotomy [ˌperiˌtəuniˈɔtəmi]

腹疝 abdominal hernia

腹上角 epigastric angle

腹式呼吸 abdominal respiration; abdominal

breathing

腹式剖腹术 ventral celiotomy

腹水 ascites [ə'saiti:z]; hydroperitoneum [ˌhaidrəuˌperitəu'ni:əm]

腹水的 ascitic [ə'sitik]

腹痛 bellyache ['belieik]; abdominal pain

腹外斜肌 obliquus externus abdominis

腹危象 celiac crisis

腹卧位 ventral decubitus

腹泻 diarrhea [ˌdaiə'riə]; enterorrhea [ˌentərəu'ri:ə]

腹泻便秘交替 alternating diarrhea and constipation

腹泻为主型 diarrhea-predominant pattern

腹脏痛 splanchnodynia [ˌsplæŋknəu'diniə]

腹胀 abdominal distension

腹正中裂 ventral median fissure; fissura mediana ventralis

腹正中切口 median abdominal incision

腹直肌 musculus rectus abdominis

腹直肌旁切口 lateral rectus incision; pararectus incision

腹中线 ventrimeson [ven'trimisən]

腹中线的 ventrimesal [ˌventri'mi:səl]

腹主动脉 abdominal aorta; aorta abdominalis

腹主动脉搏动 epigastric pulse; abdominal pulse

腹主动脉瘤

腹主动脉瘤 abdominal aneurysm
覆盖上皮 covering epithelium
脏腹膜 intestinal peritoneum; visceral peritoneum

G

改进 modification [ˌmɔdifiˈkeiʃən]

改良培根直肠拉出切除术 modified Bacon operation

钙拮抗剂 calcium antagonists;calcium blockers

钙结合蛋白 calbindin [kælˈbaindin]

钙黏蛋白 cadherin [kædˈhiərin]

概率 probability [ˌprɔbəˈbiliti]

甘氨胆酸 glycocholic acid

甘氨鹅去氧胆酸 glycochenodeoxycholic acid

甘露醇 mannite [ˈmænait];mannitol [ˈmænɔl]

甘油 glycerin [ˈglisərin];glycerol [ˈglisərəul]

甘油酸 glyceric acid

肝 liver [ˈlivə];hepar [ˈhiːpɑː]

肝阿米巴病 hepatic amebiasis

肝癌 hepatocarcinoma [ˌhepətəuˌkɑːsiˈnəumə]

肝斑 chloasma hepaticum

肝板 hepatic plate

肝被膜(格利森被膜) Glisson capsule

肝被膜下出血 subcapsular hemorrhage of liver

肝病 hepatopathy [ˌhepəˈtɔpəθi]

肝病面容 hepatic face;facies hepatica

肝病性间歇热 Charcot fever

肝病性口臭 fetor hepaticus

肝病性肾病 hepatic nephropathy

肝病性水肿 hepatic dropsy；hepatic edema

肝搏动 hepatic pulse

肝肠循环 hepatoenteral circulation

肝臭 fetor hepaticus；hepatic odor；fetor hepaticus

肝穿刺活检 liver biopsy；hepatomanometry

肝错构瘤 hamartoma of liver

肝胆管癌 hepatobiliary cancer

肝胆管的 hepatobiliary ［ˌhepətəu'biljəri］

肝胆管良性狭窄 benign hepatic duct stricture

肝胆汁 hepatic bile

肝淀粉样变性 amyloidosis of liver

肝动脉栓塞 hepatic artery embolism

肝豆状核变性 hepatolenticular degeneration；
Wilson's disease

肝窦梗阻综合征 sinusoidal obstructive syndrome

肝窦状间隙 hepatic sinusoid

肝窦状隙 hepatic sinusoid；liver sinusoid

肝毒的 hepatotoxic ［ˌhepətəu'tɔksik］

肝毒素 hepatotoxin ［ˌhepətəu'tɔksin］

肝肺综合征 hepatopulmonary syndrome

肝梗死 infarction of liver

肝功能 liver function

肝功能不全 hepatic insufficiency；hepatic in-
adequacy

肝功能试验 liver function test

肝功能衰竭 hepatic failure；liver function failure

肝固定术 hepatopexy ［'hepətə,peksi］；hepatopexia ［'hepətə,peksiə］

肝固有动脉 arteria hepatica propria ；proper hepatic artery

肝管 ductus hepaticus

肝管畸形 anomalies of hepatic duct

肝管造口术 hepaticostomy ［hi,pæti'kɔstəmi］

肝海绵状血管瘤 cavernous hemangioma of liver

肝后的 posthepatic ［,pəusthi'pætik］

肝后性黄疸 posthepatic jaundice

肝坏死 hepatonecrosis ［,hepətəune'krəusis］

肝蛔虫症 hepatic ascariasis

肝畸胎瘤 teratoma of liver

肝棘球蚴病 hepatic echinococcosis

肝检查 hepatoscopy ［,hepə'tɔskəpi］

肝结核 tuberculosis of liver

肝颈静脉反流征 hepatojugular reflux

肝静脉 hepatic vein

肝静脉闭塞病 hepatic veno-occlusive disease（HVOD）

肝静脉梗阻 hepatic venous obstruction

肝静脉梗阻综合征 Budd-Chiari syndrome；hepatic vein obstruction syndrom

肝静脉楔压 wedged hepatic vein pressure；

G

wedged hepatic venous pressure（WHVP）

肝静脉压力梯度 hepatic venous pressure gradient（HVPG）

肝局部结节增生 focal nodular hyperplasia of liver

肝良性肿瘤 benign tumor of liver

肝淋巴结 hepatic lymph nodes

肝磷酸化酶 liver phosphorylase

肝磷酸化酶激酶 hepatic phosphorylase kinase

肝磷酸化酶缺陷症 hepatic phosphorylase deficiency

肝慢性阻性充血 chronic passive congestion of liver

肝毛细线虫病 capillariasis hepatica

肝梅毒 hepatic syphilis；syphilis of liver

肝酶升高 hepatic enzymes increased

肝门 porta ['pɔːtə]；porta hepatis；hepatic hilum

肝门肠吻合术 porto-enteral anastomosis；portoenterostomy

肝门静脉 hepatic portal vein

肝母细胞瘤 hepatoblastoma [ˌhepətəublæs'təumə]

肝囊肿 cyst of liver；hepatic cyst

肝脑综合征 hepatocerebral syndrome

肝内创伤 intrahepatic trauma

肝内胆管闭锁 intrahepatic biliary atresia

肝内胆管结石 calculus of intrahepatic duct；hepatolith ['hepətəliθ]

肝内胆管结石病 hepatolithiasis
　[ˌhepətəuliˈθaiəsis]

肝内胆管扩张症 Caroli disease

肝内胆管囊性扩张 intrahepatic bile ducts

肝内胆管阻塞 intrahepatic bile duct obstruction

肝内胆囊 intrahepatic gallbladder

肝内胆汁淤积 intrahepatic cholestasis

肝内胆汁淤积性黄疸 intrahepatic cholestatic
　jaundice

肝脓肿 hepatapostema; liver abscess; purohep-
　atitis [ˌpjuərəuˌhepəˈtaitis]

肝脾大 hepatosplenomegaly
　[ˌhepətəuˌspliːnəuˈmegəli]

肝破裂 hepatorrhexis [ˌhepətəuˈreksis]; he-
　patic rupture; rupture of liver

肝憩室 hepatic diverticulum

肝前的 prehepatic [ˌpriːhiˈpætik]

肝前性黄疸 prehepatic jaundice

肝切除术 hepatectomy [ˌhepəˈtektəmi]

肝区 hepatic region

肝区腹膜摩擦感 peritoneal friction on liver

肝韧带 hepatic ligaments; ligaments of liver

肝肉瘤 liver sarcoma; sarcoma of liver

肝肾联合移植 combined liver and kidney
　transplantation

肝肾隐窝 hepatorenal recess

肝肾综合征 hepatorenal syndrome (HRS)

G

肝十二指肠韧带 hepatoduodenal ligament; duodenohepatic ligament; ligamenta hepatoduodenale

肝树胶样肿 gumma of liver

肝衰竭 liver failure

肝素 heparin [ˈhepərin]

肝损害 hepatic lesion

肝糖 glycogen [ˈglikəudʒen]

肝糖原贮积病 hepatic glycogen storage disease

肝铁质沉着病 hepatosiderosis; hepatic siderosis; iron liver

肝外胆道闭锁 atresia of extrahepatic bile duct

肝外胆管癌 extrahepatic bile duct carcinoma; cancer of extrahepatic biliary duct; extrahepatic cholangioma

肝外胆管阻塞 extrahepatic biliary obstruction

肝外的 extrahepatic [ˌekstrəhiˈpætik]

肝外梗阻性胆汁性肝硬化 extrahepatic obstructive biliary cirrhosis

肝外阻塞性黄疸 extrahepatic obstructive jaundice

肝微粒体 liver microsomes

肝微循环单位 microcirculatory hepatic unit

肝胃韧带 hepatogastric ligament; gastrohepatic ligament; ligamentum hepatogastricum

肝吸虫病 liver fluke disease; hepatic distomiasis

肝细胞 hepatocyte [ˈhepətəsait]; liver cell

肝细胞癌 hepatocellular carcinoma

肝细胞的 hepatocellular [ˌhepətəu'seljulə]

肝细胞瘤 hepatoma [ˌhepə'təumə]

肝细胞生长因子 hepatocyte growth factor (HGF)

肝细胞腺瘤 liver cell adenoma

肝细胞性肝癌 hepatocellular liver cancer

肝细胞性黄疸 hepatocellular jaundice; hepatic cell icterus

肝下垂 hepatoptosis [ˌhepətəu'təusis]; hepaptosia [ˌhepə'təusiə]

肝下阑尾 subhepatic appendix

肝下盲肠 subhepatic cecum

肝下隐窝 subhepatic recesses

肝纤维化 hepatic fibrosis

肝纤维囊性肿瘤 mucoviscidosis of the liver

肝显像 liver imaging

肝腺瘤 hepatic adenoma

肝腺泡 liver acinus; hepatic acinus

肝小叶 hepatic lobules; lobules of liver

肝星状细胞 hepatic stellate cell (HSC)

肝性卟啉病 Waldenstrom I type syndrome

肝性骨营养障碍 hepatic osteodystrophy

肝性黄疸 hepatic jaundice

肝性昏迷 hepatic coma

肝性昏迷前期 hepatic precoma

肝性脊髓病 hepatic myelopathy

G

肝性脑病 hepatic encephalopathy（HE）

肝性肾小管性酸中毒 hepatic renal tubular acidosis

肝性肾小球硬化 hepatic glomerulosclerosis

肝性肾小球硬化症 glomerulosclerosis in liver disease

肝性心肌病 hepatomyocardosis

肝性胸水 hepatic hydrothorax

肝血池显像 hepatic blood pool imaging

肝血管瘤 hepatic haemangioma；hemangiomas of liver

肝血管内皮瘤 hemangioendothelioma of liver

肝血管内皮细胞肉瘤 hemangioendothelial sarcoma of liver

肝血管肉瘤 hepatic angiosarcoma

肝血吸虫病 hepatic schistosomiasis

肝血液循环 hepatic circulation

肝炎 hepatitis ［ˌhepə'taitis］

肝炎病毒 hepatitis virus

肝炎后肝硬化 posthepatitic cirrhosis

肝炎后高胆红素血症 posthepatitic hyperbilirubinemia

肝炎后综合征 posthepatitic syndrome

肝炎相关抗原 hepatitis associated antigen

肝炎性紫癜 peliosis hepatitis

肝样变 hepatize ［'hepətaiz］

肝叶 hepatic lobes；lobes of liver

肝叶切除术 hepatolobectomy

肝叶萎缩 atrophy of liver lobe

肝胰襞 hepatopancreatic fold

肝胰管壶腹括约肌 sphincter of hepatopancreatic ampulla

肝胰壶腹 hepatopancreatic ampulla

肝移植 liver transplantation

肝硬化 liver cirrhosis;hepatic cirrhosis

肝硬化腹水形成 cirrhosis ascites

肝硬化合并腹壁静脉开放血管杂音综合征（克吕韦耶—鲍姆加滕综合征）Cruveilhier- Baumgarten syndrome

肝右管 right hepatic duct; ductus hepaticus dexter

肝右静脉 right hepatic veins;venae hepaticae dextrae

肝右叶 right lobe of liver;lobus hepatis dexter

肝圆韧带 ligamentum teres hepatis

肝圆韧带裂 fissure for ligamentum teres hepatis

肝圆韧带切迹 notch for ligamentum teres hepatis;notch of ligamentum teres

肝源性的 hepatogenic ［ˌhepətəuˈdʒenik］

肝再生刺激物 hepatic stimulator substance

肝脏 liver ［ˈlivə］;hepar ［ˈhiːpɑː］

肝脏病学 hepatology ［ˌhepəˈtɔlədʒi］

肝脏触诊 hepatic palpation;palpation of liver

肝脏的 hepatic ［hiˈpætik］

肝脏毒物 hepatotoxicant

肝脏恶性肿瘤 malignant tumor of liver

肝脏叩诊 hepatic percussion

肝脏硬化症的 cirrhotic [si'rɔtik]

肝造血期 hepatic hematopoiesis

肝掌 liver palm

肝震颤 liver thrill; hepatic thrill

肝支 hepatic branches

肝中静脉 venae hepaticae intermediae

肝中央静脉 central veins of liver; venae centrales hepatis

肝肿块 hepatoncus [hepə'tɔnkəs]

肝肿瘤 tumor of liver; liver neoplasms

肝转移 liver metastases; hepatic metastases

肝转移瘤 metastatic tumor of liver

肝总动脉 common hepatic artery

肝总管 common hepatic duct

肝左管 left hepatic duct; ductus hepaticus sinister

肝左静脉 left hepatic vein

肝左叶 left lobe of liver

感觉 sensation [sen'seiʃən]; feeling ['fiːliŋ]

感觉迟钝 dysesthesia [ˌdises'θiːziə]

感觉倒错 paraesthesia

感觉过敏 hyperesthesia [ˌhaipəːres'θiːziə]

感染 infection [in'fekʃən]

感染性腹泻 infectious diarrhea

感染性肝大 infectious hepatomegaly

感染性疾病 infectious disease

感染性溃疡 infectious ulcer

感染性脾大 infectious splenomegaly

感染性贫血 anemia of infection

感染性胃肠炎 gastroenteritis infectiosa

感染性休克 infectious shock；infective shock；
  septic shock

干酪性扁桃体炎 caseous tonsillitis

干酪性咽峡炎 caseous angina

干酪样坏死 caseous necrosis

干扰素 interferon（IF）［ˌintəˈfiərɔn］

干细胞 stem cell

干细胞移植 stem cell transplantation

干燥性喉炎 laryngitis sicca

干燥性咽炎 pharyngitis sicca

干燥综合征 sjogren syndrome；sicca syndrome

肛(门)裂 anal fissure；fissure in ano

肛(门)瘘 anal fistula

肛凹 proctodeum［ˌprɔktəˈdiːəm］

肛白线 anocutaneous line

肛瓣 anal valve

肛部痛 proctodynia［ˌprɔktəuˈdiniə］

肛道 proctodaeum［ˌprɔktəˈdiːəm］

肛窦 anal sinus

肛管 anal canal

肛管癌 cancer of anal canal

肛管内括约肌切断术 internal anal sphincterotomy

肛管排气法 bind enema

肛管直肠狭窄 anorectal stricture

肛管直肠周围脓肿 perianorectal abscess

肛门 anus [ˈeinəs]

肛门闭锁 proctatresia [ˌprɔktəˈtriːziə]

肛门闭锁会阴瘘 anal atresia with perineal fistula

肛门闭锁尿道瘘 anal atresia with urethral fistula

肛门闭锁前庭瘘 anal atresia with vestibular fistula

肛门闭锁阴道瘘 anal atresia with vaginal fistula

肛门成形术 anoplasty [ˈeinəuˌplæsti]

肛门的 anal [ˈeinəl]

肛门环箍术 anal wiring;Thiersch operation

肛门镜 anoscope [ˈeinəskəup];anal speculum

肛门镜检查术 anoscopy [əˈnɔskəpi]

肛门溃疡 anal ulcer

肛门括约肌成形术 anal sphincteroplasty

肛门内括约肌 internal sphincter muscle of anus;musculus sphincter ani internus

肛门膀胱瘘 archocystosyrinx

肛门瘙痒症 pruritus ani

肛门失禁 anal incontinence

肛门外括约肌 sphincter ani externus;external

anal sphincter

肛门狭窄 anal stenosis

肛门血管扩张 hemangiectasis of anus

肛门褶 anal fold

肛门直肠的 anorectal [ˌeinəuˈrektəl]

肛门直肠畸形 anorectal malformation

肛门直肠瘘 anorectal fistula

肛门直肠脓肿 anorectal abscess

肛门直肠异常 anorectal anomaly

肛乳头炎 anal papillitis

肛梳 anal pecten

肛直肠管 anorectal canal

肛直肠线 anorectal line

肛周癌 cancer of anal margin；perianal cancer

肛周疾病 perianal disease

肛周念珠菌病 perianal candidiasis

肛周脓肿 perianal abscess

肛柱 anal column

岗哨肠袢 sentinel loop

高胆固醇血症 hypercholesterolemia
[ˌhaipəːkəˌlestərəˈliːmiə]

高胆红素血症 hyperbilirubinemia
[ˌhaipəˌbiliˌruːbiˈniːmiə]

高蛋氨酸血症 hypermethioninemia

高淀粉酶血症 hyperamylasemia
[ˌhaipəˌræmileiˈsiːmiə]

高钙血症 hypercalcinemia [ˌhaipəˌkælsiˈniːmiə]

363

高级生命支持 advanced life support（ALS）

高钾血症 hyperkalemia［ˌhaipəːkəˈliːmiə］;
hyperpotassaemia

高磷血症 hyperphosphatemia
［ˌhaipəːfɔsfəˈtiːmiə］

高镁血症 hypermagnesemia
［ˌhaipəˌmægneˈsiːmiə］

高密度脂蛋白 high density lipoprotein
（HDL）

高密度脂蛋白胆固醇 high density lipoprotein
cholesterol

高密度脂蛋白缺乏症 high density lipoprotein
deficiency;Tangier disease

高钠血症 hypernatremia［ˌhaipəːnəˈtriːmiə］

高热 hyperpyrexia［ˌhaipəːpaiˈreksiə］; hy-
perthemia［ˌhaipəˈθiːmiə］

高热惊厥 febrile convulsion

高渗透性 hypertonicity［ˌhaipəːtəuˈnisəti］

高渗透性脱水 hypertonic dehydration

高渗透压 hyperosmosis［ˌhaipərɔzˈməusis］

高渗性昏迷 hyperosmolar coma

高危人群 high risk group

高位小肠梗阻 high small intestine obstruction

高效筛选 high-throughput screening

高血糖症 hyperglycemia［ˌhaipəːglaiˈsiːmiə］

高血压 hypertension

高血压急症 hypertensive emergencies

高血压危象 hypertensive crisis

高脂蛋白血症 hyperlipoproteinemia
[ˌhaipəˌlipəuˌprəutiːˈniːmiə]

高脂血症 hyperlipidemia [ˌhaipəˌlipiˈdiːmiə]

高脂血症胰腺炎 pancreatitis due to hyperlipidemia

革囊胃 linitis plastica

隔膜 septum [ˈseptəm];dissepiment
[diˈsepimənt]

膈肌 diaphragmatic muscle;diaphragma
[ˌdaiəˈfrægmə]

膈肌的 diaphragmatic [ˌdaiəfrægˈmætik]

膈肌痉挛 diaphragmatic spasm

膈肌裂孔 diaphragmatic hiatus

膈肌麻痹 diaphragmatic paralysis

膈肌损伤 diaphragmatic injury

膈肌下结肠嵌入综合征 Chiladiti syndrome

膈结肠韧带 phrenicocolic ligament

膈良性肿瘤 benign tumor of diaphragm

膈面 diaphragmatic surface

膈膨升 eventration of diaphragm

膈膨升折叠术 plication of eventration of diaphragm

膈脾韧带 ligament phrenicolienale

膈破裂 rupture of diaphragm

膈扑动 diaphragmatic flutter

膈切除术 phrenectomy [friˈnektəmi]

膈疝 diaphragmatic hernia; diaphragmatocele
　[ˌdaiəfræg'mætəsiːl]

膈疝修补 repair of diaphragmatic hernia

膈上静脉 superior phrenic veins

膈上淋巴结 superior phrenic lymph nodes

膈上憩室 epiphrenic diverticulum

膈神经 phrenic nerve; diaphragmatic nerve

膈神经切除术 phrenicectomy
　[ˌfreni'sektəmi]

膈式呼吸运动 diaphragmatic breathing exercise

膈下的 subphrenic [sʌb'frenik]

膈下间隙 subphrenic space

膈下脓肿 subphrenic abscess; subdiaphragmatic abscess

膈下隐窝 subphrenic recesses

个体差异 individual difference

给药 medication [ˌmedikei'ʃən]

给药方案 dosage regimen

根除 eradication [iˌrædi'keiʃən]; extirpation
　[ˌekstəː'peiʃən]

根治的 radical ['rædikəl]

根治疗法 radical treatment; radical cure

根治手术 radical operation

根治性淋巴结清扫术 radical lymphatic nodes dissection

庚型肝炎病毒 hepatitis G virus

梗塞 infarction [in'faːkʃən]

梗阻 obstruction ［əbˈstrʌkʃən］

梗阻性胆囊炎 obstructive cholecystitis

梗阻性黄疸 obstructive jaundice

梗阻性阑尾炎 obstructive appendicitis

梗阻性吞咽困难 obstructive dysphagia

更年期神经症 involutional neurosis

功能亢进 hyperfunction ［ˌhaipəˈfʌŋkʃən］

功能性便秘 functional constipation

功能性腹泻 functional diarrhea

功能性胃肠病 functional gastrointestinal disorder

功能性无脾 functional asplenia

功能性消化不良 functional dyspepsia（FD）

功能性胰岛细胞瘤 functional islet cell tumor

巩膜的 scleral ［ˈskliərəl］

巩膜黄染 yellow sclera；icteric sclera

汞毒性口炎 mercurial stomatitis

共价闭环 DNA covalently closed circular DNA

共聚焦激光扫描显微镜 confocal laser scanning microscope

供体 donor ［ˈdəunə］

钩虫病 ancylostomiasis ［ˌænkiˌlɔstəˈmaiəsis］；hookworm disease

钩端螺旋体病 leptospirosis ［ˌleptəspaiˈrəusis］

钩端螺旋体病性黄疸 leptospiral jaundice；Landouzy disease

钩状突 uncinate process

构音不全 anarthria [æˈnɑːθriə]

构音困难 dysarthria [disˈɑːθriə]

孤立淋巴滤泡 solitary lymphatic follicles

孤立型脾静脉血栓形成 isolated splenic vein thrombosis

孤立性非特异性溃疡 isolated nonspecific ulcer

姑息 palliative [ˈpæliətiv]

姑息疗法 palliative treatment

姑息手术 palliative operation

谷氨酸 glutamic acid

谷氨酰胺 glutamine [ˈgluːtəmin]

谷胱甘肽 glutathione [ˌgluːtəˈθaiəun]

骨盆 pelvis [ˈpelvis]

骨盆的 pelvic [ˈpelvik]

鼓肠 intestinal meteorism; Meteorism [ˈmiːtjərizəm]

固定酸 fixed acid

固有层 lamina propria; proper layer; proper tunic

固有结缔组织 connective tissue proper

固有口腔 oral cavity proper; proper cavity of mouth

管 tube [tjuːb]; duct [dʌkt]

管扁桃体 eustachian tonsil

管状的 tubular [ˈtjuːbjulə]

管状绒毛状腺瘤 tubulovillous adenoma

管状腺瘤 tubular adenoma; canalicular adenoma

冠状韧带 coronary ligament

灌肠 enteroclysis [ˌentəˈrɔklisis]

灌肠 X 线透视术 irrigo- radioscopy

灌肠剂 enema [ˈenimə]

光滑内质网 smooth endoplasmic reticulum

光纤喉镜 fiberoptic laryngoscope

光学显微镜 light microscope; optical microscope

广谱抗生素 broad spectrum antibiotics

过量 overdose [ˈəuvədəus]

过滤 filtration [filˈtreiʃən]

过敏(性) hypersusceptibility [haipəːsʌˌseptiˈbiləti]

过敏反应 anaphylaxis [ˌænəfiˈlæksis]; anaphylactic reaction

过敏性休克 anaphylactic shock

H

还原型谷胱甘肽 reduced glutathione

海绵状的 cavernous [ˈkævənəs]

海绵状血管瘤 cavernous hemangioma

海蛇头 caput medusae

颌间弹性带 intermaxillary elastic

颌内弹性带 intramaxillary elastic

黑变病 melanosis [ˌmeləˈnəusis]

黑粪 melena [miˈliːnə]

横结肠 transverse colon (TC)

横结肠扭转 volvulus of transverse colon

横结肠切除术 transverse colon resection

横结肠系膜 mesocolon transversum

横结肠造口术 transverse colostomy

红霉素 erythromycin [iˌriθrəuˈmaisin]

红色肝样变期 stage of red hepatization

喉 larynx [ˈlæriŋks]

喉癌 cancer of larynx

喉白斑病 leukoplakia of larynx

喉瘢痕性狭窄 cicatricial stricture of larynx

喉变态反应 laryngeal allergy

喉部分切除术 partial laryngectomy

喉插管术 laryngeal catheterization

喉成形术 laryngoplasty [ləˈriŋɡəˌplæsti]

喉喘鸣 laryngeal stridor

喉次全切除术 subtotal laryngectomy

喉动态镜检查 laryngostroboscopy
[ləˈriŋgəstrəuˈbɔskəpi]

喉返神经 recurrent laryngeal nerve; recurrence nerve

喉返神经不完全麻痹 incomplete recurrent laryngeal nerve paralysis

喉返神经减压术 decompression of recurrent nerve

喉返神经完全麻痹 complete recurrent laryngeal nerve paralysis

喉返神经吻合术 anastomosis of recurrent nerve

喉感觉过敏 laryngeal paraesthesia

喉关节炎 arthritis of larynx

喉肌电图检查 laryngeal electromyography

喉肌瘫痪 laryngeal paralysis

喉肌无力 myasthenia laryngis

喉角化病 laryngeal keratosis

喉接触性溃疡 contact ulcer of larynx

喉痉挛 laryngospasm [ləˈriŋgəspæzəm]; hyperkinesis laryngis

喉镜 laryngoscope [ləˈriŋgəskəup]

喉镜检查 laryngoscopy [ˌlæriŋˈgɔskəpi]

喉口 laryngeal inlet; aditus laryngis

喉裂 cleft larynx; laryngeal cleft

喉裂开术 laryngofissure [ləˈriŋgəuˈfiʃə]

喉麻痹 laryngoparalysis
[ləˈriŋgəupəˈræləsis]

371

喉麻木 laryngeal anaesthesia

喉梅毒 syphilis of larynx

喉描记 laryngography [ˌlærɪŋ'gɔgrəfi]

喉囊肿 laryngeal cyst

喉脓肿 laryngeal abscess

喉蹼 laryngeal web

喉气管沟 laryngotracheal groove

喉气管憩室 laryngotracheal diverticulum

喉气管切除术 laryngotracheal resection

喉气管狭窄 laryngotracheal stenosis

喉气管重建 laryngotracheal reconstruction

喉气管自体移植术 laryngotracheal autograft

喉气囊肿 laryngocele [lə'rɪŋgəsiːl]

喉前庭 atrium of larynx；laryngeal vestibule

喉腔 laryngeal cavity

喉切除术 laryngectomy [ˌlærin'dʒektəmi]

喉切开术 laryngotomy [ˌlærɪŋ'gɔtəmi]

喉全切除术 total laryngectomy

喉乳头状瘤 papilloma of larynx

喉乳头状瘤病 laryngeal papillomatosis

喉软骨膜炎 perichondritis of larynx

喉软骨软化 laryngomalacia
  [ləˌrɪŋgəumə'leiʃiə]

喉软骨软化病 laryngomalacia
  [ləˌrɪŋgəumə'leiʃiə]

喉上动脉 superior laryngeal artery

喉上皮样囊肿 laryngeal dermoid cyst

喉上神经 superior laryngeal nerve

喉神经纤维瘤 neurofibroma of larynx

喉室 laryngeal ventricle

喉室带性发音困难 dysphonia plicae ventricularis

喉室脱垂 prolapse of laryngeal ventricle

喉室小囊 sacculus of larynx

喉水肿 edema of larynx

喉痛 laryngalgia ［ˌlærin'gældʒiə］

喉头盖(会厌) epiglottis ［ˌepi'glɔtis］

喉头水肿 laryngeal edema

喉外伤 injury of larynx

喉危象 laryngeal crisis

喉息肉 polyp of larynx

喉狭窄 stenosis of larynx; laryngostenosis ［lə'ringəusti'nəusis］

喉下垂 laryngoptosis ［lə,ringəu'təusis］

喉下动脉 inferior laryngeal artery

喉纤维瘤 fibroma of larynx

喉显微外科 laryngomicrosurgery ［læringəumaikrəu'səːdʒəri］

喉性眩晕 laryngeal vertigo

喉血管瘤 hemangioma of larynx

喉咽 laryngeal pharynx

喉咽部分切除术 partial laryngopharyngectomy

喉咽切除术 laryngopharyngectomy ［lə,ringəu,færin'dʒektəmi］

H

喉咽隐窝 laryngopharyngeal recess

喉炎 laryngitis ［ˌlærin'dʒaitis］

喉移植术 laryngeal transplantation

喉异感症 paresthesia laryngis

喉异物 foreign body in larynx

喉硬结病 laryngoscleroma
［ləˌriŋɡəusklia'rəumə］

喉原位癌 carcinoma in situ of larynx

喉源性呼吸困难 laryngeal dyspnea

喉晕厥 laryngeal syncope

喉造口术 laryngostomy ［ˌlæriŋ'ɡɔstəmi］

喉罩 laryngeal mask

喉阻塞 laryngeal obstruction

猴痘 monkeypox ［'mʌŋkipɔks］

后鼻滴涕 postnasal drip

后鼻镜 posterior rhinoscopy

后鼻孔 posterior naris；choana ［'kəuənə］

后鼻孔闭锁 atresia of posterior naris

后鼻孔填塞术 postnasal packing

后鼻孔息肉 choanal polyp

后天性腹膜粘连 acquired peritoneal adhesion

后天性肝梅毒 acquired syphilis of liver

后天性功能性巨结肠症 acquired functional
megacolon

后天性聋 acquired deafness

后天性器质性巨结肠症 acquired organic
megacolon

后遗效应 residual effect

胡萝卜素 carotene ['kærəti:n];carotin ['kærətin]

胡桃夹现象 nutcracker-phenomenon

壶腹 ampulla [æm'pulə]

壶腹部肿瘤 periampullary tumor

糊状便 mushy stool

花粉性鼻炎 pollen rhinitis

化脓的 purulent ['pjuərələnt];pyogenic [ˌpaiə'dʒenik]

化脓性鼻窦炎 purulent sinusitis

化脓性鼻炎 purulent rhinitis;suppurative rhinitis

化脓性耳廓软骨膜炎 suppurative perichondritis of auricle

化脓性耳软骨膜炎 suppurative perichondritis of ear

化脓性腹膜炎 purulent peritonitis

化脓性肝脓肿 pyogenic liver abscess

化脓性阑尾炎 suppurative appendicitis

化脓性门静脉炎 portal pyemia

化脓性迷路炎 suppurative labyrinthitis

化脓性胃炎 suppurative gastritis

化脓性中耳炎 suppurative otitis media

化生 metaplasia [ˌmetə'pleizjə]

化学疗法 chemotherapy [ˌkeməu'θerəpi]

化学性胃炎 chemical gastritis

化学性消化 chemical digestion

坏疽 gangrene ['gæŋgriːn]

坏疽性鼻炎 gangrenous rhinitis

坏疽性胆囊炎 gangrenous cholecystitis

坏疽性阑尾炎 gangrenous appendicitis

坏死后肝硬化 postnecrotic cirrhosis

坏死性肠炎 necrotic enteritis

坏死性空肠炎 necroticans jejunitis

坏死性外耳道炎 necrotizing external otitis

缓激肽 bradykinin [ˌbrædi'kainin]

患病率 morbidity [mɔː'bidəti]

患黄疸病的 jaundiced ['dʒɔːndist]

黄疸 jaundice ['dʒɔːndis]

黄疸病的 jaundiced ['dʒɔːndist]; icterus ['iktərəs]

黄疸的 icteric [ik'terik]

黄疸性坏死 icteric necrosis

黄曲霉素 aflatoxin [ˌæflə'tɔksin]

回肠 ileum ['iliəm]

回肠闭锁症 ileal atresia

回肠代输尿管术 ileoureteral substitution

回肠的 ileac ['iliæk]

回肠缝合术 ileorrhaphy [ˌili'ɔrəfi]

回肠肛管吻合术 ileoanal anastomosis

回肠横结肠吻合术 ileotransversostomy [ˌiliəu'trænsvə'sɔstəmi]

回肠结肠的 ileocolic [ˌiliəu'kɔlik]

回肠结肠炎 ileocolitis ［ˌiliəukəˈlaitis］

回肠膀胱成形术 ileal cystoplasty

回肠膀胱扩张术 ileocystoplasty

　［ˌiliəuˈsistəˌplæsti］

回肠膀胱尿流改道术 ileal conduit diversion

回肠膀胱术 ileal conduit；bricker operation

回肠憩室 ileal diverticulum

回肠切开术 ileotomy ［ˌiliˈɔtəmi］

回肠炎 ileitis ［ˌiliˈaitis］

回肠造口术 ileostomy ［ˌiliˈɔstəmi］

回肠直肠吻合术 ileoproctostomy

　［ˌiliəuprɔkˈtɔstəmi］

回盲部结核 ileocecal tuberculosis

回盲部脓肿 ileocecal abscess

回盲肠的 ileocecal ［ˌiliəuˈsiːkəl］

回盲肠吻合术 ileoproctostomy

　［ˌiliːəuprɔkˈtɔstəmi］

回盲括约肌 ileocecal sphincter

蛔虫 ascaris ［ˈæskəris］

蛔虫病 ascariasis ［ˌæskəˈraiəsis］

蛔虫性肠梗阻 intestinal obstruction due to ascaris lumbricoides

蛔虫性阑尾炎 ascaris appendicitis

毁形性鼻咽炎 gangosa ［gæŋˈgəusə］

会厌 epiglottis ［ˌepiˈglɔtis］

会厌分叉 bifid epiglottis

会厌谷 epiglottic vallecula

会厌畸形 epiglottic malformation

会厌结节 epiglottic tubercle; tuberculum epi-
glotticum

会厌脓肿 abscess of epiglottis

会厌切除术 epiglottectomy [ˌepiglɔˈtektəmi]

会厌缺失 absent epiglottis

会厌软骨 epiglottic cartilage

会厌炎 epiglottitis [ˌepiglɔˈtaitis]

喙状鼻 beak nose

混合型鼓室成形术 mixed tympanoplasty

混合性鼻 mixed rhinolalia

混合性聋 mix deafness

混合痔 mixed hemorrhoid

活动性肝炎 active hepatitis

活体供肝移植 living donor liver transplantation

火山口样溃疡 crater-like ulcer

获得性胆脂瘤 acquired cholesteatoma

获得性巨结肠 acquired megacolon

获得性聋 acquired deafness

霍乱 cholera [ˈkɔlərə]

霍乱肠毒素 choleragen [ˈkɔlərədʒən]

霍乱毒素 cholera toxin

霍乱弧菌 vibrio cholerae

霍乱菌苗 cholera vaccine

霍乱面容 cholera face

霍乱样肠炎 choleriform enteritis

霍乱样腹泻 choleraic diarrhea

J

枸橼酸铋钾 colloidal bismuth subcitrate

机化 organization [ˌɔːgənaiˈzeiʃən]

机会性感染 opportunistic infection

机械消化 mechanical digestion

机械性肠梗阻 mechanical intestinal obstruction; mechanical ileus

肌层 muscular layer

肌醇 inositol [iˈnəusitɔl]

肌苷 inosine [ˈinəsin]

肌间神经丛 myenteric plexus

肌无力 myasthenia [ˌmaiæsˈθiːniə]

积聚 accumulation [əˌkjuːmjuˈleiʃən]; cumulation [ˌkjuːmjuˈleiʃən]

基本电节律 basic electrical rhythm

基本生命支持阶段(心肺复苏第一阶段) basic life support

基础代谢 basal metabolism

基础代谢率 basal metabolic rate (BMR)

基础电节律 basic electrical rhythm

基础酸排量 basal acid output (BAO)

基底 fundus [ˈfʌndəs]

基底的 basal [ˈbeisəl]

基底膜 basement membrane

基底细胞癌 basal cell carcinoma

基利安憩室 killian diverticulum

基因突变 genetic mutation

基质 stroma ['strəumə]

畸形 malformation [ˌmælfɔː'meiʃən]; abnormality [ˌæbnɔː'mæliti]

激光治疗 laser therapy

激活 activation [ˌækti'veiʃən]

激惹 irritation [ˌiri'teiʃən]

激素 hormone ['hɔːməun]; excitatory autacoid

激素调节 hormonal regulation

激肽 kinin ['kainin]

极低密度脂肪蛋白 very low density lipoprotein (VLDL)

急腹症 acute abdomen; surgical abdomen

急救 first-aid ['fəːst'eid]

急救容许剂量 acceptable emergency dose

急性扁桃体炎 acute tonsillitis

急性变态反应性会厌炎 acute allergic epiglottitis

急性表皮坏死性溶解 acute epidermal necrolysis

急性病毒性肝炎 acute viral hepatitis

急性肠系膜淋巴结炎 acute mesenteric lymphadenitis

急性出血性胃炎 acute hemorrhagic gastritis

急性出血性小肠炎 acute hemorrhagic enteritis

急性出血性胰腺坏死 acute hemorrhagic pancratic necrosis

急性出血性胰腺炎 acute hemorrhagic pancreatitis

急性刺激性胃炎 acute- irritated gastritis

急性单纯性阑尾炎 acute simple appendicitis

急性发热性黄疸 acute febrile jaundice

急性蜂窝织炎性阑尾炎 acute phlegmonous appendicitis

急性蜂窝织炎性胃炎 acute phlegmonous gastritis

急性腐蚀性胃炎 acute corrosive gastritis

急性腹膜炎 acute peritonitis

急性腹泻 acute diarrhea

急性肝功能衰竭 acute hepatic failure

急性肝炎 acute hepatitis

急性肝移植 emergency liver transplantation

急性感染性会厌炎 acute infective epiglottitis

急性梗阻性化脓性胆管炎 acute obstructive suppurative cholangitis（AOSC）

急性喉气管支气管炎 acute laryngotracheobronchitis

急性喉炎 acute laryngitis

急性化脓性阑尾炎 acute suppurative appendicitis

急性化脓性胃炎 acute phlegmonous gastritis

急性坏疽性胆囊炎 acute gangrenous cholecystitis

381

急性坏疽性阑尾炎 acute gangrenous appendicitis

急性坏疽性炎症 acute gangrenous inflammation

急性坏死性肠炎 acute necrotizing enteritis

急性坏死性胰腺炎 acute necrotizing pancreatitis (ANP)

急性黄疸型肝炎 acute icteric hepatitis

急性黄疸性肝萎缩 acute yellow atrophy of liver

急性黄色肝萎缩 acute severe hepatitis；fulminant hepatitis

急性回肠炎 acute ileitis

急性会厌炎 acute epiglottitis

急性积液 acute hydrops

急性假膜性炎症 acute pseudomembranous inflammation

急性间质性胰腺炎 acute interstitial pancreatitis

急性节段性小肠炎 acute segmental enteritis

急性结肠假梗阻 acute pseudo-obstruction of the colon (APOC)

急性结肠炎 acute colitis

急性酒精性肝病 acute alcoholic liver disease

急性酒精性肝炎 acute alcoholic hepatitis

急性酒精中毒 acute alcoholism

急性剧痛 acute intense pain

急性卡他性扁桃体炎 acute catarrhal tonsillitis

急性卡他性阑尾炎 acute catarrhal appendicitis

急性溃疡 acute ulcer

急性阑尾炎 acute appendicitis

急性劳力性横纹肌溶解 acute exertional rhabdomyolysis

急性流行性胃肠炎病毒 acute epidemic gastroenteritis virus

急性滤泡性扁桃体炎 acute follicular tonsillitis

急性盲肠炎 acute cecitis

急性弥漫性腹膜炎 acute diffuse peritonitis; acute general peritonitis

急性弥漫性阑尾炎 acute diffuse appendicitis

急性糜烂出血性胃炎 acute erosive and hemorrhagic gastritis

急性糜烂性胃炎 acute erosive gastritis

急性脓毒性咽炎 acute septic pharyngitis

急性脓肿 acute abscess

急性贫血 acute anemia

急性期反应蛋白 acute phase reactive protein

急性气肿性胆囊炎 acute emphysematous cholecystitis

急性褥疮 decubitus acutus

急性上消化道出血 acute upper gastrointestinal bleeding; acute upper gastrointestinal hemorrhage

急性失血性贫血 acute blood loss anemia

急性十二指肠溃疡 acute duodenal ulcer

急性十二指肠糜烂 acute erosion of duodenum

急性食管炎 acute oesophagitis

急性水肿型胰腺炎 acute edematous pancreatitis

急性痛 acute pain

急性伪膜性炎症 acute membranous inflammation

急性胃肠道出血 acute gastrointestinal bleeding; acute gastrointestinal hemorrhage

急性胃肠失血显像术 acute gastrointestinal blood loss imaging

急性胃肠炎 acute gastroenteritis

急性胃溃疡 acute gastric ulcer; acute ulcer of stomach

急性胃扩张 acute dilatation of stomach

急性胃黏膜病变 acute gastric mucosal lesion

急性胃黏膜出血 acute gastric mucosal bleeding

急性胃黏膜出血性病变 acute gastric mucosal lesion

急性胃黏膜糜烂 acute gastric mucosal erosion

急性胃扭转 acute gastric volvulus

急性胃蠕动异常亢进 gastric upset

急性胃十二指肠黏膜损害 acute gastro-duodenal mucosal lesion

急性胃炎 acute gastritis

急性无黄疸型肝炎 acute anicteric hepatitis

急性无结石性胆囊炎 acute acalculous cholecystitis

急性细菌性腹膜炎 acute bacterial peritonitis

急性细菌性痢疾 acute bacillary dysentery

急性下胃肠道出血 acute lower gastrointestinal bleeding; acute lower gastrointestinal hemorrhage

急性纤维蛋白性喉气管支气管炎 acute fibrinous laryngotracheobronchitis

急性纤维素性肠炎 acute fibrinous enteritis

急性腺样体炎 acute adenoiditis

急性咽峡炎 acute angina

急性咽炎 acute pharyngitis

急性炎症 acute inflammation

急性胰腺坏死 acute necrosis of pancreas; acute pancreatic necrosis

急性胰腺炎 acute pancreatitis

急性隐窝性扁桃体炎 acute lacunar tonsillitis

急性应激性溃疡 acute stress ulcer

急性原发性腹膜炎 acute primary peritonitis

急性中毒性巨结肠 acute megacolon

急性重症型肝炎 acute fatal hepatitis; acute severe hepatitis

J

急性自限性结肠炎 acute self-limited colitis

急性阻塞性喉气管炎 acute obstructive laryngotracheitis

急诊腹腔镜手术 emergency laparoscopic surgery

急诊内镜检查 emergency endoscopy

疾病报告 sick report; disease notification

疾病传播 transmission

疾病分布 distribution of disease

疾病恐怖 pathophobia [ˌpæθəˈfəubiə]

疾病模仿 pathomimesis
  [ˌpæθəumaiˈmiːsis]; pathomimia

疾病适应性 pathophilia [pəˈθɔlsis]

疾病消除 patholysis [ˌpæθəuˈfiliə]

集合淋巴滤泡 aggregated lymphatic follicles

集落刺激因子 colony stimulating factor

集团蠕动 mass peristalsis

计算机辅助体层摄影术 computer-assisted tomography

计算机轴向断层扫描器 computerized axial tomography scanner

继承性耐受 adoptive tolerance

继代培养 secondary culture

继发变态反应原 secondary allergen

继发病 secondary affection

继发病原体 secondary pathogen

继发附着 secondary insertion

继发感染菌 secondary invader

继发性(营养)缺乏 secondary deficiency

继发性变性 secondary degeneration

继发性病残 secondary crippling

继发性痴呆 secondary dementia

继发性垂体功能减退 secondary hypopituitarism

继发性的 secondary ['sekəndəri]

继发性淀粉样变性 secondary amyloidosis

继发性动脉瘤 secondary aneurysm

继发性腹膜炎 secondary peritonitis

继发性肝癌 secondary hepatic cancer；secondary hepatic carcinoma

继发性感染 secondary infection

继发性感染源 secondary infector

继发性骨质疏松症 secondary osteoporosis

继发性畸形 secondary deformity

继发性甲状腺功能减退 secondary hypothyroidism

继发性接种反应 secondary inoculation reaction

继发性巨大畸形 secondary giantism

继发性空肠溃疡 secondary jejunal ulcer

继发性空间定向障碍 secondary spatial disorientation

继发性瘤 secondary tumor

继发性挛缩 secondary contracture

继发性免疫缺陷 secondary immunodeficiency

继发性免疫缺陷病 secondary immunodeficiency disease

继发性免疫应答 secondary immune response

继发性黏液水肿 secondary myxedema

继发性贫血 secondary anemia

继发性膳食性(营养)缺乏 secondary dietary deficiency

继发性收缩 secondary contraction

继发性损伤 secondary lesion

继发性糖尿病 secondary diabetes

继发性脱离 secondary detachment

继发性消退 secondary extinction

继发性心室颤动 secondary ventricular fibrillation

继发性心室停顿 secondary ventricular standstill

继发性休克 secondary shock

继发性虚脱 secondary collapse

继发性血管痉挛 secondary vasospasm

继发性血栓 secondary thrombus

继发性言语障碍 secondary speech disorder

继发性眼球震颤 secondary nystagmus

继发性原因 secondary cause

继发性粘连 secondary adhesion

继发性窒息 secondary asphyxia

继发性转移 adoptive transfer

继发性综合征 secondary syndrome

继发作用 secondary action

寄生虫 parasite ['pærəsait]

寄生虫性腹泻 parasitic diarrhea

寄生的 parasitic [ˌpærə'sitik]

加德纳综合征 gardner syndrome

家族性肠息肉病 familial intestinal polyposis

家族性胆汁郁积 familial intrahepatic cholestasis

家族性结肠息肉病 familial polyposis coli

家族性腺瘤性息肉病 familial adenomatous polyposis (FAP)

颊 cheek [tʃiːk]

甲基纤维素 methylcellulose [ˌmeθil'seljuləus]

甲氰咪胍 cimetidine [sai'metidiːn]

甲胎蛋白 alpha-fetoprotein (AFP)

甲胎蛋白测定 alpha-fetoprotein detemination

甲硝唑 metronidazole [ˌmiːtrə'naidəzəul]

甲型病毒性肝炎 viral hepatitis type A

甲氧氯普胺 metoclopramide (MCP) [ˌmetə'kləuprəmaid]

假复层纤毛柱状上皮 pseudostratified ciliated columnar epithelium

假膜性结肠炎 pseudomembranous colitis (PMC)

假膜性小肠结肠炎 pseudomembranous en-

389

terocolitis

假黏液瘤 pseudomyxoma [ˌpsjuːdəumikˈsəumə]

假憩室 pseudodiverticulum
[ˌsjuːdəuˌdaivəˈtikjuləm]

假神经递质 false neurotransmitter

假息肉 pseudopolyp [ˌpsjuːdəuˈpɔlip]

假小叶 pseudolobule

假性感染性直肠炎 pseudoinfectious proctitis

假性结肠梗阻 false colonic obstruction; Ogil-
vie syndrome

假阳性 false positive

假阴性 false negative

假幽门腺化生 pseudopyloric metaplasia

尖腹 pointed abdomen

间变 anaplasia [ˌænəˈpleiziə]

间断缝合 interrupted suture

间断夹板 interrupted splint

间断性呼吸 interrupted respiration

间隔 compartment [kəmˈpɑːtmənt]

间接测热法 indirect calorimetry

间接胆红素 indirect bilirubin; hemobilirubin

间接咽喉镜 indirect laryngoscope

间接致癌物 secondary carcinogen

间接葡萄肿 intercalary staphyloma

间居性螺旋体 intermediate spirochaete

间期 intermediate stage

间歇的 intermittent

间歇负压通气 intermittent negative pressure ventilation

间歇灭菌 intermittent sterilization

间歇疟 intermittent malaria

间歇迁移 intermittent migration

间歇强制呼吸 intermittent mandatory ventilation

间歇性跛行 intermittent limping

间歇性带菌者 intermittent carrier

间歇性蛋白尿 intermittent albuminuria

间歇性加压法 intermittent compression

间歇性痉挛 intermittent cramp

间歇性伤寒 intermittent typhoid

间歇性收缩 intermittent contraction

间歇宿主 intermittent host

间歇组分 intermittent components

间质 mesenchymal ［miˈzeŋkiməl］

间质病 interstitial disease

间质细胞 mesenchymal cell

间质性膀胱炎 interstitial cystitis

间质性纤维化 interstitial fibrosis

减体积肝移植 reduced-size liver transplantation

碱性的 alkaline ［ˈælkəlain］

碱性反流性胃炎 alkaline reflux gastritis

碱性抗酸剂 antacid ［ænˈtæsid］

碱性磷酸酶 alkaline phosphatase

碱中毒 alkalosis ［ˌælkəˈləusis］

剑突 xiphisternum ［ˌzifiˈstəːnəm］

腱划 tendinous intersection

浆膜 serosa ［siˈrəusə］；tunica serosa

浆细胞 plasmocyte ［ˈplæzməsait］

浆液 serosity ［siəˈrɔsiti］；serous fluid

浆液性腹膜炎 serous peritonitis

降结肠 descending colon

降解 degradation ［ˌdegrəˈdeiʃən］

降解产物 degradation product

交叉扎法 interlacing ligature

交互重叠 intermeshing ［ˈintəːrmeʃiŋ］

交换 exchange ［iksˈtʃeindʒ］

交织 interlace ［ˌintəˈleis］

交织隆起 interlacing ridge

胶体果胶铋 colloidal bismuth pectin

胶体渗透压 oncotic pressure

胶原纤维 collagenous fibre

胶原性结肠炎 collagenous colitis

角化作用 cutinization ［ˌkjuːtinaiˈzeiʃən］

角切迹 angular incisure

绞痛 colic ［ˈkɔlik］

绞窄性肠梗阻 strangulated intestinal obstruction

疖 furuncle ［ˈfjuərʌŋkəl］

接合剂 cement ［siˈment］

节段小肠移植 segmental small intestine transplantation

节段性肠扩张 segmental dilatation of intestine

节段性收缩 segmentation contraction

节段胰腺移植 segmental pancreas transplantation

节律 rhythm [ˈriθəm]

结肠 colon [ˈkəulən]

结肠癌 colorectal cancer

结肠癌杜克斯分类法 Dukes classification for colon cancer

结肠穿孔 colonic perforation

结肠次全切除 subtotal colectomy

结肠带 colic band；taeniae coli

结肠袋 haustra coli；haustra of colon

结肠非特异性溃疡 nonspecific ulcer of colon

结肠孤立性溃疡 colonic solitary ulcer

结肠黑色素沉着病 melanosis coli

结肠回肠侧吻术 Martin procedure

结肠结核 tuberculosis of colon

结肠截断征 colon cut-off sign

结肠镜检查 colonoscopy [ˌkəuləˈnɔskəpi]

结肠克罗恩病 Crohn's disease of colon

结肠膀胱瘘 colovesical fistula

结肠憩室病 diverticular disease of colon

结肠切除术 colectomy [kəˈlektəmi]

结肠切开术 colotomy [kəˈlɔtəmi]

结肠缺血 colonic ischemia

结肠息肉病 polyposis coli（PC）

结肠腺瘤 adenoma of colon

393

结肠炎 colitis [kə'laitis]

结肠右曲 flexura coli dextra; hepatic flexure

结肠造口术 colostomy [kə'lɔstəmi]

结肠直肠切除术 coloproctectomy
[ˌkəuləuprɔk'tektəmi]

结肠中静脉 intermediate vein

结肠左曲 flexura coli sinistra; splenic flexure

结缔组织 connective tissue

结合胆红素 conjugated bilirubin (CB)

结合胆汁酸 conjugated bile acid

结核(病) tuberculosis [tjuˌbəːkju'ləusis]

结核性腹膜炎 tuberculous peritonitis (TBP)

结节型 nodular type

结节状壁 Blumer's shelf

结石病 lithiasis [li'θaiəsis]

结石性胰腺炎 calcareus pancreatitis

结直肠癌 colorectal carcinoma

结直肠的 colorectal [kɔlə'rektəl]

解毒 detoxifcation [diːˌtɔksifi'keiʃən]; de-
toxify [diː'tɔksifai]

解离曲线 dissociation curve

介入性超声 interventional ultrasound

介入治疗 interventional therapy

介入治疗评价系统 therapeutic intervention
scoring system (TISS)

界沟 sulcus terminalis; terminal sulcus; limit-
ing sulcus; sulci limitantes

界面表面张力 interfacial surface tension

界面反应 interface reaction

界面活性剂 interfacial active agent

界面膜 interfacial film

界面能 interfacial energy

界面溶质吸附 interfacial solute adsorption

界面现象 interfacial phenomena

金黄色葡萄球菌肠毒素 staphylococcal enterotoxins

紧急状况 emergency [iˈməːdʒənsi]

紧密接头 tight junction

紧张 tension [ˈtenʃən]

进行性家族性肝内胆汁郁积症 progressive familial intrahepatic cholestasis (PFIC)

进一步救生 advanced life support

进展 progression [prəˈgreʃən]

进展期胃癌 advanced gastric cancer

近侧胃迷走神经切断术 proximal gastric vagotomy

浸润 infiltration [ˌinfilˈtreiʃən]; soakage [ˈsəukidʒ]

浸润麻醉 infiltration anesthesia

浸润型 infiltrating type

经导管动脉化疗栓塞术 transcatheter arterial chemoembolization

经腹骶直肠切除术 abdominosacral resection; anterior resection

395

经颈静脉胆管造影 transjugular cholangiography

经颈静脉肝内门体分流术 transjugular intrahepatic portosystemic shunt (TIPS)

经口胆管镜检查 peroral cholangioscopy

经口感染 peroral infection

经皮肤感染 percutaneous infection

经皮经肝胆管造影 percutaneous transhepatic cholangiography

经皮经肝胆囊镜检查 percutaneous transhepatic cholecystoscopy

经皮经肝曲张静脉栓塞术 percutaneous transhepatic embolization of varices (PTEV)

经皮经肝栓塞 percutaneous transhepatic embolization

经皮经肝置管引流 percutaneous transhepatic drainage

经皮内镜胃造瘘 percutaneous endoscopic gastrostomy

经直肠活组织检查 transrectal biopsy

晶体的 crystal [ˈkristəl]

晶体渗透压 crystal osmotic pressure

精氨酸 arginine [ˈɑːdʒinin]

精神性便秘 psychogenic constipation

颈部食管胃吻合术 cervical esophagogastrostomy

颈动脉结节 carotid tubercle; tuberculum

caroticum

颈动脉体 carotid body; glomus caroticum

颈黏液细胞 mucous neck cell

痉挛性肠梗阻 spastic ileus

痉挛性肛部痛 proctalgia fugax

痉挛性结肠憩室病 spastic colon diverticulosis

静脉闭塞性疾病 venous occlusive disease (VOD)

静脉麻醉 intravenous anesthesia

静脉曲张 varicosis［ˌværiˈkəusis］; phlebeurysma［ˌflebjuəˈrizmə］

静脉曲张性溃疡 varicose ulcer; venous ulcer

静脉韧带 ligamentum venosum

静脉韧带裂 fissura ligamenti venosi

酒精透明小体 alcoholic hyaline body; Mallory body

酒精性肝病 alcoholic liver disease

酒精性肝损害 alcoholic liver damage

酒精性肝炎 alcoholic hepatitis

酒精性肝硬化 alcoholic cirrhosis

酒精性胰腺炎 alcoholic pancreatitis

酒精性脂肪变性 alcoholic steatosis

酒精性脂肪肝 alcoholic fatty liver

酒精性脂肪坏死 alcoholic steatonecrosis

酒精注射疗法 alcohol injection treatment

局部病因学因素 local factor etiology

局部不应性 localized refractoriness

局部残疾 local disability
局部抽搐 local tic
局部刺激剂 local irritant
局部刺激状态 local excitatory state
局部刺激作用 local irritant effect
局部发热 local pyrexia
局部反射 local reflex
局部灌注率 local perfusion rate
局部坏死 local necrosis
局部激素 local hormone
局部剂量 local dose
局部菌苗疗法 local vaccinotherapy
局部抗感染剂 local anti-infective
局部抗酸剂 local antacid
局部麻疹反应 localized measles reaction
局部麻醉 local anesthesia;field block
局部免疫接种 local immunization
局部缺血 ischemia [isˈkiːmiə]
局部热疗 local thermotherapy
局部失调 localized disturbance
局部水疗法 local hydrotherapy
局部损害 local lesion
局部痛 localized pain
局部兴奋剂 local stimulant
局部因素影响 local environmental influence
局部银质沉着病 local argyria
局部用热 local application of heat

J

局部用药 local application

局部原因 local cause

局部运动条件反射 local motor conditioned reflex

局部障碍 local disturbance

局部照射 local irradiation

局部症状 local symptom

局部止血剂 local hemostatic

局部窒息 local asphyxia

局部组织缺氧 local tissue hypoxia

局部作用 local action

局限过敏反应 localized anaphylaxis

局限性肠炎 regional enteritis

局限性传导 localized transduction

局限性传染 localized infection

局限性癫痫 localized epilepsy

局限性腹膜炎 circumscribed peritonitis; localized peritonitis

局限性强直 localized tetanus

局限性阻滞 localized block

咀嚼 mastication [ˌmæstiˈkeiʃən]

巨大肥厚性胃炎 giant hypertrophic gastritis

巨大皱襞 giant folds giant ruga

巨结肠 megacolon [ˌmegəˈkəulən]; macrocolon [ˌmækrəuˈkəulən]

巨十二指肠 megaduodenum [ˌmegəˌdjuːəuˈdiːnəm]

巨噬细胞 macrophage ['mækrəfeidʒ]; macrophage ['mækrəfeidʒ]

聚集 assemble [ə'sembl]

菌环 annulus [ˌænjuləs]

菌群失调性肠炎 flora imbalance enteritis

菌血症 bacteremia [bæktə'riːmiə]

菌状乳头 clavate papillae; papillae fungiformes

J

K

卡洛三角(胆囊动脉三角) Calot's triangle

卡他性痢疾 catarrhal dysentery

卡他性胃炎 catarrhal gastritis

卡他性消化不良 catarrhal dyspepsia

卡他性咽峡炎 angina catarrhalis

卡他性咽炎 catarrhal pharyngitis

卡他性中耳炎 catarrhal otitis media

开放性鼻音 rhinolalia aperta；open rhinolalia

开腹胆囊切除术 open cholecystectomy

开胃的 orexigenic ［əuˌreksiˈdʒenik］；aperi-
tive ［əˈperitiv］

抗病毒的 antiviral ［ˌæntiˈvaiərəl］

抗病毒药 antiviral agents；antiviral drug

抗病毒治疗 antiviral therapy

抗肝炎药 antihepatitis drug

抗感染药 anti-infective ［ˌæntiːinˈfektiv］

抗溃疡的 antiulcerative ［ˌæntiˈʌlsərətiv］

抗生素 antibiotic ［ˌæntibaiˈɔtik］

抗生素相关性腹泻 antibiotic-associated diar-
rhea

抗生素相关性假膜性结肠炎 antibiotic-asso-
ciated pseudomembranous colitis（AAPC）

抗生素性结肠炎 antibiotic associated colitis

抗酸药 antacid ［ænˈtæsid］

抗胃壁细胞抗体 anti-parietal cell antibody

401

抗胃肠胀气药 antiflatulent
[ˌænti'flætjulənt]

抗血吸虫的 antischistosomal
[ˌɪæntiˌskistə'səuməl]

抗炎的 antiphlogistic [ˌæntifləu'dʒistik]；anti-inflammatory [ˌæntiːin'flæmətəri]

抗叶酸 antifolate [ˌænti'fəuleit]

抗胰蛋白酶 antitrypsin [əntit'ripsin]

抗肿瘤药 antineoplastic [ˌæntiˌniːəu'plæstik]

可消化的 digestible [di'dʒestəbl]

可消化性 digestibility [diˌdʒestə'biliti]

克林霉素 clindamycin [ˌklində'maisin]

克罗恩病 Crohn's disease（CD）

空鼻综合征 empty nose syndrome

空肠 jejunum [dʒi'dʒuːnəm]

空肠的 jejunal [dʒi'dʒuːnəl]

空肠回肠旁路术 jejunoileal bypass

空肠回肠吻合术 jejunoileostomy
[dʒiˌdʒuːnəuˌili'ɔstəmi]

空肠回肠炎 jejuno-ileitis
[dʒiˌdʒunəuˌili'aitis]

空肠间置代胆道术 choledochoplasty by jejunal interposition

空肠空肠吻合术 jejunojejunostomy
[dʒiˌdʒuːnəuˌdʒidʒu'nɔstəmi]

空肠憩室病 diverticulosis of jejunum

空肠切除术 jejunectomy

[ˌdʒiːdʒuˈnektəmi]

空肠弯曲菌 campylobacter jejuni

空肠移植 jejunum transplantation

空肠造口术 jejunostomy [dʒiːdʒuˈnɔstəmi]

口鼻的 oronasal [ˌɔːrəuˈneizəl]

口臭 fetor oris;halitosis [ˌhæliˈtəusis]

口臭症 ozostomia [ˌəuzəˈstəumiə]

口服胆囊造影术 oral cholecystography

口—面—指综合征 oral facial digital syndrome;OFD syndrome

口咽 oral pharynx;oropharynx [ˌɔːrəuˈfæriŋks]

口咽膜 oropharyngeal membrane

口咽通气道 oropharyngeal airway

库普弗细胞 Kupffer cell

库欣溃疡 Cushing ulcer

快速尿素酶试验 rapid urease test

奎宁 quinine [kwiˈniːn]

溃疡 ulcer [ˈʌlsə]

溃疡的 ulcerative [ˈʌlsərətiv]

溃疡膜性咽峡炎 ulceromembranous angina

溃疡形成 ulceration [ˌʌlsəˈreiʃən];elcosis [elˈkəusis]

溃疡型癌 ulcer carcinoma

溃疡型扁桃体炎 ulcerative tonsillitis

溃疡型坏死性肠炎 ulcerative necrotizing enteritis

溃疡性的 ulcerative [ˈʌlsərətiv]

403

溃疡性结肠炎 ulcerative colitis

溃疡性咽炎 pharyngitis ulcerosa

扩张 dilate ［daiˈleit］

扩张术 dilatation ［dailəˈteiʃən］

括约肌 sphincter ［ˈsfiŋktə］

括约肌测压 sphincterometry
  ［ˈsfiŋktərəumitri］

括约肌成形术 sphincteroplasty
  ［ˈsfiŋktərəuˌplæsti］

括约肌肌电图 sphincter electromyography

括约肌切开术 sphincterotomy
  ［sfiŋktəˈrɔtəmi］

阔鼻 platyrrhiny ［pˈleitirini］

K

L

赖氨酸 lysine ['laisiːn]

兰索拉唑 lansoprazole

阑尾 appendix [ə'pendiks]

阑尾闭锁 atresia of appendix

阑尾残端 appendiceal stump

阑尾肠钳 appendix intestinal clamp

阑尾的 appendicular [ˌæpən'dikjulə]

阑尾动脉 appendicular artery

阑尾粪石 appendiceal fecalith

阑尾蛔虫病 appendicitis due to ascariasis

阑尾夹 appendix clamp

阑尾静脉 appendicular vein

阑尾黏液囊肿 mucocele of appendix

阑尾脓肿 appendiceal abscess; typhloempyema [ˌtifləuˌempai'iːmə]

阑尾钳 appendix forceps

阑尾切除牵开器 appendectomy retractor

阑尾切除钳 appendectomy forceps

阑尾切除术 appendectomy [ˌæpən'dektəmi]; ecphyadectomy [ekfaiə'dektəmi]

阑尾缺如 absence of appendix

阑尾疝 appendicocele [ə'pendikəˌsiːl]

阑尾石病 appendicolithiasis [əˌpendikəuli'θaiəsis]

阑尾松解术 appendicolysis [əˌpendi'kɔlisis]

阑尾套叠 intussusception of appendix

阑尾系膜 mesoappendix [ˌmesəuə'pendiks]

阑尾腺癌 adenocarcinoma of appendix

阑尾压痛点 McBurney point

阑尾炎 appendicitis [əˌpendi'saitis]

阑尾造口术 appendicostomy
[əˌpendi'kɔstəmi]

阑尾肿瘤 appendiceal neoplasms；tumor of appendix

阑尾周围脓肿 periappendiceal abscess

狼疮样肝炎 lupoid hepatitis

狼疮样综合征 lupus-like syndrome

老龄化 ageing ['eidʒiŋ]

雷贝拉唑 rabeprazole [rə'bepreizəul]

雷尼替丁 ranitidine [rei'naitidiːn]

肋骨骨折 costal fracture

肋缘 costal margin

类癌 carcinoid [kɑːsinɔid]

类癌综合征 carcinoid syndrome

类白喉 diphtheroid ['difθərɔid]

类白喉舌下炎 subglossitis diphtheroides

类白喉性咽峡炎 angina diphtheroides；diphtheroid angina

类固醇 steroid ['sterɔid]

类固醇高脂血症 steroidogenic hyperlipidemia

类固醇激素 steroid hormone

类固醇抗炎药 steroidal anti-inflammatory

drugs

类固醇性溃疡 steroid ulcer

类脂物（类脂体） lipoid ［ˈlipɔid］

累积发病率 cumulative incidence rate

冷沉淀物 cryoprecipitate ［ˌkraiəupriˈsipiteit］

冷冻手术 cryosurgery ［ˌkraiəuˈsəːdʒəri］

冷凝蛋白 cool insoluble protein

离子泵 ionic pump

离子的 ionic ［aiˈɔnik］

梨状隐窝 piriform recess；piriform fossa

里急后重 tenesmus ［tiˈnezməs］

利胆剂 cholagogue ［ˈkɔləgɔg］

利多卡因 lidocaine ［ˈlaidəkein］；xylocaine ［ˈzailəkein］

利钠肽 natriuretic peptide

利尿剂 diuretics ［ˌdaijuəˈretiks］

利尿药难治性腹水 diuretic intractable ascites

痢疾 diarrhea ［ˌdaiəˈriə］；dysentery ［ˈdisəntri］

痢疾的 dysenteric ［ˌdisənˈterik］

痢疾杆菌 bacillus dysenteriae

痢疾样腹泻 dysenteric diarrhea

痢疾志贺菌 Shigella dysenteriae；S. dysenteriae

连续缝合 continuous suture；running suture

连续浆肌层缝合 continuous seromuscular suture；dupuytren suture

连续浆肌层内翻缝合 continuous seromuscular inverting suture;cushing suture

连续全层内翻缝合 continuous full layer inverting suture;connell suture

联苯双酯 bifendate ［bai'fendeit］

联合反应 associative reaction

联合化疗 combined chemotherapy

镰状韧带 falciform ligament

链球菌的 streptococcal ［ˌstreptəu'kɔkəl］

链球菌属 streptococcus ［ˌstreptə'kɔkəs］

链球菌性咽炎 streptococcal pharyngitis

链球菌咽峡炎 streptococcal angina

L

良性 benign ［bi'nain］

良性溃疡 benign ulcer

良性淋巴瘤 benign lymphoma

良性淋巴样息肉 benign lymphoid polyp

良性十二指肠淤滞症 benign duodenal stasis

良性肿瘤 benign tumor;benign neoplasm

量变 quantitative change

量化 quantization ［ˌkwɔnti'zeiʃən］

疗程 course of treatment

疗效 effectiveness ［i'fektivnis］; therapeutic effect;curative effect

邻接关系 syntopie ［'sintəpi］;adjacency relation

邻接面 proximal surface;approximal surface

邻近的 proximal ［'prɔksiməl］; adjacent ［ə'dʒeisənt］

邻面龋洞 proximal cavity

林可霉素 lincomycin [ˌliŋkəuˈmaisin]

临床表现 clinical manifestation

临床的 clinical [ˈklinikəl]

临床死亡 clinical death

临床诊断 clinical diagnosis

临终关怀 hospice care;hospitalpice

淋巴(液) lymph [limf]

淋巴道转移 lymphatic metastasis

淋巴的 lymphatic [limˈfætik]; lymphoid [ˈlimfɔid]

淋巴管 lymphatic duct;lymphatic vessel

淋巴管瘤 lymphangioma [limˌfændʒiˈəumə]

淋巴管炎 lymphangitis [ˌlimfænˈdʒaitis]

淋巴回流 lymphatic return

淋巴结 lymph node

淋巴结穿刺术 lymphnode puncture

淋巴结切除术 lymphadenectomy [limˌfædiˈnektəmi];lymph node excision

淋巴结炎 lymphadenitis [limˌfædiˈnaitis]

淋巴结肿大 lymphadenectasis [limˌfædiˈnektəsis];lymph node enlargement

淋巴瘤 lymphoma [limˈfəumə]

淋巴滤泡 lymphoid follicle

淋巴性息肉 lymphoid polyp

磷酸 phosphoric acid

磷酸酶 phosphatase [ˈfɔsfəteis]

L

磷脂 phospholipid ［ˌfɔsfəu'lipid］

磷脂酶 phospholipase ［ˌfɔsfəu'lipeis］; phos-
　　phatidase ［ˌfɔsfə'taideis］

鳞状的 squamous ［'skweiməs］

鳞状上皮 squamous epithelium

鳞状上皮化生 squamous metaplasia

鳞状细胞癌 squamous cell carcinoma

鳞状细胞乳头状瘤 squamous cell papilloma

鳞状柱状上皮接合处 squamocolumnar junction

留置导管 indwelling catheter

流行病学 epidemiology ［ˌepiˌdiːmi'ɔlədʒi］

流行的 prevalent ［'prevələnt］; epidemic
　　［ˌepi'demik］

流行性腹泻 epidemic diarrhea

流行性腮腺炎 epidemic parotitis; mumps
　　［mʌmps］

流式细胞仪 flow cytometry

流涎 sialorrhea ［ˌsaiələ'riə］; polysialia
　　［ˌpɔlisai'eiliə］

流质饮食 liquid diet

硫酸 sulfuric acid

硫酸阿托品 atropine sulfate

硫酸钡 barium sulfate

硫酸镁 magnesium sulfate

硫酸钠 sodium sulfate

硫糖铝 sucralfate ［sjuː'krælfeit］; ulcerlmin
　　［ʌlsəl'miːn］

瘤 tumor ［'tju:mə］

柳氮磺吡啶 sulfasalazine ［ˌsʌlfə'sæləzi:n］

隆起型 protrudc type

隆起性病变 protrusion lesion

瘘（管） fistula ［'fistjulə］

瘘管切开术 fistulotomy ［ˌfistju'lɔtəmi］

瘘管形成 fistulization ［ˌfistjulai'zeiʃən］

瘘管征 fistula sign

漏出物 transudate ［'trænsjudeit］

漏出性腹水 transudative ascites

卵磷脂 lecithin ［'lesiθin］

轮廓乳头 circumvallate papillae；papillae val-
latae

轮状病毒 rotavirus ［'rəutəˌvaiərəs］；duovir-
us ［djuə'vairəs］

轮状病毒肠炎 rotavirus enteritis

轮状病毒胃肠炎 rotavirus gastroenteritis

螺杆菌属 Helicobacter ［ˌheli'kəubæktə］

螺内酯 spironolactone ［spaiəˌrəunə'læktəun］；
aldactone ［æl'dæktəun］

裸区 bare area of liver

氯 chlorine ［'klɔ:ri:n］

氯吡格雷 clopidogrel ［k'ləupidəgrəl］

氯丙嗪 chlorpromazine ［klɔ:'prəuməzi:n］

氯化胆碱 choline chloride

氯解磷定 pralidoxime chloride

L

M

麻痹 palsy ['pɔːlzi];paralysis [pə'rælisis]

麻痹的 paralytic [ˌpærə'litik]

麻痹性肠梗阻 paralytic ileus

麻痹性咽下困难 dysphagia paralytica

麻木 numb [nʌm]

麻醉 anesthesia [ˌænis'θiːziə]

麻醉学 anesthesiology [ˌænisˌθiːziː'ɔlədʒi]

马来酸曲美布汀 trimebutine maleate

马洛里—魏斯综合征(食管贲门黏膜撕裂综
合征) Mallory's-Weiss syndrome

吗啡 morphia ['mɔːfjə];morphine ['mɔːfiːn]

麦氏点(麦克伯尼点) McBurney point

脉搏 pulsus ['pʌlsəs];pulse [pʌls]

脉搏率 pulse rate

满腹 bellyful ['beliful]

慢波 slow wave

慢波电位 slow wave potential

慢性 chronicity [krə'nisəti]

慢性病毒性肝炎 chronic viral hepatitis

慢性病容 chronic facies

慢性肠梗阻 chronic intestinal obstruction

慢性肠套叠 chronic intussusception

慢性肠停滞 Lane's disease

慢性肠系膜淋巴结炎 chronic lymphadenitis
of mesentery

慢性肠系膜上动脉综合征 chronic superior mesenteric artery syndrome

慢性肠炎 chronic enteritis

慢性充血性脾大 chronic congestive splenomegaly

慢性胆管炎 chronic cholangitis

慢性胆囊炎 chronic cholecystitis

慢性的 chronic ['krɔnik]

慢性非化脓破坏性胆管炎 chronic nonsuppurative destructive cholangitis

慢性非结石性胆囊炎 chronic acalculous cholecystitis

慢性非特异性溃疡性结肠炎 chronic nonspecific ulcerative colitis

慢性肥厚性胃炎 chronic hypertrophic gastritis

慢性复发性胰腺炎 chronic relapsing pancreatitis

慢性腹泻 chronic diarrhea

慢性肝病 chronic liver disease

慢性肝性脑病 chronic hepatic encephalopathy

慢性肝炎 chronic hepatitis

慢性肝淤血 chronic venous congestion of liver

慢性肛裂 chronic anal fissure

慢性活动性肝炎 chronic active hepatitis

慢性继发性肠道假性梗阻 chronic secondary intestinal pseudo-obstruction

慢性家族性黄疸 chronic familial icterus

M

慢性间质性肝炎 chronic interstitial hepatitis

慢性结石性胆囊炎 chronic calculous cholecystitis

慢性局限性肠炎 chronic regional enteritis

慢性溃疡性结肠炎 chronic ulcerative colitis

慢性阑尾炎 chronic appendicitis

慢性滤泡性胃炎 chronic follicular gastritis

慢性囊性胃炎 chronic cystic gastritis

慢性囊肿性肠炎 enteritis cystica chronica

慢性迁延性肝炎 chronic persisting hepatitis

慢性浅表性胃炎 chronic superficial gastritis

慢性痛 chronic pain

慢性萎缩性胃炎 chronic atrophic gastritis

慢性胃扩张 chronic gastrectasia

慢性胃炎 chronic gastritis

慢性消化性溃疡 chronic peptic ulcer

慢性消化性食管炎 chronic peptic esophagitis

慢性咽炎 chronic pharyngitis

慢性胰腺炎 chronic pancreatitis

慢性增生性胆管炎 chronic proliferative cholangitis

慢性增生性肝周炎 frosted liver; icing liver; perihepatitis chronica hyperplastica

盲肠 cecum ['siːkəm]; caecum ['siːkəm]; appendix [ə'pendiks]

盲肠襞 plicae cecales; cecal folds

盲肠缝合术 cecorrhaphy [si'kɔːrəfi]

414

盲肠固定术 cecofixation
[ˌsiːkəufikˈseiʃən] ; cecopexy
[ˈsiːkəˌpeksi] ; typhlopexy [ˈtifləupeksi]

盲肠后的 retrocecal [ˌretrəuˈsikəl]

盲肠后动脉 arteria caecalis posterior ; posterior cecal artery

盲肠回肠吻合术 cecoileostomy
[ˌsiːkəuˌiliˈɔstəmi]

盲肠切开术 cecotomy [siˈkɔtəmi] ; typhlotomy [tifˈlɔtəmi]

盲肠疝 cecal hernia ; cecocele [ˈsiːkəsiːl]

盲肠升结肠固定术 cecocolopexy
[ˌsiːkəuˈkəuləˌpeksi]

盲肠炎 cecitis [siˈsaitis] ; typhlenteritis
[ˌtiflentəˈraitis]

盲肠造口术 cecostomy [siˈkɔstəmi] ; typhlostomy [tifˈlɔstəmi]

盲肠折叠术 cecoplication
[ˌsiːkəuplaiˈkeiʃən]

盲肠周围的 pericecal [ˌperiˈsiːkəl]

盲肠周围炎 pericecitis [ˌperisiˈsaitis] ; perityphlitis [ˌperitifˈlaitis]

梅毒 lues [ˈljuːiːz] ; syphilis [ˈsifilis]

梅毒的 luetic [ljuːˈetik] ; syphilitic
[ˌsifiˈlitik] ; syphilous [ˈsifiləs]

梅毒性肝硬化 syphilitic cirrhosis

梅毒性口炎 syphilitic stomatitis

M

梅克尔憩室 Meckel diverticulum

酶 enzyme ['enzaim]

酶原 zymogen ['zaimədʒen]

酶原颗粒 zymogen granule

镁过多症 magnesium excess

镁缺乏 magnesium deficiency

镁乳 milk of magnesia

门冬氨酸钾镁 potassium magnesium aspartate

门静脉 portal vein;vena portae

门静脉的 pylic ['pailik]

门静脉高压 portal hypertension

门静脉扩张 pylephlebectasis

　　[ˌpailifli'bektəsis]

M

门静脉系 portal system

门静脉血栓形成 pylethrombosis

　　[ˌpailiθrɔm'bəusis]

门静脉炎 pylephlebitis [ˌpailifli'baitis]

门静脉造影术 portography [pɔː'tɔgrəfi];
　　portal venography

门静脉造影照片 portogram ['pɔːtəgræm];
　　portovenogram [ˌpɔːtəu'viːnəgræm]

门静脉周的 periportal [ˌperi'pɔːtəl]

门静脉周围炎 peripylephlebitis

　　[ˌperiˌpailifli'baitis]

门静脉阻塞性腹泻 mechanical diarrhea

门脉三征 portal triads

门脉性肝硬化 portal cirrhosis

门脉周性肝硬化　pipe stem cirrhosis

门—奇静脉断流术　porta azygos disconnection

门—腔静脉分流术　porto-caval shunt

门体分流性脑病　portal-systemic encephalopathy

门—体静脉吻合　portosystemic anastomosis

门体循环的　portosystemic
　　[ˌpɔːtəusisˈtemik]

门小叶　portal lobule

门小叶形成　portal lobulation

门诊病人　out-patients（OP）

门诊部　out-patient clinic（OPC）

弥漫式　diffuse type

弥漫性肝病　diffuse hepatic disease

弥漫性脾大　diffuse splenomegaly

弥漫性食管痉挛　diffuse esophageal spasm

迷走神经　vagus　[ˈveigəs]；vagus nerve；
　　pneumogastric nerve

迷走神经反射　vagovagal reflex

迷走神经腹腔支　celiac nerves；rami celiaci
　　nervi vagi；rami coeliaci nervi vagi

迷走神经肝支　rami hepatici nervi vagi

迷走神经节　vagus ganglion；lower ganglion of
　　vagus nerve

迷走神经胃后支　rami gastrici posteriores nervi vagi

迷走神经胃前支　rami gastrici anteriores nervi

M

417

vagi

糜蛋白酶 zonolysin [zəunəu'laisin]; chymo-
trypsin [ˌkaimə'tripsin]

糜蛋白酶原 chymotrypsinogen
[ˌkaimətrip'sinədʒən]

糜烂性胃炎 erosive gastritis

米索前列醇 misoprostol [ˌmaisə'prɔstɔl]

泌胆障碍 paracholia [ˌpærə'kəuliə]

泌酸腺 oxyntic gland

免疫 immunize ['imjunaiz]

免疫球蛋白 immunoglobulin (Ig)
[ˌimjunəu'glɔbjulin]

免疫缺陷 immunodeficiency
[iˌmjuːnəudi'fiʃənsi]

免疫细胞 immunocyte ['imjunəsait]

免疫抑制剂 immuno-suppressive agent; im-
mune-suppressant; immune-depressant

灭活 inactivation [inˌækti'veiʃən]

膜内的 intramembranous
[ˌintrə'membrənəs]; intrathecal [ˌintrə'θiːkəl]

膜性的 membranous [mɛm'breinəs]

膜性结肠周围炎 membranous pericolitis

膜性咽炎 membranous pharyngitis

末端肠炎 terminal enteritis

墨菲征 Murphy sign

M

N

钠依赖式载体 sodium dependent carrier

耐嚼的 chewy ['tʃuːi]

耐酸消化酶 vernase [vəːˈneis]

囊泡 vesicle ['vesikəl]

蛲虫病 enterobiasis [ˌentərəuˈbaiəsis];
oxyuriasis [ˌɔksijuəˈraiəsis]

脑肠肽 brain gut peptide

脑电活动地形图 brain electrical activity map

脑啡肽 enkephalin [ˌenkeˈfæliːn]

内毒素 endotoxin [ˌendəuˈtɔksin]

内毒素休克 endotoxin shock

内毒素血症 endotoxemia [ˌendəutɔkˈsiːmiə]

内分泌 endocrine ['endəukrain]

内环境稳定 homeostasis [ˌhəumiəuˈsteisis]

内镜 endoscope ['endəskəup]

内镜剥脱活检 endoscopic strip biopsy

内镜操纵部 endoscopic control section

内镜插入管 endoscopic insertion tube

内镜充气 endoscopic air

内镜胆管引流术 endoscopic biliary drainage

内镜导光连接部 endoscopic light guide connector section

内镜导光束 endoscopic light guide bundles

内镜导像束 endoscopic image guide bundles

内镜复位术 endoscopic reduction

内镜光导纤维 endoscopic optical fibers

内镜活检 endoscopic biopsy

内镜活检管道开口 endoscopic biopsy channel opening

内镜检查 endoscopy [en'dɔskəpi]; endoscopic examination

内镜角度锁钮 endoscopic locking knob

内镜角度旋钮 endoscopic angulation knob

内镜冷光源 endoscopic cold light source

内镜逆行胰胆管造影 endoscopic retrograde cholangiopancreatography（ERCP）

内镜黏膜下肿瘤切除术 endoscopic enucleation of submucosal tumor

内镜取石术 endoscopic stone extraction technique

内镜碎石术 endoscopic lithotripsy

内镜弯曲部 endoscopic bending section

内镜吸引阀 endoscopic suction valve

内镜下鼻胆管引流 endoscopic nasobiliary drainage（ENBD）

内镜下静脉曲张套扎（术）endoscopic varices ligation（EVL）

内镜下静脉曲张硬化疗法 endoscopic varices sclerotherapy（EVS）

内镜下黏膜剥离术 endoscopic submucosal dissection（ESD）

内镜下黏膜切除术 endoscopic mucosal resection（EMR）

内镜下十二指肠乳头切开术 endoscopic papillotomy

内镜下幽门括约肌扩张术 endoscopic dilation of pyloric sphincter

内镜氙离子激光 endoscopic xenon ion laser

内镜胰管引流术 endoscopic drainage of pancreatic duct

内镜治疗 therapeutic endoscopy

内镜置管术 endoprosthesis ［endɔp'rɔsθisis］

内镜注射治疗 endoscopic injection therapy

内科疗法 medical treatment

内皮素 endothelin ［endəu'θiːlin］

内肽酶 endopeptidase ［ˌendəu'peptideis］

内酰胺酶 lactamase ［'læktəmeis］

内因子 intrinsic factor

内因子抗体 intrinsic factor antibody

内脏 internal organ；splanchna ［'splæŋknə］；viscus ［'viskəs］

内脏丛 visceral plexuses；plexus viscerales

内脏的 visceral ［'visərəl］；splanchnic ［'splæŋknik］

内脏感觉缺失 visceral anesthesia

内脏平滑肌 visceral smooth muscle

内脏神经系统 visceral nervous system

内脏神经症 visceral neurosis

内脏痛 visceral pain

N

内脏危象 visceral crisis

内脏下垂 visceroptosis [ˌvisərɔpˈtəusis]

内脏性幻觉 visceral hallucination

内脏异位 heterotaxia [ˌhetərəuˈtæksiə]; heterotopia visceralis

内脂酶 lactonase [ˈlæktənəs]

能量代谢 energy metabolism

能量代谢率 energy metabolism rate

尼扎替丁 nizatidine [niˈzeitidiːn]

黏蛋白 mucoprotein [ˌmjuːkəuˈprəutiːn]

黏附分子 adhesion molecule

黏膜 tunica mucosa; mucous membrane

黏膜固有层 lamina propria mucosae; proper mucous membrane

黏膜肌层 muscularis mucosae

黏膜切除术 mucosectomy [muːkəuˈsektəmi]

黏膜下层 submucosa [ˌsʌbmjuːˈkəusə]; submucous layer

黏膜下神经丛 submucosal nervous plexus

黏液 mucus [ˈmjuːkəs]

黏液的 mucous [ˈmjuːkəs]

黏液瘤 myxoma [mikˈsəumə]; mucous tumor

黏液囊肿 mucocele [ˈmjuːkəsiːl]; mucous cyst; myxoma [mikˈsəumə]

黏液碳酸氢盐屏障 mucus bicarbonate barrier

黏液细胞 mucilage cell; mucous cell

黏液腺癌 mucinous adenocarcinoma

黏液样便 mucoid stool

粘连 adhesion ［əd'hiːʒən］

尿道导管 urethral catheter

尿碘 urine iodine

尿淀粉酶 urine amylase

尿毒症 uremia ［juə'riːmiə］

尿毒症结肠炎 uremic colitis

尿素呼气试验 urea breath test

尿素酶 urease ［'juərieis］

尿素酶试验 urease test

尿酸 uric acid

尿胃蛋白酶 uropepsin

尿胃蛋白酶原 uropepsinogen
 ［ˌjuərəupep'sinədʒən］

凝固 coagulate ［kən'ægjuleit］

凝乳酶 rennin ［'renin］；lab- enzyme；rennase
 ［re'neis］

凝血 cruor ［'kruːɔː］

凝血功能障碍 coagulation disorders

凝血酶 thrombin ［'θrɔmbin］

凝血酶时间 thrombin time

凝血酶原 thrombinogen ［θrɔm'binədʒen］

凝血酶原时间 prothrombin time（PT）

凝血时间 clotting time

凝血酸 tranexamic acid

凝血因子 blood coagulation factors；blood clot-
 ting factor

凝血因子复合物 prothrombin proconvertin stuart prower factor

凝血致活酶原酶 thromboplastinogenase

牛磺胆酸 taurocholic acid

牛磺胆酸盐 taurocholate [ˌtɔːrəˈkəuleit]

浓缩 concentrate [ˈkɔnsəntreit]

脓毒性休克 septic shock

脓毒症 sepsis [ˈsepsis];pyemia [paiˈiːmiə]

脓肿 abscess [ˈæbsis]

诺沃克组病毒性胃肠炎 Norwalk agents gastroenteritis

N

O

呕出 disgorge [dis'gɔːdʒ]; reject
  [ri'dʒekt]

呕胆 cholemesia [kəu'liːmiːziə]; cholemesis
  [kə'lemisis]

呕粪 copremesis [kɔp'remisis]; fecal vomiting

呕逆反胃 vomiting and regurgitation

呕吐 vomit ['vɔmit]; throw up; emesia
  [e'miːziə]

呕吐反射 vomiting reflex

呕吐物 vomitus ['vɔmitəs]

呕吐中枢 vomiting center; vomiting reflex

呕血 hematemesis [ˌhemə'temisis]

偶发神经症 accident neurosis

偶然寄生虫 accidental parasite

O

P

排便 defecate [ˈdefikeit]；defecation
　[ˌdefəˈkeiʃən]

排便反射 defecation reflex

排便节制 fecal continence

排便恐惧症 coprophobia [ˌkɔprəˈfəubiə]

排便造影 defecography [ˌdifəˈkɔgrəfi]

排除饮食 elimination diet

排除诊断 diagnosis by exclusion

排胆的 cholecystagogic [ˌkəuliˌsistəˈgɔdʒik]

排胆药 cholecystagogue [ˌkɔliˈsistəgɔg]

排粪过频 pollakicoprosis
　[ˌpɑːləkiːˈkɔprəusis]

排泄 excrete [eksˈkriːt]；voidance [ˈvɔidəns]；
　egestion [iːˈdʒestʃən]；eccrisis [ˈekrisis]

排泄不能 acatharsia [ˌækəˈθɑːsiə]

排泄过多 hypereccrisis [ˌhaipəˈrekrisis]

排泄过少 hypoeccrisia [ˌhaipəueˈkrisiə]

排泄物 excrement [ˈekskrimənt]

哌唑嗪 prazosin [prəˈzəuzin]

潘氏细胞 Paneth's cell

泮托拉唑 pantoprazole [ˈpæntəprəzəul]

旁分泌 paracrine [ˌpærəˈkrin]

膀胱肠反射 vesicointestinal reflex

膀胱肠疝 cysto-enterocele
　[ˌsistəuˈentərəusiːl]

膀胱结肠造口吻合术 cystocolostomy
[ˌsistəukə'lɔstəmi]

盆部结肠 pelvic colon

盆腔脓肿 pelvic abscess

膨出 bulge [bʌldʒ]

膨胀型 expanding type

皮革状胃 fibromatosis ventriculi

皮质性聋 cortical deafness

脾包虫囊肿 splenic echinococciasis

脾被膜 splenic capsule

脾被膜炎 episplenitis [epispli'naitis]

脾病 splenopathy [spli'nɔpəθi]

脾出血 splenorrhagia [ˌspliːnə'reidʒiə]

脾大 splenomegaly [ˌspliːnəu'megəli]; hypersplenotrophy [haipəːspli'nɔtrəfi]

脾大性红细胞增多 splenomegalic polycythemia; megalosplenica polycythemia

脾动脉 splenic artery

脾肝炎 splenohepatitis [ˌspliːnəuˌhepə'taitis]

脾梗死 splenic infarction

脾功能减退 hyposplenism
[ˌhaipəu'splenizəm]

脾功能亢进 hypersplenism
[ˌhaipə'spliːnizəm]; hypersplenia
[ˌhaipə'spliːniə]

脾结肠的 splenocolic [ˌspliːnəu'kɔlik]

脾结肠韧带 splenocolic ligament

脾结核 tuberculosis of spleen

脾静脉 splenic vein

脾溃疡 splenelcosis ［ˌspliːnel'kəusis］

脾淋巴管瘤 splenic lymphangioma

脾淋巴结 nodi lymphatici splenici

脾淋巴瘤 splenic lymphoma

脾囊肿 splenic cyst

脾脓肿 splenic abscess

脾破裂 splenic rupture

脾切除术 splenectomy ［spli'nektəmi］

脾切迹 splenic impression

脾曲综合征 splenic flexure syndrome

脾 疝 splenocele ［'spliːnəsiːl］; lienocele ［lai'iːnəsiːl］

脾肾韧带 lienorenal ligament

脾下垂 splenoptosis ［ˌspliːnɔp'təusis］

脾血管内皮肉瘤 splenic hemangioendothelio-sarcoma

脾炎 splenitis ［spli'naitis］;lienitis ［ˌlaiə'naitis］

脾炎黄疸 splenicterus ［sple'niktərəs］

脾胰的 lienopancreatic ［laiˌiːnəuˌpæŋkri'ætik］

脾脏 spleen ［spliːn］

脾造影术 lienography ［laiə'nɔːgrəfi］

脾周围炎 perisplenitis ［ˌperispli'naitis］

脾组织植入 splenosis ［spli'nəusis］

匹维溴铵 pinaverium bromide

片状坏死 piecemeal necrosis

贫血 anemia ［ə'niːmiə］

平滑肌 smooth muscle

泼尼松 prednisone ［'prednisəun］

破坏胰腺组织的 pancreolytic

　［ˌpæŋkriəu'litik］

破裂 rupture ［'rʌptʃə］

破裂性出血 hemorrhage by rhexis

破伤风 tetanus ［'tetənəs］

剖腹胆囊造口术 laparocholecystotomy

　［ˌlæpərəuˌkəulisis'tɔtəmi］

剖腹结肠造口术 laparocolostomy

　［ˌlæpərəukə'lɔstəmi］

剖腹胃检查法 laparogastroscopy

　［ˌlæpərəugæs'trɔskəpi］

扑翼样震颤 flapping tremor or asterixis

葡醛内酯 glucurone ［'gluːkjurəun］

葡萄糖 glucose ［'gluːkəus］

葡萄糖醛酸 glucuronate ［glu'kjuərəneit］

葡萄糖醛酸基转移酶 glucuronyl transferase

普—杰综合征 Peutz-Jeghers syndrome

普萘洛尔 propranolol ［prəu'prænəlɔl］

瀑布形胃 cascade stomach；waterfall stomach

Q

脐 umbilicus [ʌmˈbilikəs]

脐部肝突出 hepatomphalocele
[ˌhepətɔmˈfæ ləsiːl]

脐肠瘘 omphalo enteric fistula

脐肠系膜的 omphalomesenteric
[ˌɔmfələuˌmesənˈterik]

脐出血 omphalorrhagia [ˌɔmfələˈreidʒiə]

脐静脉曲张 varicomphalus [ˌværiˈkɔmfələs]

脐瘘 umbilical fistula

脐脓肿 empyocele [ˈempaiəˌsiːl]

脐突出 omphalocele [ˈɔmfələuˌsiːl];
exomphalos [ekˈsɔmfələs]

脐周静脉曲张 caput medusae; cirsomphalos
[səːˈsɔmfələs]

起始反应 initiation reaction

气腹 pneumascos [ˌnjuːˈmæskəus]; pneumo-
peritoneum [ˌnjuːməuˌperitəuˈniːəm]

气球样变 ballooning degeneration

气压鼻窦炎 barosinusitis [ˌbærəuˌsainəˈsaitis]

气压耳炎 baro-otitis [ˌbærəuəuˈtaitis];
barotitis [ˌbærəuˈtaitis]

气压中耳炎 aero-otitis media

气肿性胆囊炎 emphysematous cholecystitis;
pneumocholecystitis
[ˌnjuːməuˌkəulisisˈtaitis]

430

器官的 organic [ɔːˈgænik]

器械 instrument [ˈinstrumənt]

器质性病 organic disease

憩室 diverticulum [ˌdaivəːˈtikjuləm]

憩室 X 线造影 diverticulogram
[ˌdaivəˈtikjuləgræm]

憩室切除术 diverticulectomy
[ˌdaivəˌtikjuˈlektəmi]

憩室炎 diverticulitis [ˌdaivətikjuˈlaitis]

憩室周围炎 peridiverticulitis
[ˌperiˌdaivətikjuˈlaitis]

髂后上棘 posterior superior iliac spine

髂嵴 iliac crest

髂前上棘 anterior superior iliac spine

牵涉痛 referred pain

铅毒性黄疸 icterus saturninus

铅管状结肠 lead-pipe colon

前白蛋白 prealbumin [priːˈælbjumin]

前腹壁综合征 anterior abdominal wall syndrome

前腹侧的 anteroventral [ˌæntərəuˈventrəl]

前臼齿 premolar [ˌpriːˈməulə]

前列腺素 prostaglandin(PG)
[ˌprɔstəˈglændin]

前庭耳蜗器 organum vestibulocochleare

前庭迷路 vestibular labyrinth;labyrinthus vestibularis

Q

潜伏期 incubation ［ˌinkjuˈbeiʃən］; delitescence ［ˌdeiliˈtesens］

潜伏性腹膜炎 silent peritonitis

潜伏性黄疸 latent jaundice

潜血试验 occult blood test

浅表性扁桃体炎 superficial tonsillitis

浅表性溃疡 exulceratio simplex

浅表性胃炎 superficial gastritis

浅层囊性结肠炎 colitis cystica superficialis

腔(窦) antrum ［ˈæntrəm］

腔隙韧带 lacunar ligament

强直性收缩 tonic contraction

羟胆固醇 oxycholesterol ［ˌɔksikəuˈlestərəul］

桥接坏死 bridging necrosis

切除肝脏 hepatectomize ［ˌhepəˈtektəmaiz］

切片 slice ［slais］

侵袭因子 aggressive factors

亲胃的 gastrotropic ［ˌgæstrəuˈtrɔpik］

青霉素 penicillium ［ˌpeniˈsiliəm］

轻度炎症 subinflammation ［ˌsʌbinfləˈmeiʃən］

轻鼓音的 subtympanic ［ˌsʌbtimˈpænik］

轻黄疸的 subicteric ［ˌsʌbikˈterik］

轻微肝性脑病 minimal hepatic encephalopathy

轻泻 laxative ［ˈlæksətiv］

轻泻剂 laxative purgative

轻症急性胰腺炎 mild acute pancreatitis

氢化可的松 hydrocortisone ［ˌhaidrəˈkɔːtisəun］

氢氰酸中毒 hydrocyanism ［ˌhaidrəuˈsaiənizəm］

氢溴酸山莨菪碱 anisodamine hydrobromide

氢氧化铝 aluminium hydroxide

氢氧化铝凝胶 aluminii hydroxide gel

倾倒综合征 dumping stomach；dumping syndrome

清(白)蛋白 albumin(ALB) ［ˈælbjumin］

琼脂糖 agarose ［ˈɑːgərəus］

球蛋白 globulin ［ˈglɔbjulin］

球后溃疡 postbulbar ulcer

球抑胃素 bulbogastrone ［ˌbʌlbəuˈgæstrəun］

躯体的 somatic ［səuˈmætik］

躯体痛 somatic pain

曲张静脉 varicose vein

曲张静脉硬化注射法 cirsenchysis ［səːˈsenkisis］

去激活作用 deactivation ［ˌdiːæktiˈveiʃən］

去氢胆红素 dehydrobilirubin ［diˌhaidrəubiliˈruːbin］

去铁蛋白 apoferritin ［ˌæpəˈferitin］

全鼻窦切除术 pansinusectomy ［ˌpænsainəˈsektəmi］

全身麻醉 general anesthesia

全身性炎症反应综合征 systemic inflammatory response syndrome(SIRS)

全胃肠外营养 total parenteral alimentation

（TPA）

全直肠结肠切除术 panproctocolectomy
[ˌpænˌprɔktəukəuˈlektəmi]

醛固酮 aldosterone [ˌældəuˈsterəun]

醛固酮增多症 aldosteronism
[ˌældəuˈsterəunizəm]

缺铁性吞咽困难 sideropenic dysphagia;
Plummer- Vinson syndrome

缺血性结肠炎 ischemic colitis

缺血再灌注损伤 ischemical reperfusion injury

缺氧 oxygen- poor

缺氧血症 anoxemia [ænɔkˈsiːmiə]

Q

R

染色胃液检查法 Glaessner-Wittgensten test

热带腹泻 tropical diarrhea

热带巨脾综合征 tropical splenomegaly syndrome

热带口炎性腹泻 ceylon sore mouth

热带溃疡 tropical ulcer;desert sore;veldt sore

人工肝 artificial liver

人工唾液 artificial saliva

人类白细胞抗原 human Leukocyte Antigens (HLA)

人类丙种球蛋白 human gamma globulin (HGG)

妊娠肝内胆汁淤积症 intrahepatic cholestasis of pregnancy

妊娠急性黄色肝萎缩 obstetric acute yellow liver atrophy

妊娠急性脂肪肝 acute fatty liver of pregnancy

妊娠期急性阑尾炎 acute appendicitis during pregnancy

妊娠期消化性溃疡 peptic ulcer in pregnancy

日本血吸虫 schistosoma japonicum

溶癌的 carcinolytic [ˌkɑːsinəu'litik]

溶癌素 carcinolysin [ˌkɑːsi'nɔlisin]

溶肝的 hepatolytic [ˌhepətəu'litik]

溶肝素 hepatolysin [ˌhepə'tɔlisin]

溶剂 dissolvent ［di'zɔlvənt］；solvent
　　［'sɔlvənt］

溶剂分解作用 solvolysis ［səl'vɔlisis］

溶解性坏死 lytic necrosis

溶菌酶 muramidase ［mju'ræmideis］

溶酶体 lysosome ［'laisəsəum］

溶酶体的 lysosomal ［ˌlaisə'səuməl］

溶血的 hemolytic ［ˌhiːmə'litik］

溶血性黄疸 hemolytic jaundice

溶血性黄疸贫血病 icteroanemia
　　［ˌiktərəuə'niːmiə］

溶血性脾大 hemolytic splenomegaly

溶血性贫血 hemolytic anemia

溶质 solute ［'sɔljuːt］

溶组织内阿米巴 Entamoeba histolytica

肉芽肿 granuloma ［ˌgrænju'ləumə］

肉芽肿性腹膜炎 granulomatous peritonitis

肉芽肿性结肠炎 granulomatous colitis

肉芽肿性胃炎 granulomatous gastritis

肉芽肿性小肠结肠炎 granulomatous entero-
　　colitis

蠕变 creep ［kriːp］

蠕虫 worm ［wəːm］；helminth ［'helminθ］

蠕虫病 helminthiasis ［ˌhelmin'θaiəsis］；ver-
　　mination ［ˌvəːmi'neiʃən］；verminosis
　　［ˌvəːmi'nəusis］

蠕虫病的 verminotic ［ˌvəːmi'nɔtik］

蠕虫的 helminthic [hel'minθik]; helminthous [hel'minθəs]; verminal ['vəːminəl]; verminous ['vəːminəs]

蠕动 peristalsis [ˌperi'stælsis]; vermiculation [vəːˌmikju'leiʃən]

蠕动波 peristaltic rushes; peristaltic wave

蠕动迟缓 hypoperistalsis [ˌhaipəuˌperi'stælsis]

蠕动冲 peristaltic rush

蠕动的 peristaltic [ˌpəri'stæltik]; enterocinetic [ˌentərəusai'netik]; enterokinetic [ˌenterəukai'netik]

蠕动过强 hyperperistalsis [ˌhaipəˌperi'stælsis]; hyperanakinesia [ˌhaipəˌrənəkai'niːziə]

蠕动亢进 hyperanacinesia [ˌhaipəˌrænəsai'niːziə]; hyperanakinesia [ˌhaipəˌrənəkai'niːziə]

蠕动缺失 hypanakinesis [haiˌpænəkai'niːsis]; hypanakinesia [hai'pænəkai'niːziə]

蠕动徐缓 bradydiastalsis [ˌbrædiˌdaiə'stælsis]

蠕动障碍 dysperistalsis [ˌdisperi'stælsis]

蠕动正常 euperistalsis [juˌperi'stælsis]

乳蛋白酶 galactase [gə'lækteis]

乳蛋白质 lactoprotein [ˌlæktəu'prəutiin]

乳化脂肪 chyle fat

乳酶 galactenzyme [ˌgælæk'tenzaim]

乳酶生 biofermin ['biəfəmin]

乳糜 chyle [kail]; chylus ['kailəs]

乳糜的 chylous ['kailəs]

R

乳糜微粒 chylomicron ［ˌkailəu'maikrɔn］

乳糜泻 celiac disease；morbus coeliacus

乳糜泻综合征 celiac syndrome

乳糜性腹膜炎 chyle peritonitis

乳糜性腹水 chyliform ascites

乳糜性腹泻 chylorrhea；diarrhea chylosa

乳糜血症 chylaemia ［kai'liːmiə］

乳糜溢 chylorrhea ［ˌkailəu'riːə］

乳清蛋白 lactalbumin ［ˌlæktæl'bjuːmin］

乳酸 lactic acid

乳酸酶 lactalase ［'læktəleis］

乳酸钠林格溶液 lactate Ringer solution

乳酸脱氢酶 lactate dehydrogenase

乳酸胃蛋白酶酏剂 lactated pepsin elixir

乳酸血症 lactacidemia ［lækˌtæsi'diːmiə］

乳酸亚铁 ferrous lactate

乳糖吸收不良 lactose malabsorption

乳铁蛋白 lactoferrin ［'læktəu'ferin］

软骨样脾周围炎 perisplenitis cartilaginea

闰绍细胞 Renshaw's cell

润肠药 aperitive ［ə'peritiv］

润滑剂 lubricant ［'ljuːbrikənt］

润滑性泻剂 demulcent cathartics；lubricant cathartic

S

腮腺 parotid gland

腮腺管 parotid duct

腮腺管乳头 papilla of parotid duct; papilla ductus parotidei

三硅酸镁 magnesium trisilicate

三腔二囊管填塞法 sengstaken blackmore tube baloon tamponade

三羧酸循环 tricarboxylic acid cycle

三酰甘油 triacylglycerol [trai͵æsilˈglisərɔl]

散热 thermolysis [θəˈmɔlisis]; loss of heat

扫描 scan [skæn]

色素 pigment [ˈpigmənt]

色素颗粒 pigment granule

色素内镜检查术 dye endoscopy; chromoendoscopy

沙门菌感染 salmonella infection; salmonellosis [͵sælməneˈləusis]

沙尔科三联征(查科三联征) Charcot triad

沙门菌 salmonella [͵sælməˈnelə]

沙门菌关节炎 salmonella arthritis

沙眼衣原体 chlamydia trachomatis

山梨醇 sorbitol [ˈsɔːbitɔl]

伤风 cold [kəuld]

伤寒 typhoid [ˈtaifɔid]

伤寒带菌者 typhoid carrier

S

伤寒杆菌 typhoid bacillus; bacterium typhosum

伤寒菌苗 typhoid vaccine

伤寒菌血症 typhohemia

伤寒面容 typhoid face

伤寒细胞 typhoid cell

伤寒小结 typhoid nodule

伤寒症 typhoid ['taifɔid]

上颚 palate ['pælit]

上腹 superior belly; epigastrium [ˌepi'gæstriəm]

上腹部的 epigastric [ˌepi'gæstrik]

上皮 epithelium [ˌepi'θiːljəm]

上皮化生 epithelial metaplasia

上皮瘤 epithelioma [ˌepiˌθiːli'əumə]

上皮生长因子 epidermal growth factor

上皮样细胞 epithelioid cell

上皮组织 epithelium [ˌepi'θiːljəm]; epithelial tissue

上腔静脉 superior vena cava

上腔静脉闭塞 superior vena cava obstruction

上消化道 upper gastrointestinal(UGI)

上消化道出血 upper gastrointestinal bleeding; upper gastrointestinal hemorrhage

上牙弓 upper dental arch

烧心 heartburn ['hɑːtbəːn]

少渣饮食 low residue diet

440

舌 tongue ［tʌŋ］

舌扁桃体 lingual tonsil

舌垂直肌 vertical muscle of tongue

舌根 root of tongue

舌骨后囊 retrohyoid bursa

舌会厌正中襞 median glossoepiglottic fold

舌盲孔 foramen cecum of tongue

舌乳头 papillae linguales；lingual papillae

舌体 body of tongue

舌系带 frenulum of tongue

舌下襞 sublingual fold

舌下阜 sublingual caruncle

舌下囊肿 ranula ［ˈrænjulə］

舌下神经核 nucleus of hypoglossal nerve；hypoglossal nucleus

舌下腺 sublingual gland

舌咽神经下节 inferior ganglion of glossopharyngeal nerve

蛇毒 venin ［ˈvenin］

蛇毒因子溶血试验 cobra venom factor hemolysis test

摄取 ingestion ［inˈdʒəstʃən］

摄食障碍 ingestion disturbance

伸舌样痴呆 idiocy mongolism

砷中毒 arsenic poisoning

深呼吸 deep breathing

深昏迷 deep coma

S

441

深静脉 deep vein

神经 nerve ［nəːv］

神经肠管 neurenteric canal

神经冲动 nervous impulse

神经传导阻滞 nerve block

神经刺激 nerve stimulation

神经丛 nerve plexus

神经丛阻滞 nerve plexus block

神经递质 neurotransmitter（NT）

　［ˌnjuərəutrænsˈmitə］

神经反射 nervous reflex

神经分泌 neurosecretion ［ˌnjuərəusiˈkriːʃən］

神经节细胞缺乏症 aganglionosis

　［əˌgænɡliəˈnəusis］

神经瘤病 neuromatosis ［ˌnjuərəuməˈtəusis］

神经调节 neuroregulation

　［ˌnjuərɔːregjuˈleiʃən］

神经性的 neuropathic ［ˌnjuərəˈpæθik］

神 经 性 呕 吐 neural vomiting; psychogenic
　vomiting

神经性贪食 bulimia nervosa

神经性厌食 anorexia nervosa

神经症 neurosis ［njuəˈrəusis］

渗出物 exudate ［ˈeksjudeit］; ooze ［uːz］

渗出性出血 oozing of blood

渗出性腹膜炎 exudative peritonitis

渗出液 exudate ［ˈeksjudeit］

渗漏 leakage ['liːkidʒ]

渗透 permeate ['pəmieit]; osmosis [ɔz'məusis]

渗透性 osmotic property; permeability [ˌpəːmjə'biliti]

渗透性腹泻 osmotic diarrhea

渗透性利尿剂 osmotic diuretic

渗透压 osmotic pressure

渗透作用 osmosis [ɔz'məusis]

渗血 capillary hemorrhage

升结肠 ascending colon; colon ascendens

生理功能 physiological function

生理性黄疸 physiologic jaundice

生命 life [laif]

生命征象 sign of life; vital signs

生物 organism ['ɔːgənizəm]

生物反馈 biofeedback [ˌbaiəu'fiːdbæk]

生物化学 biochemistry [ˌbaiəu'kemistri]

生物碱 alkaloid ['ælkələid]

生物疗法 biological therapy

生物素 biotin ['baiətin]

生物氧化 biological oxidation

生物制品 biological product

生物转化 biotransformation [ˌbaiəuˌtrænsfə'meiʃən]; biological transformation

生长激素 somatropin [səu'mætrəpin];

443

S

growth hormone

生长抑素 somatostatin [ˌsəumætəuˈstætin]

声带肌 vocal muscle

声带麻痹 vocal cord paralysis

声带突 vocal process

声带小结 vocal nodule

声韧带 vocal ligament

声影 acoustic shadow

失弛缓性 achalasia [ˌækəˈleiziə]

失代偿 decompensation [diːˌkɔmpənˈseiʃən]; broken compensation

失代偿肝硬化 decompensate cirrhosis

失活 inactivation [inˌæktiˈveiʃən]

失禁 incontinence [inˈkɔntinəns]

失水量 water loss

失调 imbalance [imˈbæləns]

失血性贫血 blood loss anemia; hemorrhagic anemia

失血性休克 hemorrhagic shock

十二指肠 duodenum [ˌdjuːəuˈdiːnəm]

十二指肠白点综合征 duodenal white spot syndrome

十二指肠闭锁 duodenal atresia

十二指肠大乳头 major duodenal papilla

十二指肠钩虫病 ancylostomiasis duodenale

十二指肠后动脉 retroduodenal arteries

十二指肠后隐窝 retroduodenal recess

S

十二指肠壶腹部 duodenal ampulla

十二指肠降部 descending duodenum

十二指肠镜检查术 duodenoscopy
[ˌdjuːəudiˈnɔskəpi]

十二指肠克罗恩病 Crohn's disease of duode-
num

十二指肠空肠曲 duodenojejunal flexure;
flexura duodenojejunalis;

十二指肠溃疡 duodenal ulcer

十二指肠泌素 duocrinin

十二指肠旁隐窝 paraduodenal recess

十二指肠憩室 duodenal diverticulum

十二指肠球部 duodenal bulb;bulbus duodeni

十二指肠乳头 duodenal papilla;vater papilla;
papilla duodeni

十二指肠乳头胆道口壶腹 ampulla of Vater

十二指肠上曲 superior duodenal flexure

十二指肠胃反流 duodenogastric reflux

十二指肠下曲 inferior duodenal flexure

十二指肠腺 brunner gland; duodenal gland;
mucous crypts of duodenum

十二指肠小乳头 minor duodenal papilla

十二指肠悬肌 suspensory muscle of duode-
num

十二指肠悬韧带 ligament suspensorius duod-
eni;ligament of Treitz

十二指肠炎 duodenitis [ˌdjuːəudiˈnaitis]

S

十二指肠液 duodenal juice

十二指肠壅积液 duodenal stasis

十二指肠纵襞 longitudinal fold of duodenum

石胆酸 lithocholic acid

石蜡切片 paraffin section

食饵中枢 feeding center

食管 esophagus [iː'sɔfəgəs]

食管癌 carcinoma of esophagus

食管贲门腺 esophageal cardiac gland

食管闭锁 esophageal atresia

食管过短 brevis esophogus; brachyesophagus [ˌbrækiiːsɔfegəs]

食管活动障碍 esophageal dysmotility; esophageal motility disorders

食管静脉 esophageal veins

食管静脉曲张 esophageal varices

食管镜 esophagoscope [iː'sɔfəgəskəup]; oesophagoscope [iː'sɔfəgəskəup]

食管镜检查 esophagoscopy [iːˌsɔfə'gɔskəpi]

食管扩张 esophagectasis [iːˌsɔfə'dʒektəsis]; megaesophagus [ˌmegəiːsɔfəgəs];

食管扩张器 esophageal dilator

食管扩张术 dilatation of the esophagus

食管裂孔疝 hiatal hernia; esophageal hiatal hernia

食管瘘 esophageal fistula

食管囊肿 esophageal cyst

食管平滑肌瘤 leiomyoma of esophagus

食管憩室 diverticulum of esophagus

食管疝 esophageal hernia;esophagocele
[iː'sɔfəgəsiːl]

食管失弛缓症 achalasia of esophagus

食管探条 esophageal bougie

食管胃静脉破裂出血 esophageal and gastric
varices bleeding

食管狭窄 esophageal stenosis;stricture of
esophagus;laemostenosis;esophagostenosis

食管下括约肌 lower esophageal sphincter
(LES);inferior esophageal sphincter

食管下括约肌松弛 lower esophageal sphinc-
ter relaxation(LESR)

食管消化性溃疡 peptic ulcer of esophagus

食管炎 oesophagitis [iːˌsɔfə'dʒaitis]

食后脂血症 postprandial lipidemia

食糜 chyme [kaim];chymus ['kaiməs]

食谱 diet ['daiət]

食团 alimentary bolus

食物变态反应 Food Allergy

食物超敏反应 food hypersensitivity

食物传播 food borne;food transmission

食物传播传染 food borne infection

食物热价 thermal equivalent of food

食物特殊动力作用 specific dynamic action

食物性抗体 dietary antibody

S

食物性抗原 dietary antigen

食物中毒 food poisoning

食欲 appetite ［'æpitait］

食欲不振 loss of appetite；anepithymia ［æˌnepi'θimiə］

食欲倒错 parorexia ［ˌpærə'reksiə］；perversion of appetite

食欲亢进 bulimia ［bju'limiə］

食欲缺乏 anorexia ［ˌæno'reksiə］；loss of appetite

试剂 reagent ［riː'eidʒənt］

试验餐 test meal

视频胃镜 video gastroscope

视诊 inspection ［in'spekʃən］

释放 release ［ri'liːs］

嗜碱性 basophilia ［beisəu'filiə］

嗜睡 hypersomnia ［ˌhaipə'sɔmniə］

嗜酸细胞肉芽肿 eosinophilic granuloma

嗜酸性 acidophily ［əˌsidə'fili］

嗜酸性变 acidophilic degeneration

嗜酸性淋巴肉芽肿 eosinophilic lymphogranuloma

嗜酸性脓肿 eosinophilic abscess

嗜酸性胃炎 eosinophilic gastritis

嗜酸性小体 acidophilic body

噬肝巨细胞 hepatophage ［'hepətəfeidʒ］

收缩 contraction ［kən'trækʃən］

S

手术 operation [ˌɔpəˈreiʃən]

手术期间的 perioperative [ˌperiˈɔpərətiv]

受体 receptor [riˈseptə]

舒必利 sulpiride [ˈsʌlpiraid]

输血 transfusion [trænsˈfjuːʒən]

舒缓激肽 bradykinin [ˌbrædiˈkainin]

疏松结缔组织 loose connective tissue

疏泄疗法 catharsis [kəˈθɑːsis]

输血后肝炎 post-transfusion hepatitis

输血相关肝炎 transfusion-associated hepatitis

输液反应 infusion reaction

输注 infusion [inˈfjuːʒən]

暑热 hotness [ˈhɔtnis]；heat [hiːt]

术后的 postoperative [pəustˈɔpərətiv]

树突状细胞 dendritic cells(DC)

衰老 consenescence

双醋酚丁 oxyphenisatin acetate；lisagal

霜斑样病变 shimofuri lesion

水解 hydrolyze [ˈhaidrəlaiz]；hydrolytic decomposition

水解酶 hydrolase [ˈhaidrəleis]；hydrolytic enzyme

水溶性 water-solubility

水泻低钾无胃酸综合征 watery diarrhea-hypokalemia-hypochlorhydria syndrome

水样便 watery stool

水中毒 water intoxication

S

水肿 edema ［i'di:mə］;dropsy ［'drɔpsi］

丝状乳头 filiform papilla;lingual villi

四季豆中毒 phaseolus poisoning

四氯化碳中毒 carbon tetrachloride poisoning

素淡饮食 low diet

酸 acid ［'æsid］

酸过多 hyperacidity ［ˌhaipəːrə'sidəti］

酸过少 hypoacidity ［ˌhaipəuə'siditi］;hypacidity ［ˌhaipə'siditi］

酸化血清试验 acidified serum test;ham's test

酸碱度 power of hydrogen

酸碱平衡 acid base balance

酸性磷酸酶 acid phosphatase(ACP)

酸性溶血试验 acid hemolysis test

酸血症 acidemia ［ˌæsi'di:miɔ］

酸中毒 acidosis ［ˌæsi'dɔusis］

髓 marrow ［'mærəu］

髓腔 pulp cavity

碎片状坏死 piecemeal necrosis

S

损害 lesion ［'li:ʒəm］;impairment ［im'peəmənt］;damnification ［ˌdæmnifi'keiʃən］

羧肽酶 carboxypeptidase ［kɑːbɔksi'peptideis］

T

塔特尔直肠镜 Tuttle's proctoscope

胎儿肝 fetal liver

胎粪 meconium ［mi'kəuniəm］

胎粪性便秘 meconium constipation

胎粪性肠梗阻(MI) meconium ileus

胎粪性腹膜炎 meconium peritonitis

胎粪性栓塞综合征 meconium plug syndrome

肽酶 peptidase ［'peptideis］

贪食癖 phagomania ［ˌfægəu'meinjə］; sitio-mania ［ˌsitiəu'meiniə］

贪食症 bulimia ［bju'limiə］

贪食症的 bulimic ［bju'limik］

碳水化合物 carbohydrate ［ˌkɑːbəu'haidreit］

碳酸酐酶 carbonic anhydrase

碳酸酐酶抑制剂 carbonic anhydrase inhibi-tors

碳酸氢盐 bicarbonate ［bai'kɑːbənit］; super-carbonate ［ˌsjuːpə'kɑːbənit］

糖蛋白 glycosidoprotein ［ˌglaikəuˌsidəu'prəutiːn］

糖尿病胃轻瘫 diabetic gastroparesis

糖消化不良 sugar indigestion

糖衣肠 zuckergussdarm

糖衣肝 frosted liver

糖原 hepatin ［'hepətin］

糖原贮积病 glycogen storage disease

糖脂 glycolipid ［glaikəu'lipid］

绦虫 tapeworm ［'teipwəːm］

特发性餐后低血糖综合征 idiopathic post-prandial syndrome

特发性巨结肠 idiopathic megacolon

特发性弥漫性溃疡 idiopathic diffuse ulcer

特发性食管破裂综合征 boerhaave syndrome

特发性脂泻 idiopathic steatorrhea

特异性肝脑综合征 specific hepatocerebral syndrome

特应性醉酒 alcohol idiosyncratic intoxication

疼痛 pain ［pein］;ache ［eik］

体肠反射 somatointestinal reflex

体格 physique ［fi'ziːk］

体格检查 somatoscopy ［ˌsəumə'tɔskəpi］

体积性泻剂 bulk laxative

体腔壁痛 parietal pain

体外肝灌注 extra-corporeal liver perfusion

体外循环 extracorporeal circulation

体位 position ［pɔ'ziʃən］;posture ［'pɔstʃə］

体位的 postural ［'pɔstʃərəl］

体位引流 postural drainage

体温 body temperature

体温过高 hyperthermia ［ˌhaipə'θəːmiə］

体循环 systemic circulation

体液 humour

体液免疫 humoral immunity

体质 status［ˈsteitəs］；constitution
［ˌkɔnstiˈtjuːʃən］

体质性肥胖 constitutional obesity

体质性肝功能不良 constitutional hepatic dys-
function

体质性黄疸 constitutional jaundice

体质性血胆红素过多症 constitutional hyper-
bilirubinemia

体质性血小板病 constitutional thrombocytop-
athy

替硝唑 tinidazole［taiˈnidəzəul］

天门冬氨酸氨基转移酶 aspartate amino
transferase(AST)

条件反射 conditioned reflex

条件性的 opportunistic［ˌɔpətjuːˈnistik］

调节 regulate［ˈregjuleit］

调节渗透的 osmoregulatory
［ˌɔzməuˈregjulətəri］

调整消化的 colypeptic［ˌkəuliˈpeptik］；
kolypeptic［ˌkəuliˈpeptik］

跳跃征 skip sign

铁沉着肝 iron liver

铁传递蛋白 transferrin［trænsˈferin］

铁蛋白 ferritin［ˈferitin］；ferroprotein
［ˌferəuˈprəutiin］

铁粒幼细胞贫血 sideroblastic anemia

铁锈色痰 rusty sputum

铁循环 ferrikinetics [ferɪki'netiks]；ferrokinetics [ferəuki'netɪks]

铁质沉着性脾大 Gandy-Gamna spleen；siderotic splenomegaly；Gandy-Nanta disease；splenic mycosis

听觉的 acoustic [ə'kuːstik]

通道 channel ['tʃænəl]

同工酶 isozyme ['aisəuzaim]；isoenzyme [ˌaisəu'enzaim]

同化 assimilation [əˌsimi'leiʃən]

同期胰肾联合移植 simultaneous pancreas and renal transplantation

同位素 isotope ['aisəutəup]

同系移植 syngeneic transplantation

同源的 syngeneic [ˌsindʒi'neiik]

同种血清肝炎 homologous serum hepatitis

同种血清性黄疸 homologous serum jaundice

同种移植(术) allotransplantation [ˌæləuˌtrænsplæn'teiʃən]

铜绞痛 copper colic

酮体 acetone body

痛觉增敏 hyperalgesia [ˌhaipəːræl'dʒiːziə]

透壁性结肠炎 transmural colitis

透明细胞癌 clear cell carcinoma

透明质酸 hyaluronic acid

吐胆性绞痛 bilious colic

吐粪 fecal vomiting; stercoraceous vomiting; copremesis ［kɔpˈremisis］

蜕膜阑尾周围炎 periappendicitis decidualis

吞钡 barium swallow

吞噬 phagocytize ［ˈfægəuˌsaitaiz］; phagocytose ［ˌfægəuˈsaitəus］

吞噬细胞 phagocyte ［ˈfægəsait］

吞噬作用 phagocytosis ［ˌfægəusaiˈtəusis］

吞咽 swallow ［ˈswɔləu］; deglutition ［ˌdeglu'ti∫ən］

吞咽不能 aglutition ［ˌæglu:'ti∫ən］; aphagia ［əˈfeidʒiə］; aphagopraxia ［əˌfeigəˈpræksiə］

吞咽的 deglutitory ［di:ˈglutitəri］; deglutitive ［di:ˈglu:titiv］

吞咽反射 deglutation reflex; deglutition reflex

吞咽困难 dysphagia ［disˈfeidʒiə］

吞咽痛 odynophagia ［ˌɔdinəuˈfeidʒiə］

吞咽性呼吸暂停 deglutition apnea

脱氨酶 deaminase ［di:ˈæmineis］

脱辅基蛋白 apoprotein ［ˌæpəˈprəuti:n］

脱肛 anal prolapse; hedrocele; exania ［ekˈseiniə］

脱落细胞学 exfoliative cytology; exfoliative cytometer; exfoliocytology

脱水 dehydration ［ˌdi:haiˈdrei∫ən］

妥布霉素 tobramycin ［ˌtəubrəˈmaisin］

唾液 saliva ［səˈlaivə］

T

455

唾液的 salivary [ˈsælivəri]；sialic
[saiˈælik]

唾液淀粉酶 salivary amylase；salivary diastase

唾液腺 salivary gland

唾液腺癌 salivary gland carcinoma(SGC)

唾液消化 salivary digestion

唾液小体 salivary corpuscule

唾液抑胃素 sialogastrone [ˌsaiələuˈgæstrəun]

W

蛙形腹 frog belly

外半规管 lateral semicircular duct

外侧鼻突 lateral nasal process

外侧腭突 lateral palatine process

外毒素 exotoxin [ˌeksəuˈtɔksin]

外耳道 external canal auditory

外斐试验 Weil-Felix test

外分泌 exocrine [ˈeksəkrain]

外分泌腺 exocrine gland

外淋巴管 perilymphatic duct

外瘘 external fistula

外膜 tunica adventitia

外胚层 epiblast [ˈepiblæst]; ectoblast
[ˈektəblæst]

外疝 external hernia

外伤性的 traumatic [trɔːˈmætik]

外伤性膈疝 traumatic diaphragmatic hernia

外伤性阑尾炎 traumatic appendicitis

外伤性血栓 traumatic thrombus

外伤性胰腺炎 traumatic pancreatitis

外伤性直肠炎 traumatic proctitis

外渗 exosmose [ˈəksɔsməus]

外显子 exon [ˈeksən]

外源性促凝血酶原激酶 extrinsic prothrombi-
nase

外源性毒血症 ectotoxemia
[ektəu'tɔksiːmiə]

外源性感染 ectogenous infection

外源性高胆固醇血症 exogenous hypercholesterolemia

外源性致热原 exogenous pyrogen

外质 ectoplasm ['ektəuplæzəm]

外痔 external hemorrhoid

弯曲杆菌 campylobacter [ˌkæmpiləu'bæktə]

完全抗体 complete antibody

完全抗原 complete antigen

完全溶血 sparkling hemolysis

完全胃肠内营养 total enteral nutrition

完全胃肠外营养 total parenteral nutrition

顽固性便秘 obstipation [ˌɔbsti'peiʃən]

顽固性腹水 refractory ascites

顽固性贫血 refractory anemia

万古霉素 vancomycin [væŋkə'maisin]

网膜 omentum [əu'mentəm]

网膜孔 epiploic foramen; porta omenti

网膜孔疝 foraminal hernia

网膜囊 lesser peritoneal cavity

网膜扭转 omentovolvulus
[əuˌmentəu'vɔlvjuləs]

网膜切除术 omentumectomy
[əuˌmentə'mektəmi]

网膜疝 epiplocele [i'pipləusiːl]

W

网膜炎 epiploitis ［iˌpipləu'aitis］; omentitis
　　［ˌəumen'taitis］

网状结构 reticular formation

网状细胞肉瘤 reticulum cell sarcoma

网状纤维 reticular fibre

危机 crisis ［'kraisis］

危象持续状态 status criticus

微观的 microscopic ［ˌmaikrəs'kɔpik］; mi-
　　crocosmic ［ˌmaikrəu'kɔzmik］

微管 microtubule ［ˌmaikrəu'tjuːbjuːl］

微管蛋白 tubulin ［'tjuːbjulin］

微环境 microenvironment
　　［ˌmaikrəuin'vaiərənmənt］

微寄生物 microparasite ［ˌmaikrəu'pærəsait］

微荚膜 microcapsule ［ˌmaikrəu'kæpsjuːl］

微量白蛋白尿 microalbuminuria
　　［ˌmaikrəulbjumin'juriə］

微量凝集反应 microagglutination

微绒毛 microvillus ［ˌmaikrəu'viləs］

微丝 microfilament ［ˌmaikrəu'filəmənt］

微丝蚴 microfilaria ［ˌmaikrəufi'lɛəriə］

微丝蚴血 microfilaremia ［ˌmaikrəuˌfilə'riːmiə］

微团 micelle ［mai'sel］

微吻合术 microanastomosis
　　［ˌmaikrəuəˌnæstə'məusis］

微需氧菌 microaerophilic bacterium

微血管 microangium; capillary vessel

W

微血栓 microthrombus [ˌmaikrəuˈθrɔmbəs]

微循环 microcirculation
[ˌmaikrəuˈsəːkjuˈleiʃən]

微褶细胞 microfold cell

维丙胺 diisopropylamine ascorbate

维生素 vitamin [ˈvitəmin]

维生素 B_{12} Vitamin B_{12}; hydroxocobalamin
[haiˌdrɔksəukəuˈbæləmin]

维生素 B_2 Vitamin B_2; ovoflavin
[ˌəuvəˈfleivin]

维生素 B_6 Vitamin B_6; pyridoxine
[ˌpiriˈdɔksiːn]

维生素 C Vitamin C; antiscorbutic factor

维生素 D Vitamin D; antirachitic factor

维生素 E Vitamin E; antisterility factor

维生素 K Vitamin K; antihemorrhagic factor

维生素缺乏 vitamin deficiency

尾部的 caudal [ˈkɔːdəl]

尾蚴 cercaria [səːˈkɛəriə]

尾蚴性皮炎 cercarial dermatitis

尾状叶 caudate lobe

萎缩 atrophy [ˈætrəfi]; shrink [ʃriŋk]

萎缩性鼻炎 atrophic rhinitis

萎缩性肝硬化 atrophic cirrhosis

萎缩性喉炎 atrophic laryngitis

萎缩性胃底腺胃炎 atrophic fundic gland gastritis

W

萎缩性胃炎 atrophic gastritis

萎缩性咽炎 atrophic pharyngitis

萎缩性胰岛素脂肪营养不良 atrophic insulin lipodystrophy

未分化癌 undifferentiated carcinoma

未结合胆红素 indirect bilirubin

味觉 taste ［teist］

味觉倒错 parageusia ［ˌpærəˈgjuːziə］

味觉减退 gustatory hypoesthesia

味觉障碍 dysgeusia ［disˈgjuːziə］

味蕾 taste bud

胃 gastro- ［ˈgæstrəu］; stomach ［ˈstʌmək］

胃癌 gastric carcinoma; carcinoma of stomach; gastric cancer

胃癌根治切除术 radical resection for carcinoma of stomach

胃癌临床病理分期 clinicopathological staging of gastric cancer

胃背(侧)动脉 arteria gastrica dorsalis

胃背(侧)静脉 vena gastrica dorsalis

胃背侧系膜 dorsal mesogastrium

胃被动性充血 passive congestion of stomach

胃贲门 cardia of stomach

胃贲门成形术 cardioplasty of stomach

胃贲门淋巴环 lymph node ring of cardia of stomach

胃贲门切迹 cardiac incisure of stomach

W

胃贲门食管连接 cardioesophageal junction

胃贲门腺 gastric cardiac gland

胃壁淋巴丛 Teichmann network

胃壁细胞 gastric parietal cell

胃壁细胞抗体 gastric parietal cell antibody

胃壁造影 gatric parietography

胃病 gastropathy ［gæs'trɔpəθi］

胃病性眩晕 gastric vertigo

胃病学 gastrology ［gæs'trɔlədʒi］

胃病学家 gastrologist ［gæs'trɔlədʒist］

胃肠 pH gastrointestinal pH

胃肠癌 gastrointestinal cancer

胃肠癌抗原 gastrointestinal cancer antigen

胃肠病 gastroenteropathy
［ˌgæstrəuˌentə'rɔpəθi］

胃肠病学家 gastroenterologist
［ˌgæstrəuˌentə'rɔlədʒist］

胃肠成形术 gastroenteroplasty
［ˌgæstrəu'entərə'plæsti］

胃肠穿孔 gastric intestinal perforation

胃肠刺激 gastrointestinal irritation

胃肠道 gastrointestinal tract

胃肠道出血 gastrointestinal bleeding；gastrointestinal hemorrhage

胃肠道动静脉畸形 arteriovenous malformation of the gastrointestinal tract

胃肠道恶性黑色素瘤 gastrointestinal malignant melanoma

胃肠道感染 alimentary infection

胃肠道固有肌层 gastrointestinal muscularis propria

胃肠道间质瘤 gastrointestinal stromal tumor

胃肠道间质组织 interstitial tissue of gastrointestinal tract

胃肠道浆膜 gastrointestinal serosa

胃肠道浆膜下层 gastrointestinal subserosa

胃肠道菌群 gastrointestinal bacterial flora

胃肠道血吸虫病 schistosomiasis of gastrointestinal tract

胃肠的 gastrointestinal [ˌgæstrəuin'testinəl]; gastroenteric [ˌgæstrəuˌen'tərik]

胃肠反射 gastrointestinal reflex

胃肠缝合器 gastrointestinal suturing instrument

胃肠缝合器械包 gastrointestinal suturing instruments set

胃肠功能紊乱 gastrointestinal dysfunction

胃肠积气 flatulence ['flætjuləns]; meteorism ['miːtjərizəm]

胃肠激素 gastrointestinal hormone

胃肠疾病 gastrointestinal disease

胃肠减压 gastrointestinal decompression

胃肠结核 gastrointestinal tuberculosis

胃肠结石 alvine concretion

W

胃肠囊肿 gastroenteric cyst

胃肠内分泌细胞 gastrointestinal endocrine cell

胃肠内镜 gastrointestinal endoscope

胃肠内容物 gastrointestinal contents

胃肠钳 gastrointestinal forceps

胃肠切开术 gastroenterotomy [ˌgæstrəuˌentəˈrɔtəmi]

胃肠蠕动 gastrointestinal motility

胃肠神经症 gastrointestinal neurosis

胃肠生理学 gastrointestinal physiology

胃肠肽 gastrointestinal peptide

胃肠通过时间 gastrointestinal transit time

胃肠痛 gastroenteralgia [ˌgæstrəuˌentəˈrældʒiə]

胃肠外消化 parenteral digestion

胃肠外营养 parenteral nutrition

胃肠吻合术 gastroenteroanastomosis [ˌgæstrəuˌentərəuəˌnæstəˈməusis]

胃肠吸引管 gastrointestinal suction catheter

胃肠系统 gastrointestinal system

胃肠下垂 gastroenteroptosis [ˌgæstrəuˌentərɔpˈtəusis]

胃肠相关性淋巴样组织 gastrointestinal-associated lymphoid tissue

胃肠消化 gastrointestinal digestion

胃肠型 gastrointestinal form; gastrointestinal type

胃肠兴奋药 gastrointestinal stimulant

胃肠炎 gastroenteritis [ˌgæstrəuˌentəˈraitis]

胃肠药物 gastrointestinal drug

胃肠造口吻合术 gastroenterostomy
[ˌgæstrəuentəˈrɔstəmi]

胃肠治疗系统 gastrointestinal therapeutic system(GITS)

胃成形术 gastroplasty [ˈgæstrəˌplæsti]

胃弛缓 gastroatonia [ˌgæstrəuˈtəuniə]

胃充气造影术 pneumogastrography
[ˌnjuːməugæsˈtrɔgrəfi]

胃充血 gastremia [gæsˈtriːmiə]

胃出血 gastrorrhagia [ˌgæstrəuˈreidʒiə]

胃穿孔 gastric perforation ; stomach perforation

胃促胰酶 chymase [ˈkaimeis]

胃大弯 greater curvature of stomach

胃蛋白酶 pepsin [ˈpepsin]

胃蛋白酶分泌 pepsinia [pepˈsiniə]

胃蛋白酶过多 hyperpepsinia
[ˌhaipəːpepˈsiniə]

胃蛋白酶过少 hypopepsinia [ˌhaipəupepˈsiniə]

胃蛋白酶缺乏 anapepsia [ˌænəˈpepsiə]

胃蛋白酶原 propepsin [prəuˈpepsin] ; pepsinogen [pepˈsinədʒin]

胃的 gastric [ˈgæstrik] ; gastral [ˈgæstrəl]

胃底 fundus ventriculi

胃底切除术 fundusectomy [ˌfʌndəˈsektəmi]

465

W

胃底腺 fundic gland

胃底折叠术 fundoplication ［ˌfʌndəuplai'keiʃən］

胃电图 electrogastrogram ［iˌlektrəu'gæstrəgræm］

胃动描记法 gastrography ［'gæstrəugrəfi］

胃窦 gastric antrum

胃窦电活动亢进 tachygastria ［ˌtæki'gæstriə］

胃窦痉挛 antral spasm

胃窦炎 antral gastritis

胃短动脉 short gastric artery

胃短静脉 short gastric vein

胃恶性淋巴瘤 malignant lymphoma of stomach

胃分隔 gastric stapling

胃蜂窝织炎 linitis ［li'naitis］

胃腹膜炎 gastroperitonitis
　　［ˌgæstrəuˌperitə'naitis］

胃膈韧带 gastrophrenic ligament

胃共济失调 gastro-ataxia ［ˌgæstrəuə'tæksiə］

胃垢 sordes gastricae

胃鼓胀 gastrotympanites ［ˌgæstrəuˌtimpə'naitiːz］

胃固定术 gastropexy ［'gæstrəˌpeksi］

胃固有腺 proper gastric glands

胃管 gastric canal;magenstrasse
　　［ˌmɑːgən'ʃtrɑːsə］

胃管饲法 gastrogavage ［ˌgæstrɔgə'vɑːʒ］

胃后壁 paries posterior gastricus

胃后动脉 arteria gastrica posterior

胃环层 stratum circulare gastris

胃回肠的 gastroileac [ˌgæstrəuˈiliæk]

胃回肠反射 gastro-ileac reflex;gastroileal reflex

胃回肠吻合术 gastroileostomy
[ˌgæstrəuiliˈɔstəmi]

胃回肠炎 gastroileitis [ˌgæstrəuiliˈaitis]

胃肌层 tunica muscularis gastris

胃肌电图 gastroelectromyogram
[ˌgæstrəuiˌlektrəuˈmaiəgræm]

胃肌膜纵层 longitudinal layer of muscular tunic of stomach

胃浆膜 tunica serosa gastris

胃角切迹 angular incisure of stomach

胃绞痛 gastric colic

胃结肠的 gastrocolic [ˌgæstrəuˈkɔlik]

胃结肠反射 gastrocolic reflex

胃结肠瘘 gastrocolic fistula

胃结肠切开术 gastrocolotomy
[ˌgæstrəukəˈlɔtəmi]

胃结肠韧带 gastrocolic ligament

胃结肠吻合术 gastrocolostomy
[ˌgæstrəukəˈlɔstəmi]

胃结肠下垂 gastrocoloptosis
[ˌgæstrəukɔlɔpˈtəusis]

胃结肠炎 gastrocolitis [ˌgæstrəukəˈlaitis]

胃结核 tuberculosis of stomach

W

胃痉挛 gastrospasm [ˈgæstrəspæzəm]

胃镜 gastroscope [ˈgæstrəskəup]

胃空肠的 gastrojejunal [ˌgæstrəudʒiˈdʒuːnəl]

胃空肠结肠的 gastrojejunocolic
[ˌgæstrəudʒiˌdʒuːnəuˈkɔlik]

胃空肠结肠瘘 gastrojejunocolic fistula

胃空肠食管吻合术 gastrojejunoesophagostomy

胃空肠吻合术 gastrojejunostomy
[ˌgæstrəuˌdʒiːdʒuˈnɔstəmi]

胃空肠性便秘 gastrojejunal constipation

胃空肠炎 gastrojejunitis
[ˌgæstrəuˌdʒiːdʒuˈnaitis]

胃溃疡 gastric ulcer(GU)

胃扩张 gastrectasia [gæstrekˈteiziə]; gaster-
ectasis [gɑːstiˈrektəsis]; stomach dilatation

胃扩张术 gastric dilatation

胃淋巴小结 noduli lymphatici gastrici

胃瘘 gastrostoma [gæsˈtrɔstəmə]

胃麻痹 gastroparalysis [ˌgæstrəupəˈrælisis]

胃酶细胞 peptic cell

胃酶抑素 pepstatin [pepˈstætin]

胃泌素 gastrin [ˈgæstrin]

胃泌素瘤 gastrinoma [ˌgæstriˈnəumə]

胃泌素释放肽 gastrin releasing peptide

胃泌酸调节素 oxyntomodulin

胃内压测量法 gastrotonometry
[ˌgæstrəutəuˈnɔmitri]

胃黏膜 gastric mucosa

胃黏膜分离 gastrodialysis
[ˌɡæstrəudaiˈælisis]

胃黏膜屏障 gastric mucosal barrier

胃黏膜脱垂 prolapse of gastric mucosa

胃黏膜下层 submucous lamina of stomach

胃黏膜下组织 tela submucosa gastris

胃黏膜炎 esogastritis [ˌesəuɡæsˈtraitis]

胃扭转 volvulus of stomach

胃排空延迟 delayed gastric emptying

胃泡鼓音区 tympanitic area over gastric bubble

胃膨出 gastrocele [ˈɡæstrəsiːl]

胃脾韧带 gastrosplenic ligament

胃平滑肌瘤 leiomyoma of stomach

胃平滑肌肉瘤 leiomyosarcoma of stomach

胃憩室 gastric diverticulum

胃前壁 paries anterior gastricus

胃腔 gastral cavity

胃切除术 gastrectomy [ɡæsˈtrektəmi]

胃切除术后营养不良 postgastrectomy malnutrition

胃轻瘫 gastroparesis [ˌɡæstrəuˈpærisis]

胃穹窿 fornix of stomach

胃区 gastric area; areas of stomach

胃蠕动调节点 gastric pacemaker

胃神经功能不良 gastraneuria

W

[ˌgæstrəˈnjuəriə]

胃神经症 gastroneurosis

[ˌgæstrəuˌnjuəˈrəusis]

胃渗血 gastrostaxis [ˌgæstrəuˈstæksis]

胃十二指肠的 gastroduodenal

[ˌgæstrəuˌdjuːəuˈdiːnəl]

胃十二指肠动脉 gastroduodenal artery

胃十二指肠镜检查 gastroduodenoscopy

[ˌgæstrəuˌdjuːəudiˈnɔskəpi]

胃十二指肠溃疡 gastroduodenal ulcer

胃十二指肠切除术 gastroduodenectomy

[ˌgæstrəuˌdjuːəudiˈnektəmi]

胃十二指肠吻合术 gastroduodenostomy

[ˌgæstrəuˌdjuːəudiˈnɔstəmi]

胃十二指肠炎 gastroduodenitis

[ˌgæstrəuˌdjuːəudiˈnaitis]

胃石 gastrolith [ˈgæstrəliθ]

胃石病 gastrolithiasis [ˌgæstrəuliˈθaiəsis]

胃食管的 gastroesophageal

[ˌgæstrəuiːˌsɔfəˈdʒiːəl]

胃食管反流 gastroesophageal reflux

胃食管反流病 gastroesophageal reflux disease (GERD)

W

胃食管括约肌 gastroesophageal sphincter

胃食管连接 gastroesophageal junction

胃食管疝 gastroesophageal hernia

胃食管刷活组织检查 gastroesophageal brush

biopsy

胃食管吻合术 gastroesophagostomy

[ˌgæstrəuiːˌsɔfəˈgɔstəmi]

胃食管炎 gastroesophagitis

[ˌgæstrəuiːˌsɔfəˈdʒaitis]

胃食管癔球 gastroesophageal globus hystericus

胃松解术 gastrolysis [gæsˈtrɔlisis]

胃酸 gastric acid

胃酸过多 gastric hypersecretion; hyperchlorhydria

胃酸过少 hypoacidity [ˌhaipəuəˈsiditi]

胃酸缺乏 gastric anacidity; aclorhydria

[əkˈlɔːhaidriə]

胃瘫 gastroplegia [ˌgæstrəuˈpliːdʒiə]

胃体 body of stomach

胃痛 gastralgia [gæsˈtrældʒiə]; gastrodynia

[ˌgæstrəuˈdiniə]

胃透照灯 gastrodiaphane [ˌgæstrəuˈdaiəfein]

胃透照镜 gastrodiaphanoscope

[ˌgæstrəudaiˌæfəˈnɔskəup]

胃透照镜检查 gastrodiaphanoscopy

[ˌgæstrəudaiˌæfəˈnɔskəpi]

胃外膜的 exogastric [ˌeksəuˈgæstrik]

胃网膜的 gastroepiploic

[ˌgæstrəuˌepiˈpləuik]

胃网膜淋巴结 gastroepiploic glands

W

胃网膜右动脉 right gastroepiploic artery；arteriae gastroepiploica dextra

胃网膜右静脉 right gastroepiploic vein；vena gastroepiploica dextra

胃网膜右淋巴结 right gastroepiploic lymph nodes

胃网膜左动脉 left gastroepiploic artery；arteriae gastroepiploica sinistra

胃网膜左静脉 left gastroepiploic vein；venae gastroepiploica sinistra

胃网膜左淋巴结 left gastroepiploic lymph nodes

胃危象 gastric crisis

胃萎缩 gastratrophia ［ˌgæstəˈtrəufiə］

胃胃吻合术 gastroanastomosis ［ˌgæstrəuəˌnæstəˈməusis］

胃息肉病 polyposis gastrica

胃系膜 mesogaster ［ˌmesəuˈgæstə］

胃下垂 gastroptosis ［ˌgæstrɔpˈtəusis］；gastrokateixia ［ˌgæstrəuˈkætaiksiə］

胃纤维镜检查 gastrofiberscopy ［ˌgæstrəuˈfaibəskəpi］

胃纤维内镜 gastrofiberscope ［ˌgæstrəuˈfaibəskəup］

胃腺 gastric gland

胃腺癌 gastric adenocarcinoma

胃腺颈部黏液细胞 mucous neck cells

胃腺滤泡 gastric follicles

胃腺炎 gastroadenitis ［ˌgæstrəuˌædiˈnaitis］

胃腺异位症 Brunner's gland heterotopia of stomach

胃消化不良 gastric indigestion

胃小凹 foveolae gastricae；gastric pit

胃小肠结肠吻合术 gastroenterocolostomy ［ˌgæstrəuˌentərəukəˈlɔstəmi］

胃小肠结肠炎 gastroenterocolitis ［ˌgæstrəuˌentərəukəˈlaitis］

胃小区 areae gastrica

胃小弯 lesser curvature of stomach

胃心综合征 gastrocardiac syndrome

胃型 gastric pattern

胃压迹 gastric impression

胃炎 gastritis ［gæsˈtraitis］

胃液 gastric juice；liquor gastricus

胃液分泌的肠期 intestinal phase of gastric secretion

胃液分泌的头期 cephalic phaes of gastric secretion

胃液分泌的胃期 gastric phase of gastric secretion

胃液分析 gastric analysis

胃液素的 peptic ［ˈpeptik］

胃液铁蛋白 gastroferrin ［ˌgæstrəuˈferin］

胃液细胞 peptic cells

W

胃胰反射 gastropancreatic reflex

胃胰韧带 gastropancreatic ligament

胃幽门部 pars pylorica gastris; pars pylorica ventriculi

胃右动脉 right gastric artery; arteriae gastrica dextra; pyloric artery

胃右静脉 right gastric vein; pyloric vein

胃右淋巴结 right gastric lymph nodes

胃与肺的 gastropneumonic
[ˌgæstrəunjuːˈmɔnik]

胃与肝脏的 gastrohepatic [ˌgæstrəuhiˈpætik]

胃源性的 gastrogenic [ˌgæstrəuˈdʒenik]

胃源性腹泻 gastrogenic diarrhea

胃源性囊肿 gastric cyst

胃源性呕吐 gastrogenic vomiting

胃造口术 gastrostomy [gæsˈtrɔstəmi]

胃张力过度的 gastrohypertonic
[ˌgæstrəuhaipəˈtɔnik]

胃张力缺乏 gastroatonia [ˌgæstrəuəˈtəuniə]

胃振水音 capotement [kapɔtˈmɔŋ]

胃镇静剂 gastric sedative

胃质子泵抑制剂 gastric proton pump inhibit

胃皱褶 rugae gastricae

胃潴留 gastric retention

胃灼热 pyrosis [paiˈrəusis]

胃左动脉 left gastric artery; arteriae gastrica sinistra

胃左静脉 left gastric vein; vena gastrica sinistra

胃左淋巴结 left gastric lymph nodes

温度觉迟钝 thermhypesthesia
[ˌθəːmhaipisˈθiːziə]

温度觉过敏 thermhyperesthesia
[ˌθəːmhaipərisˈθiːziə]

温度觉缺失 thermanesthesia [ˌθəːmænisˈθiːziə]

温和噬菌体 temperate phage; temperate virus

纹状缘 striated border

吻合口溃疡 marginal ulcer; stoma ulcer

吻合术 anastomosis [əˌnæstəˈməusis]

紊乱 disturbance [disˈtəːbəns]

稳定状态感染 steady state infection

稳态 homeostasis [ˌhəumiəuˈsteisis]

稳态调节 poikilostasis [ˌpɔikiləuˈsteisis]

蜗窗 porta labyrinthi

蜗底 basis cochleae

蜗电位 cochlear potential

蜗顶 cupula of cochlea

蜗管 cochlear duct; Ductus Cochlearis

蜗神经 cochlear nerve

污染伤口 contaminated wound

无胆管性胆汁性肝硬化 acholangic biliary cirrhosis

无胆色素尿 acholuria [əkəuˈljuəriə]

无胆汁的 acholic [əˈkɔlik]

W

无毒的 atoxic ［ə'tɔksik］

无功能性胰岛细胞瘤 non-functional islet cell tumor

无黄疸型病毒性肝炎 anicteric virus hepatitis

无回流现象 no reflow phenomenon

无机物 inorganic substance

无机盐 inorganic salt

无菌操作 aseptic technique

无菌术 asepsis ［æ'sepsis］

无菌性腹膜炎 aseptic peritonitis

无菌性坏死 aseptic necrosis

无力体型 asthenic type

无力性便秘 atonic constipation

无脉 asphygmia ［æs'figmiə］

无水酒精 absolute alcohol

无效假设 null hypothesis

无效腔 dead space

无血清培养基 serum-free medium

无芽胞杆菌 bactacin ［bæk'teisin］

无张力疝修补术 tension-free hernioplasty

无症状的 asymptomatic ［ˌeisimptə'mætik］

无症状溃疡 silence ulcer

无症状性感染 inapparent infection

五羟色胺 serotonin ［ˌserə'təunin］

五肽胃泌素 pentagastrin ［ˌpentə'gæstrin］

舞蹈样运动 choreiform movements

戊巴比妥 pentobarbital ［ˌpentəu'bɑːbitæl］

戊二醛 glutaral ['gluːtəræl]

戊二酸 glutaric acid

戊型肝炎 hepatitis E

戊型肝炎病毒 Hepatitis E virus

物理疗法 physical therapy

误差 error ['erə]

误诊 misdiagnosis [ˌmisdaiəgˈnəusis]

误诊率 mistake diagnostic rate

W

X

西咪替丁 cimetidine ［saiˈmetidiːn］

西米肝 sago liver

西米脾 sago spleen

西米样粪 sago-grain stool

西沙必利 cisapride ［sisapˈraid］

西药 western medicine

吸入麻醉 inhalational anesthesia; respiration anesthesia

吸收 absorb ［əbˈsɔːb］; absorption ［əbˈsɔːpʃən］

吸收不良综合征 malabsorption syndrome

吸收障碍 malabsorption ［ˌmæləbˈsɔːpʃən］

吸吮 suck ［sʌk］

吸烟舌 smokers tongue

吸引术 aspiration ［ˌæspəˈreiʃən］

希波克拉底誓言 Hippocrates oath; Hippocratic oath

希尔施普龙病 Hirschsprung disease

希尔食管裂孔疝修补术 Hill hiatal hernia repair

希夫胆酸盐循环 Schiff's biliary cycle

息肉 polyp ［ˈpɔlip］; polypus ［ˈpɔlipəs］

息肉病 polyposis ［ˌpɔliˈpəusis］

息肉的 polypous ［ˈpɔlipəs］

息肉切除术 polypectomy ［ˌpɔliˈpektəmi］

息肉性肠炎 enteritis polyposa

息肉性胃炎 polypous gastritis

息肉状的 polypiform ［pəˈlipifɔːm］

息肉状结肠炎 colitis polyposa

息肉状腺瘤病 polypoidosis
　　［ˌpɔlipɔiˈdəusis］

稀释 dilution ［daiˈluːʃən］

稀血性腹水 hydremic ascites

稀盐酸 dilute hydrochloric acid

习惯性酒醉 inebriety

洗胃术 gastrolavage ［ˌgæstrəulæˈvɑːdʒ］

系膜小肠 intestinum tenue mesenteriale

系统催吐剂 system emetic

细胞凋亡 apoptosis ［ˌæpəpˈtəusis］

细胞毒素相关蛋白 cytotoxin associated pro-
　　tein

细胞计数法 cytometry ［saiˈtɔmitri］

细胞间消化 intercellular digestion

细胞间液 intercellular fluid

细胞空泡毒素 vacuolate cytotoxin

细胞免疫 cellular immunity

细胞外间质 extracellular matrix(ECM)

细胞外消化 digestio extracellularis

细胞因子 cytokine ［ˌsaitəuˈkain］

细胞肿胀 cellular swelling

细胞周期 cell cycle

细嚼 poltophagy ［pɔlˈtɔfədʒi］

X

479

细菌消化 bacterial digestion

细菌性肠炎 bacterial enteritis

细菌性腹膜炎 bacterial peritonitis

细菌性腹泻 bacterial diarrhea

细菌性肝脓肿 bacterial liver abscess

细菌性肝硬化 bacterial cirrhosis

细菌性痢疾 bacillary dysentery

细菌胰蛋白酶 bacteriotrypsin
[bæk͵tiəriəu'tripsin]

狭窄 stenosis [sti'nəusis]

下腹的 hypogastric [͵haipəu'gæstrik]

下颌下腺 submandibular gland

下腔静脉 inferior vena cave

下胃肠道检查 lower gastrointestinal examination

下消化道出血 lower gastrointestinal hemorrhage; lower gastrointestinal bleeding

下牙弓 lower dental arch

夏季腹泻 summer diarrhea; infantile diarrhea

夏季吐泻 summer cholera

夏科肝硬化 Charcot's cirrhosis

夏科三联征 Charcot's trilogy

夏科综合征 Charcot's syndrome

先天的 congenital [kən'dʒenitl]; inherent [in'hiərənt]

先天进行性脂肪营养不良 progressive congenital lipodystrophy

X

先天性肠闭锁 congenital intestinal atresia

先天性肠狭窄 congenital intestinal stenosis

先天性肠旋转不良 congenital malrotation of intestine

先天性肠重复畸形 congenital intestinal duplication

先天性胆道闭锁 congenital biliary atresia

先天性胆血症 familial cholemia

先天性胆总管囊肿 congenital choledochus cyst；congenital choledochal cyst

先天性短食管 congenital short esophagus

先天性恶性贫血 congenital pernicious anemia

先天性非溶血性黄疸 congenital nonhemolytic jaundice；Gilbert syndrome；Crigler-Najjar jaundice

先天性肥大性幽门狭窄 congenital hypertrophic pyloric stenosis

先天性肝囊肿 congenital cyst of liver

先天性肝纤维化 congenital hepatic fibrosis

先天性肝硬化 congenital cirrhosis

先天性疾病 congenital disease

先天性家族性非溶血性黄疸 congenital familial nonhemolytic jaundice

先天性进行性脂肪营养不良 congenital progressive lipodystrophy

先天性巨结肠 congenital megacolon；pelvirectal achalasia

X

先天性氯化物性腹泻 congenital chloride diarrhea

先天性钠腹泻 congenital sodium diarrhea

先天性溶血性黄疸 congenital hemolytic icterus

先天性食管裂孔疝 congenital esophageal hiatal hernia

先天性食管狭窄 congenital stenosis of esophagus

先天性无脾 congenital asplenia

先天性吸收不良 congenital malabsorption

先天性直肠狭窄 congenital stenosis of rectum

纤毛 cilium ['siliəm]

纤维蛋白 fibrino [fai'brinəu]

纤维蛋白原 fibrinogen [fai'brinədʒən]

纤维干酪性腹膜炎 fibrocaseous peritonitis

纤维结肠镜检查 fibercolonscopy

纤维瘤 fibroma [fai'brəumə]

纤维膜 tunica fibrosa；fibrous membrane

纤维内镜 fiberendoscope [ˌfaibə'endəskəup]

纤维肉瘤 fibrosarcoma [ˌfaibrəusɑː'kəumə]

纤维十二指肠镜 fiberduodenoscope
[ˌfaibəˌdjuːəu'dinəskəup]

纤维十二指肠镜检查 fiberduodenoscopy
[ˌfaibəˌdjuːəudi'nɔskəpi]

纤维食管镜 esophagofiberscope
[iˌsɔfəgəu'faibəskəup]

纤 维 食 管 镜 检 查 esophagofiberscopy

X

［i¡sɔfəgəu'faibəskəpi］

纤维素样变性 fibrinoid degeneration

纤维素样坏死 fibrinoid necrosis

纤维胃肠镜 gastrointestinal fiberscope

纤维胃镜 fibergastroscope ［¡faibə'gæstrəskəup］;
gastrofiberscope ［¡gæstrəu'faibəskəup］

纤维胃镜检查 fibergastroscopy
［¡faibə'gæstrəskəpi］

纤维胃十二指肠镜检查 fibergastroduodenos-
copy

纤维息肉 fibropolypus ［faibrəu'pɔlipəs］; in-
opolypus ［inə'pɔlipəs］

纤维细胞 inocyte ［'inəsait］

纤维腺瘤 fibroadenoma ［¡faibrəu¡ædi'nəumə］

纤维小肠镜 small intestinal fiberscope

纤维性骨发育不全 osteodystrophia fibrosa

纤维乙状结肠镜检查 fibersig moidoscopy

纤维质消化检查 fibrinoscopy
［faibri'nɔskəpi］

显微镜 microscope ［'maikrəskəup］

显性黄疸 clinical jaundice

现象 manifestation ［¡mænifes'teiʃən］

线粒体通透性转换 mitochondrial permeabili-
ty transition

腺 gland ［glænd］

腺癌 adenocarcinoma ［¡ædinəu¡kɑːsi'nəumə］;

腺病 adenopathy ［¡ædi'nɔpəθi］

X

483

腺的 glandular ['glændjulə]

腺苷蛋氨酸 ademetionine

腺瘤 adenoma [ˌædi'nəumə]; adenoid tumor

腺瘤性息肉 adenomatous polyp

腺泡细胞癌 acinar cell carcinoma

腺上皮 glandular epithelium

腺性咽炎 glandular pharyngitis

腺样增生性胆囊炎 cholecystitis glandularis proliferans

向肠的 enterotropic [ˌentərəu'trɔpik]

向肝的 hepatopetal [ˌhepə'tɔpitəl]

消毒 antisepsis [ˌænti'sepsis]

消毒的 disinfectant

消耗 depletion [di'pli:ʃən]

消化 digest [di'dʒest]; digestion [di'dʒestʃən]

消化不良 dyspepsia [dis'pepsiə];

消化不良的 dyspeptic [dis'peptik]

消化不良性腹泻 lientery ['laiəntəri]; lienteric diarrhea

消化不良性绞痛 angina dyspeptica

消化迟钝 narcopepsia [nɑːkəu'pepsiə]

消化道 digestive tract; alimentary canal; enteron ['entərɔn]

消化道出血 alimentary tract hemorrhage

消化道激素 gastro-intestinal hormones

消化道憩室病 gastro-intestinal deverticulosis

消化道息肉病 gastro-intestinal polyposis; polyposis of gastrointestinal tract

消化道异物 foreign bodies in digestive tract

消化道重复畸形 duplication of alimentary tract

消化的 digestive ［di'dʒestiv］; alimentary ［ˌæli'mentəri］

消化过程 digestion process

消化剂 digestant ［di'dʒestənt］

消化力 digestion ［di'dʒestʃən］; digestive power

消化酶 digestive enzyme; digestive ferment

消化内镜 digestive endoscopy

消化器官 digestive organs

消化系统 digestive system; alimentary system

消化系统疾病 digestive system disease

消化系统结核 tuberculosis of digestive system

消化腺 digestive gland

消化性溃疡 peptic ulcer

消化性溃疡病 peptic ulcer disease

消化性溃疡合并胃炎 Moynihan disease

消化性食管炎 peptic esophagitis

消化性胃液溢 digestive gastrosuccorrhea

消化徐缓 bradypepsia ［breidai'pepsiə］

消化液 alimentary juice; digestive juice; peptic juice;

消化障碍 gastricism ［'gæstrisizəm］

X

消化正常 eupepsia ［ju'pepsiə］; eupepsy ［juː'pepsi］

消瘦 emaciation ［iˌmeiʃi'eiʃən］; tabefaction ［tæbi'fækʃən］

消瘦性恶性营养不良病 marasmic kwashior-kor

消肿 detumescence ［ˌdiːtjuː'mesns］

消肿的 discussive ［dis'kʌsiv］

消肿药 antioncotic; discutientia; repercussive

硝苯地平 nifedipine ［nai'fedipiːn］

硝酸甘油 nitroglycerin ［'naitrəuglisə'riːn］

硝酸盐 nitrate ［'naitreit］

小肠 small intestine

小肠胆囊吻合术 enterocholecystostomy ［ˌentərəuˌkɔlisis'tɔstəmi］

小肠的 enteric ［en'terik］

小肠恶性肿瘤 malignant tumor of small intes-tine

小肠梗阻 small intestine obstruction

小肠灌肠 small bowel enema

小肠结肠切除术 enterocolectomy ［ˌentərəukə'lektəmi］

小肠结肠吻合术 enterocolostomy ［entərəukəu'lɔstəmi］

小肠结肠炎 enterocolitis ［ˌentərəukə'laitis］

小肠镜检查 small intestinal endoscopy

小肠溃疡 small intestinal ulcer

小肠瘘 small bowel fistula

小肠扭转 intestinal volvulus; torsion of intestine

小肠祥 pontoon [pɔnˈtuːn]

小肠破裂 rupture of small intestine

小肠憩室 diverticulum of small intestine

小肠绒毛 intestinal villi

小肠吸收不良 intestinal malabsorption

小肠系膜 mesostenium [ˌmesəuˈstiːniəm]

小肠腺 intestinal gland

小肠液 small intestinal juice

小肠移植 small intestine transplantation

小肠淤滞综合征 small intestinal stasis syndrome

小胆管及其周围炎性慢性胆汁淤积性黄疸（麦克劳德综合征）MacLeod syndrome

小岛 islet [ˈailit]

小儿腹泻 infantile diarrhea

小管 canaliculus [ˌkænəˈlikjuləs]

小结节性肝硬化 micronodular cirrhosis

小叶间胆管 ductusbiliferi interlobulares; interlobular bile duct

泄殖腔原的 cloacogenic [ˌkləuəkəuˈdʒenik]

泻的 ecorthatic

泻药 cathartics; purgative [ˈpəːgətiv]; laxative [ˈlæksətiv]

心肺复苏 cardiopulmonary resuscitation

X

心肺脑复苏 cardiopulmonary-cerebral resuscitation(CPCR)

心理性的 psychogenic [ˌsaikəuˈdʒenik]

心室停顿 ventricular standstill

心源性肝硬化 cardiac cirrhosis

新陈代谢 metabolism [meˈtæbəlizəm]

新近出血病灶 stigmata of recent hemorrhage

新生儿肠扭转 volvulus neonatorum

新生儿肝炎 neonatal hepatitis

新生儿肝炎综合征 neonatal hepatitis syndrome

新生儿高胆红素血症 neonatal hyperbilirubinemia

新生儿黑粪症 melena neonatorum

新生儿黄疸 neonatal jaundice;icterus neonatorum

新生儿流行性腹泻 epidemic diarrhea of newborn

新鲜冷冻血浆 fresh frozen plasma(FFP)

兴奋—收缩耦联 excitation-contraction coupling

兴奋性 excitability [ikˌsaitəˈbiliti]

兴奋性突触后电位 excitatory postsynaptic potential(EPSP)

杏梅腹 prune belly

胸腹壁静脉 thoracoepigastric vein

胸腹的 thoracicoabdominal

[θɔːˌræsikəuæbˈdɔminl] ; thoracoabdominal
[ˌθɔːrəkəuæbˈdɔminl]

胸腹腔 splanchnocoele [ˈsplæŋknəsiːl]

胸膜 pleural [ˈpluərəl] ; pleura [ˈpluərə]

胸膜胆囊炎 pleurocholecystitis
[ˌpluərəuˌkəulisisˈtaitis]

胸膜肝炎 pleurohepatitis
[ˌpluərəuˌhepəˈtaitis]

熊去氧胆酸 ursodeoxycholic acid(UDCA)

修复 restoration [ˌrestəˈreiʃən] ; repair
[riˈpɛə]

溴化甲基阿托品 atropine methylbromide

溴化羟苯乙胺 Oxyphenonium

虚脱 prostration [prɔsˈtreiʃən]

酗酒的 crapulent [ˈkræpjulənt]

悬雍垂 uvula [ˈjuːvjulə]

旋髂浅动脉 superficial iliac circumflex artery

旋髂浅静脉 superficial iliac circumflex vein

旋髂深动脉 deep iliac circumflex artery

旋转不良 malrotation [ˌmælrəuˈteiʃən]

旋转胃导管 gyromele

血胆红素过少 hypobilirubinemia
[ˌhaipəuˌbiliˌruːbiˈniːmiə]

血胆碱酯酶缺乏 esterapenia [ˌestərəˈpiːniə]

血淀粉酶 hemodiastase [ˌhiːməuˈdaiəsteis]

血管活性肠肽 vasoactive intestinal peptide
(VIP)

X

血管活性肠肽肿瘤 VIPoma ［vi'pəumə］

血管活性的 vasoactive ［'veizəu'æktiv］

血管加压素 vasopressin(VP)
［ˌveizəu'presin］

血管瘤 hemangioma ［heˌmændʒi'əumə］

血管迷走神经的 vasovagal ［ˌveizəu'veigəl］

血管内皮生长因子 vascular endothelial growth
factor(VEGF)

血管性肝硬化 vascular cirrhosis

血管造影术 angiography ［ˌændʒi'ɔgrəfi］

血红蛋白 hemoglobin(Hb)
［ˌhiːməu'gləubin］

血红素 hemachrome ［'heməkrəum］

血浆蛋白 plasma protein

血清 serum ［'siərəm］

血清胆红素 serum bilirubin(SB)

血清性肝炎 serum hepatitis

血色沉着病 hemochromatosis
［ˌhiːməukrəumə'təusis］

血栓 thrombus ［'θrɔmbəs］

血栓静脉炎脾大 thrombophlebitic splenomeg-
aly

血栓栓塞 thromboembolism
［ˌθrɔmbəu'embəlizəm］

血栓形成 thrombosis ［θrɔm'bəusis］

血铁质 hemosiderosis ［ˌhiːməuˌsidə'rəusisˌ］

血吸虫病 schistosomiasis ［ˌʃistəsəu'maiəsis］

血吸虫性肝硬化 schistosomal hepatic fibrosis

血象 hemogram ['hiːməgræm]

血性腹水 bloody ascites；hemorrhagic ascites

血性腹泻 bloody diarrhea

血性呕吐物 vomitus cruentus

血液灌流 hemoperfusion [ˌhiːməupə'fjuːʒən]

循环型胃肠激素 circulating gut hormone

循环血量 circulating blood volume

循证医学 evidence-based medicine

Y

压痛 tenderness ['tendənəs]

牙本质的 dentinal ['dentinəl]

牙槽 tooth socket

牙齿 teeth [ti:θ]; tooth [tu:θ]

牙齿周围的 periodontal [ˌperiə'dɔntəl]

牙根 root of the tooth

牙根管 root canal

牙冠 crown of tooth

牙颈 neck of tooth

牙腔 dental cavity

牙髓 dental pulp

牙周膜 periodontal membrane

芽胞 spore [spɔ:]

亚急性病毒性肝炎 subacute viral hepatitis

亚急性的 subacute [ˌsʌbə'kju:t]

亚急性肝萎缩 subacute atrophy of liver

亚急性肝炎 subacute hepatitis

亚急性炎 subacute inflammation

亚临床的 subclinical [sʌb'klinikəl]

亚临床肝性脑病 subclinical hepatic encepha-
lopathy

亚硝酸 nitrous acid

亚硝酸盐 nitrite ['naitrait]

亚硝酸盐试验 nitrites test

亚致死的 sublethal [sʌb'li:θəl]

亚洲霍乱 Asiatic cholera

咽 pharynx ['færiŋks]

咽白喉 diphtheritic croup

咽鼓管扁桃体 tubal tonsil

咽鼓管咽口 pharyngeal opening of auditory tube

咽喉 laryngopharynx [ləˌriŋgəu'færiŋks]; throat [θrəut]

咽痉挛 pharyngism ['færindʒizəm]; pharyngospasm [fə'riŋgəspæzəm]

咽腔 cavity of pharynx

咽食管的 pharyngoesophageal [fəˌriŋgəuiˌsɔfə'dʒiəl]

咽痛 pharyngalgia [ˌfæriŋ'gældʒiə]

咽峡 tonsillar arch

咽狭窄 pharyngoperistole; pharyngostenosis; laemostenosis

咽下困难 dyscatabrosis

咽隐窝 pharyngeal recess

烟管状粪 pipe-stem stool

烟碱样受体(N-受体) nicotinic receptor(N-receptor)

严重的 crucial ['kruʃəl]

严重发作的 epileptiform [ˌepi'leptifɔːm]

严重腹泻的 cacatory [kækətəri]

炎细胞外渗 exocytosis [ˌeksəusai'təusis]

炎性浸润 inflammatory infiltration

Y

493

炎性淋巴 inflammatory lymph

炎性水肿 edema calidum

炎性萎缩 inflammatory atrophy

炎性息肉 inflammatory polyp

炎性增生 inflammatory hyperplasia

炎症 inflammation ［ˌinfləˈmeiʃən］

炎症介质 inflammatory mediator

炎症细胞 inflammatory cell

炎症性肠病 inflammatory bowel disease（IBD）

炎症性的 inflammatory ［inˈflæmətəri］

炎症性腹泻 inflammatory diarrhea

炎症性咽下困难 dysphagia inflammatoria

盐类泻剂 saline laxative

盐酸 hydrochloric acid

厌食症 anorexia ［ˌænəuˈreksiə］

厌糖现象 saccharocoria ［ˌsækərəuˈkɔːriə］

厌氧的 anaerobic ［əˌneiˈrɔbik］

厌氧消化 anaerobic digestion

厌饮 antiposia ［ˌæntiˈpəusiə］

厌油腻 tired of greasy

燕麦性肠结石 avenolith ［əˈviːnəliθ］

阳性的 positive

阳性期 positive phase

佯病 pathomimesis ［ˌpæθəumaiˈmiːsis］

仰卧 supinate ［ˈsjuːpineit］

氧饱和度 oxygen saturation

氧化 oxidize ['ɔksidaiz]

氧化代谢 oxidative metabolism

氧化应激 oxidative stress

腰部结肠切开术 lumbocolotomy
[ˌlʌmbəukə'lɔtəmi]

腰部结肠造口术 lumbocolostomy
[ˌlʌmbəukə'lɔstəmi]

腰位阑尾炎 lumbar appendicitis

药剂 medicament [me'dikmənt]

药物性肝炎 drug induced hepatitis

要素饮食 elemental diet

叶下部 pars infralobaris

叶下静脉 infralobar vein

叶状乳头 foliate papilla

夜间的 nocturnal

夜间痛 hypnalgia [hip'nældʒiə]

液化性坏死 liquefactive necrosis

液体玻璃温度计 liquid-in-glass thermometer

液体浸润 imbibition [ˌimbi'biʃən]

液状石蜡 liquid paraffin

一过性发作 transient ischemic attack

一日量 daily dose

一日尿量测定法 uronoby
[ˌjuərəunɔŋ'kɔmitri]

医源性的 iatrogenic [ˌaiætrəu'dʒenik]

医院感染 nosocomial infection

胰 pancreas ['pæŋkriəs]

胰背动脉 arteria pancreatica dorsalis; dorsal pancreatic artery

胰病 pancreopathy [ˌpæŋkriˈɔpəθi]

胰大动脉 arteria pancreatica magna

胰弹性蛋白酶 pancreatic elastase

胰蛋白胨 tryptone [ˈtriptəun]

胰蛋白酶 trypsinase [ˈtripsineis]; trypsin (TPS) [ˈtripsin]

胰蛋白酶分泌障碍 dystrypsia [disˈtripsiə]

胰蛋白酶抑制剂 trypsin inhibitor

胰蛋白酶原 protrypsin [prəuˈtripsin]

胰岛 pancreas islet

胰岛素 insulin [ˈinsjulin]

胰岛素瘤 insulinoma [ˌinsjuliˈnəumə]

胰岛细胞瘤 islet cell adenoma

胰淀粉酶 amylopsin [ˌæmiˈlɔpsin]; pancreatic amylase

胰多肽 pancreatic polypeptide(PP)

胰高血糖素 glucagon; glycagon; hyperglycemic-glycogenolytic factor

胰高血糖素瘤 glucagonoma [ˌgluːkəgɔˈnəumə]

胰管 pancreatic duct; Wirsung duct

胰管空肠吻合术 pancreaticojejunostomy [ˌpæŋkriˌætikəuˌdʒidʒuˈnɔstəmi]

胰管囊肿 pancreatic ranula

胰管胃吻合术 pancreaticogastrostomy

［ˌpæŋkriˌætikəugæsˈtrɔstəmi］

胰管纤维性囊肿病 mucoviscidosis

［ˌmjuːkəuˌvisiˈdəusis］

胰管小肠吻合术 pancreaticoenterostomy

［ˌpæŋkriˌætikəuˌentəˈrɔstəmi］

胰积水 hydropancreatosis

［ˌhaidrəuˌpæŋkriəˈtəusis］

胰静脉 pancreatic veins

胰淋巴结 pancreatic lymph nodes

胰酶 diastase vera；pancreatic enzyme；pankrin

胰泌素 secretin ［siˈkriːtin］

胰囊性纤维变性 cystic fibrosis of pancreas

胰前缘 margo anterior pancreatis

胰切迹 pancreatic notch

胰切开术 pancreatotomy ［ˌpæŋkriəˈtɔtəmi］

胰上缘 superior margin of pancreas

胰十二指肠上后动脉 posterior superior pancreaticoduodenal artery

胰十二指肠上前动脉 anterior superior pancreaticoduodenal artery

胰十二指肠下动脉 inferior pancreaticoduodenal artery

胰石切除术 pancreatolithectomy

［ˌpæŋkriˌætəliˈθektəmi］

胰石症 pancreatolith ［ˌpæŋkriˈætəliθ］

胰体 body of pancreas

胰体后缘 margo posterior pancreatis

胰痛 pancrealgia [ˌpæŋkri'ældʒiə]; pancre-
　　atalgia [ˌpæŋkriə'tældʒiə]

胰头 head of pancreas; caput pancreatis

胰微粒体 pancreatic microsome

胰尾 cauda pancreatis; tail of pancreas

胰腺 pancreas ['pæŋkriəs]

胰腺癌 carcinoma of pancreas; pancreatic car-
　　cinoma

胰腺的 pancreatic [ˌpæŋkri'ætik]

胰腺功能减退 hypopancreatism
　　[ˌhaipəu'pæŋkriætizəm]

胰腺功能异常 heteropancreatism
　　[ˌhetərəu'pæŋkriətizəm]

胰腺功能正常 eupancreatism
　　[ju'pæŋkriətizəm]

胰腺假性囊肿 pancreatic pseudocyst

胰腺颈 neck of pancreas

胰腺瘤 adenoma of pancreas; pancreatoncus

胰腺囊腺癌 cystadenocarcinoma of pancreas

胰腺囊肿 pancreatic cyst

胰腺脓肿 pancreatic abscess

胰腺切开取石术 pancreatolithotomy
　　[pæŋkriˌætəli'θɔtəmi]

胰腺上淋巴结 superior pancreatic lymph
　　nodes

胰腺腺泡细胞 pancreatic acinar cell

胰腺消化 pancreatic digestion

胰腺血管瘤 pancreatic hemangioma

胰腺炎 pancreatitis [ˌpæŋkriəˈtaitis]

胰腺移植 pancreatic transplantation

胰腺转移癌 pancreatic metastatic carcinoma

胰腺卒中 pancreatic apoplexy

胰腺组织破坏 pancreatolysis
[ˌpæŋkriəˈtɔlisis]

胰性腹泻 diarrhea pancreatica

胰性霍乱 pancreatic cholera

胰性脑病 pancreatic encephalopathy

胰性疼痛体位 pancreatic posture

胰液 pancreatic juice；pancreatic fluid

胰液脱氧核糖核酸酶 pancreatic deoxyribo-
nuclease

胰源性腹水 pancreatic ascites

胰源性脂肪性腹泻 pancreatogenous fatty di-
arrhea

胰脂肪酶 pancrelipase [ˌpæŋkriˈlaipeis]

胰周的 parapancreatic

胰周炎 peripancreatitis [ˌperiˌpæŋkriəˈtaitis]

移动性痉挛 mobile spasm

移动性浊音 shifting dullness

移行 diabasis [daiəˈbeisis]

移行上皮 transitional epithelium

移行性复合运动 migrating motor complex
(MMC)

移植(术) transplantation

[ˌtrænsplɑːnˈteiʃən]

遗传的 hereditary [hiˈreditəri]

遗传性非息肉病性结直肠癌 hereditary non-polyposis colorectal cancer(HNPCC)

遗传性弥漫性胃癌 hereditary diffuse gastric cancer

遗传性胰腺炎 hereditary pancreatitis

疑病 hypochondriasis [ˌhaipəukɔnˈdraiəsis]

乙醇 alcohol [ˈælkəhɔl]

乙醇脱氢酶 alcohol dehydrogenase

乙醇中毒 ethylism [ˈeθilizəm]

乙酰胆碱 acetylcholine(ACh) [ˌæsetilˈkɔliːn]

乙型副伤寒沙门菌 Salmonella paratyphi B

乙型肝炎表面抗原 hepatitis B surface antigen(HBsAg)

乙型肝炎病毒 hepatitis B virus

乙型肝炎核心抗原 hepatitis B core antigen(HBcAg)

乙状的 sigmoid [ˈsigmɔid]

乙状结肠 sigmoid colon

乙状结肠动脉 sigmoid artery; arteriae sigmoideae

乙状结肠多发内压性憩室(甘塞憩室) Ganser's diverticulum

乙状结肠固定术 sigmoidopexy [sigˈmɔidəˌpeksi]

乙状结肠间疝 intersigmoid hernia

乙状结肠静脉 sigmoid vein；venae sigmoideae

乙状结肠镜 sigmoidoscope ［sigˈmɔidəskəup］

乙状结肠扩张 macrosigmoid

　［ˌmækrəuˈsigmɔid］

乙状结肠淋巴结 sigmoid lymph nodes

乙状结肠切除术 sigmoidectomy

　［ˌsigmɔiˈdektəmi］

乙状结肠切开术 sigmoidotomy

　［ˌsigmɔiˈdɔtəmi］

乙状结肠曲假憩室 Graser's diverticulum

乙状结肠系膜 mesentery of sigmoid colon

乙状结肠系膜炎 mesosigmoiditis

　［ˌmesəuˌsigmɔiˈdaitis］

乙状结肠炎 sigmoiditis ［ˌsigmɔiˈdaitis］

乙状结肠周围炎 perisigmoiditis

　［ˌperiˌsigmɔiˈdaitis］

义齿 artificial tooth

异丙嗪 promethazine ［prəuˈmeθəziːn］

异常 abnormality ［ˌæbnɔːˈmæliti］

异常性疼痛 allodynia ［ˌæləuˈdiniə］

异常脂蛋白血症 dyslipoproteinemia

　［disˌlipəuˌprəutiːˈniːmiə］

异胆固醇 isocholesterin ［ˌaisɔkəˈlestərin］

异淀粉酶 debrancher enzyme

异位的 heterotopic ［ˌhetərəuˈtɔpik］

异位口腔胃肠囊肿 heterotopic oral gastrointestinal cyst

Y

异位阑尾炎 left-sided appendicitis

异位疼痛 heterotopic pain

异位移植 heterotopic transplantation

异胃蛋白酶 isopepsin [aisə'pepsin]

异物感 foreign body sensation

异物性阑尾炎 foreign-body appendicitis

异型性 atypia [ə'tipiə]

异型增生 dysplasia [dis'pleisiə]

异种移植 xenotransplantation
　　[ˌzinəuˌtrænsplæn'teiʃən]

抑癌基因 anti-oncogene [ˌænti'ɔŋkədʒiːn]

抑胃素 gastrone ['gæstrəun]

抑制剂 inhibitor [in'hibitə]

抑制性突触后电位 inhibitory postsynaptic potential(IPSP)

易饱症 hypercoria [ˌhaipə'kɔːriə]

易触痛 tenderness ['tendə nis]

易感性 susceptibility [səˌseptə'biliti]

意识模糊 mental fog

意识障碍 conscious disturbance; disorder of consciousness

臆想 theory ['θiəri]

癔症 hysteria [his'tiəriə]

引流术 drainage ['dreinidʒ]

引起 induction [in'dʌkʃən]

引起代谢 metabolize [me'tæbəlaiz]

引起肝癌的 hepatocarcinogenic

Y

[ˌhepətəuˌkɑːsinəuˈdʒenik]

引起霍乱的 cholerigenic [ˌkɔləriˈdʒenik]

引起肿瘤的 neoplastigenic

[ˌniːəuplæstiˈdʒenik]

饮食疗法 diet therapy

隐蔽性溃疡 concealed ulcer

隐匿型肝性脑病 latent hepatic encephalopathy

隐窝 crypt [kript]

隐性消化道出血 occult gastrointestinal hemorrhage

隐源性肝硬化 cryptogenic cirrhosis

营养 nourishment [ˈnʌriʃmənt]

营养不良性溃疡 trophic ulcer

营养的 alimentary [ˌæliˈmentəri]

应激 stress [stres]

应激蛋白 stress protein

应激损伤 stress injury

应激物 stressor [ˈstresə]

应激相关胃黏膜损伤 stress-related gastric mucosal injury

应激性溃疡 stress ulcer

硬变肝 cirrhotic liver

硬变性胃炎 cirrhotic gastritis

硬腭 hard palate

硬膜外的 epidural [ˌepiˈdjuərəl]

痈 carbuncle [ˈkɑːbʌŋkəl]

幽门瓣 pyloric valve;valvula pylori

幽门部 pars pylorica

幽门带 taeniae pylori

幽门的 pyloric ［pai'lɔːrik］

幽门窦 pyloric antrum

幽门梗阻 pyloric obstruction

幽门管 pyloric canal

幽门管溃疡 pyloric channel ulcer

幽门痉挛 pylorospasm ［pai'lɔːrəspæzəm］

幽门镜检查 pyloroscopy ［ˌpailə'rɔskəpi］

幽门扩张术 pylorodiosis

　　［pai.lɔːrəudai'əusis］

幽门括约肌 pyloric sphincter

幽门淋巴结 pyloric lymph nodes

幽门螺旋杆菌 Helicobacter pylori(HP)

幽门痛 pyloralgia ［ˌpailə'rældʒiə］

幽门狭窄 pyloric stenosis

幽门腺 pyloric gland

幽门炎 pyloritis ［ˌpailə'raitis］

油酸甘油酯 olein ［'əuliin］

疣状胃炎 gastritis verrucose

游离胆汁酸 free bile acid

游离脂肪酸 free fatty acid

游走脾 wandering spleen

游走性的 migratory ［'maigrətəri］

有机物 organic substance

右侧结肠部分切除 right hemicolectomy

Y

右肠系膜窦 right mesenteric sinus

右段间裂 right intersegmental fissure

右肝管后支 ramus posterior ductus hepatici dextri

右肝管前支 ramus anterior ductus hepatici dextri

右结肠动脉 right colic artery

右结肠静脉 right colic vein

右三角韧带 right triangular ligament

右叶间裂 right interlobar fissure

诱发电位 evoked potential(EP)

淤血性肝硬化 stasis cirrhosis

预后的 prognostic [prɔg'nɔstik]

预后因素 prognostic factor

愈创木脂试验 guaiacum test

愈合 healing ['hiːliŋ]

愈合期 healing stage(H)

原癌基因 proto-oncogene

原发性癌 primary carcinoma

原发性胆汁性肝硬化 primary biliary cirrhosis

原发性的 idiopathic [ˌidiə'pæθik]

原发性腹膜炎 primary peritonitis

原发性肝癌 primary carcinoma of the liver

原发性硬化性胆管炎 primary sclerosing cholangitis

原位移植 orthotopic transplantation

Z

载体 carrier ['kæriə]

载脂蛋白 apolipoprotein [ˌæpəuˌlipə'prəutiːn]

再发的 palindromic [ˌpælin'drəmik]; recurring [ri'kəːriŋ]

再感染 reinfection [ˌriːin'fekʃən]

再生 regeneration [riˌdʒenə'reiʃən]

脏层 visceral layer

脏腹膜 visceral peritoneum

脏面 visceral surface

早饱 satiety [sə'taiəti]

早期胃癌 early gastric cancer

早期重症急性胰腺炎 early severe acute pancreatitis

造瘘术 fistulation [fistju'leiʃən]; ostomy ['ɔstəmi]

造影 visualization [ˌviʒuːəli'zeiʃən]

造影剂 contrast medium

增便泻剂 bulk cathartic

增生 hyperplasia [ˌhaipə'pleiʒə]; proliferate [prəu'lifəreit]

增生型肠结核 hyperplastic tuberculosis of intestines

增生性胆囊病 hyperplastic cholecystosis

增生性息肉 hyperplastic polyp

增生性炎 productive inflammation

增殖 proliferation ［prəˌlifəˈreiʃən］; proliferate ［prəuˈlifəreit］

粘连性肠梗阻 adhesive ileus

粘连性中耳炎 adhesive otitis media

战栗产热 shivering thermogenesis

胀满 turgor ［ˈtəːgə］

胀痛 distending pain

障碍 barrier ［ˈbæriə］; disturbance ［disˈtəːbəns］; hindrance ［ˈhindrəns］

针刺感 acanthesthesia ［əˌkænθisˈθiːziə］

真菌的 fungal ［ˈfʌŋgəl］

真菌性脓肿 fungal abscess

真菌性食管炎 fungous esophagitis

蒸发散热 evaporation ［iˌvæpəˈreiʃən］

正位的 orthotopic ［ˌɔːθəuˈtɔpik］

正中裂 median fissure

症状 symptom ［ˈsimptəm］

症状性溃疡 symptomatic ulcer

症状自我疗法 symptomatic self control

脂代谢障碍 lipoidosis ［ˌlipɔiˈdəusis］

脂蛋白 lipoprotein ［ˌlipəˈprəutiːn］

脂肪变性 alcoholic steatosis; fatty change steatosis

脂肪肝 hepatic steatosis; fatty liver

脂肪瘤 lipoma ［liˈpəumə］

脂肪酶 lipase ［ˈlaipeis］

脂肪肉瘤 liposarcoma ［ˌlipəusɑːˈkəumə］

Z

脂肪酸 fatty acid

脂肪消化不良 fat indigestion

脂肪泻 steatorrhea [ˌstiətəuˈriːə]

脂肪性肝硬化 fatty cirrhosis

脂溶性的 fat-soluble

脂性腹水 fatty ascites；milky ascites

脂性腹泻 pimelorrhea

蜘蛛痣 spider nevus

直肠 rectum [ˈrektəm]

直肠瓣 rectal valve；valvulae anales

直肠病学 proctology [prɔkˈtɔlədʒi]

直肠成形(修补)术 proctoplasty
　　[ˈprɔktəˌplæsti]；rectoplasty [ˈrektəˌplæsti]

直肠弛缓不能 pelvirectal achalasia

直肠出血 proctorrhagia [ˌprɔktəˈreidʒiə]

直肠的 rectal [ˈrektəl]

直肠骶曲 sacral flexure of rectum；flexura sa-
　　cralis recti

直肠窦 sinus rectales；rectal sinus

直肠反射 rectal reflex

直肠缝合术 proctorrhaphy [prɔkˈtɔrəfi]

直肠腹部的 recto-abdominal
　　[ˌrektəuæbˈdɔminəl]

直肠肛门部 pars analis recti

直肠横襞 horizontal folds of rectum；transverse
　　folds of rectum

直肠壶腹 ampulla of rectum

直肠会阴曲 perineal flexure of rectum；flexura perinealis recti

直肠肌层 tunica muscularis recti

直肠积粪 proctostasis ［prɔk'tɔstəsis］

直肠结肠镜 proctocolonoscope ［ˌprɔktəuˌkəulə'nɔskəup］

直肠结肠镜检查 proctocolonoscopy ［ˌprɔktəuˌkəulə'nɔskəpi］

直肠结肠切除术 proctocolectomy ［ˌprɔktəukəu'lektəmi］

直肠结肠炎 proctocolitis ［ˌprɔktəukɔ'laitis］

直肠痉挛 proctospasm ［'prɔktəspæzəm］

直肠镜 proctoscope ［'prɔktəskəup］

直肠镜检查 proctoscopy ［prɔk'tɔskəpi］；rectoscopy ［rek'tɔskəpi］

直肠扩张 proctectasia ［ˌprɔktek'teiziə］

直肠扩张器 procteurynter ［'prɔktjuːrintə］

直肠扩张术 procteurysis ［prɔk'tjuərisis］

直肠括约肌 rectal sphincter

直肠淋巴滤泡 folliculi lymphatici recti

直肠麻痹 proctoparalysis ［ˌprɔktəupə'rælisis］；proctoplegia ［ˌprɔktəu'pliːdʒiə］

直肠黏膜 mucous membrane of rectum

直肠膀胱切开术 proctocystotomy ［ˌprɔktəusis'tɔtəmi］

直肠膨出 proctocele ［'prɔkɔtəsiːl］

直肠切开术 proctotomy ［prɔk'tɔtəmi］

Z

509

直肠栓剂 rectal suppository

直肠痛 rectalgia [rek'tældʒiə]

直肠脱垂 proctoptosis [prɔktɔp'təusis]; rectal prolapse

直肠息肉 proctopolypus [ˌprɔktəu'pɔlipəs]

直肠系膜 mesorectum [ˌmesəu'rektəm]

直肠狭窄 proctostenosis [ˌprɔktəusti'nəusis]; proctencleisis [ˌprɔktən'klaisis]; rectostenosis [ˌrektəusti'nəusis]

直肠性便秘 proctogenous constipation

直肠性的 proctogenic [ˌprɔktəu'dʒenik]

直肠炎 proctitis [prɔk'taitis]; rectitis [rek'taitis]

直肠乙状结肠 proctosigmoid [ˌprɔktəu'sigmɔid]

直肠乙状结肠镜检查 proctosigmoidoscopy [ˌprɔktəuˌsigmɔi'dɔskəpi]

直肠乙状结肠切除术 proctosigmoidectomy [ˌprɔktəuˌsigmɔi'dektəmi]

直肠乙状结肠炎 proctosigmoiditis [ˌprɔktəuˌsigmɔi'daitis]

直肠造口术 proctostomy [prɔk'tɔstəmi]; rectostomy [rek'təustəmi]

直肠指诊 rectal touch

直肠周围炎 perirectitis [ˌperirek'taitis]

直肠周组织 paraproctium [ˌpærə'prɔkʃiəm]

直接胆红素 direct bilirubin

直链淀粉 amylose ['æmiləus]

止吐药 antiemetic [ˌæntiiˈmetik]

止泻剂 antidiarrheal [ˌæntiˌdaiəˈriəl]; obstruent [ˈɔbstruənt]

指标 index [ˈindeks]

指压性水肿 pitting edema

质膜内褶 plasma membrane infolding

质子泵 proton pump

质子泵抑制剂 proton pump inhibitor(PPI)

质子泵抑制剂试验 proton pump inhibitor test (PPI test)

致癌的 cancerigenic [ˌkænsəriˈdʒenik]; carcinogenic [ˌkɑːsinəuˈdʒenik]

致癌基因 oncogene [ˈɔŋkədʒiːn]

致癌物 carcinogen [ˈkɑːsinədʒne]

致腹泻的 diarrheogenic [ˌdaiəˌriəˈdʒenik]

致畸因素 teratogen [ˈterətədʒne]

致结石的 lithogenic [ˌliθəuˈdʒenik]

致密结缔组织 dense connective tissue

致热原 pyrogen [ˈpaiərədʒne]

痔 hemorrhoid [ˈhe. ərɔid]

痔核 haemorrhoids [ˈheˌərɔidz]

智齿 wisdom tooth

中鼻镜检查 median rhinoscopy

中毒性肝炎 toxic hepatitis

中毒性肝硬化 toxic cirrhosis

中毒性黄疸 toxemic jaundice

中毒性巨结肠 toxic megacolon

Z

中毒性胃炎 toxic gastritis

中耳炎 otitis media；tympanitis
［ˌtimpə'naitis］

中结肠动脉 middle colic artery

中结肠静脉 middle colic vein

中密度脂蛋白 intermediate density lipoprotein
（IDL）

中枢性痛 central pain

终期腹膜炎 terminal peritonitis

肿瘤 tumor ［'tjuːmə］

肿瘤坏死因子 tumor necrosis factor（TNF）

重酒石酸胆碱 choline bitartrate

重塑 remodel ［'riː'mɔdəl］

重吸收 reabsorption ［ˌriːəb'sɔːpʃən］

重型病毒性肝炎 severe viral hepatitis

重型肠炎 enteritis gravis

重症肌无力 myasthenia gravis

重症急性胰腺炎 severe acute pancreatitis（SAP）

重症监护病房 intensive care unit（ICU）

舟状腹 scaphoid abdomen

周期性腹膜炎 periodic peritonitis

周期性胃痛 gastroperiodynia
［ˌgæstrəuˌperiəu'diniə］

蛛网膜下的 subarachnoid ［ˌsʌbə'ræknɔid］

潴留性黄疸 bilirubin icterus；retention jaundice

主动脉 aorta ［ei'ɔːtə］

主细胞 chief cell

主胰管 main pancreatic duct

助消化的 peptic ['peptik]; peptogenic [ˌpeptəu'dʒenik]

助消化剂 digestive tonic

柱状上皮组织 cylindrical epithelium; columnar epithelium

柱状细胞 columnar cell

转氨酶 aminotransferase [ˌæminəu'trænsfəreis]

转导 transduction [træns'dʌkʃən]

转铁蛋白 transferrin [træns'fərin]

转铁蛋白受体 transferrin receptor

转移 metastasis [mə'tæstəsis]; transfusion [træns'fjuːʒən]

转移的 metastatic [ˌmetə'stætik]

转运蛋白 transport protein

锥状肌 pyramidalis [paiˌræmi'deilis]; musculi pyramidalis

紫癜 peliosis [ˌpiːli'əusis]

自发的 spontaneous [spɔn'teiniəs]

自发性细菌性肠系膜炎 spontaneous bacterial peritonitis

自分泌 autocrine [ɔːtəukrain]

自灌洗胃 autolavage [ˌɔːtəulə'vɑːʒ]

自身抗体 autoantibody [ˌɔːtəu'æntiˌbɔdi]

自身免疫性肝炎 autoimmune hepatitis

自身免疫性疾病 autoimmune disease

自身免疫性胃炎 autoimmune gastritis

Z

513

自体输血 autologous blood transfusion

总胆管括约肌 choledochal sphincter

总导管 common excretory duct

纵隔 mediastinum [ˌmiːdiæsˈtainəm]

阻断药 blocker [ˈblɔkə]

阻塞性黄疸 obstructive jaundice

组胺 histamine [ˈhistəmin]

组织工程学 tissue engineering

组织化学 histochemistry [ˌhistəuˈkemistri]

组织间隙 tissue space

组织间液 interstitial fluid

组织缺氧 hypoxia [haiˈpɔksiə]

组织细胞 histiocyte [ˈhistiəsait]

组织学 histology [hisˈtɔlədʒi]

组织液 tissue fluid

最大酸排量 maximal acid output(MAO)

左肠系膜窦 left mesenteric sinus

左段间裂 left intersegmental fissure

左结肠动脉 left colic artery;arteria colica sinistra

左结肠静脉 left colic vein;vena colica sinistra

左三角韧带 left triangular ligament

左位性阑尾炎 left-side appendicitis

左叶间裂 left interlobar fissure

佐林格—埃利森综合征 Zollinger-Ellison syndrome(ZES)

坐骨直肠窝脓肿 ischiorectal abscess

附　录

一、缩写词

A

A/G ratio albumin/globulin ratio　白—球蛋白比

AAP acetaminophen　对乙酰氨基酚

AAPC antibiotic-associated pseudomembranous colitis　抗生素相关性假膜性结肠炎

Ab antibody　抗体

ABG arterial blood gas　动脉血气

ABP arterial blood pressure　动脉压

ACD acid citrate dextrose　酸性枸橼酸葡萄糖

ACh acetylcholine　乙酰胆碱

ACP acid phosphatase　酸性磷酸酶

ACR adenomatosis of the colon and rectum　结直肠腺上皮增生

ACT active coagulative time　活化凝血时间

ACTH adrenocorticotrophin　促肾上腺皮质激素

ADC antral diverticulum of the colon　结肠窦憩室

ADH antidiuretic hormone　抗利尿激素

ADI antral diverticulum of the ileum　回肠窦憩室

ADP adenosine diphosphate　二磷酸腺苷

AFP alpha-fetoprotein　甲胎蛋白

AHF antihemophilic factor　抗血友病因子

AICAH autoimmune chronic active hepatitis　自身免疫性慢性活动性肝炎

AIDS acquired immune deficiency syndrome　获得性免疫缺乏综合征;艾滋病

AKP alkaline phosphatase　碱性磷酸酶

ALB albumin　白蛋白

ALT（GPT） alanine aminotransferase　丙氨酸转氨酶

AMA anti-mitochondrial antibody　抗线粒体抗体

ANA anesthesia　麻醉

ANA antinuclear antibody　抗核抗体

ANP acute necrotizing pancreatitis　急性坏死性胰腺炎

anti-HAV antibody to hepatitis A virus　甲型肝炎病毒抗体

anti-HBc hepatitis B core antibody　乙型肝炎核心抗体

anti-HBe hepatitis B e antibody　乙型肝炎 e 抗体

anti-HBs hepatitis B surface antibody　乙型肝炎表面抗体

Anti-HCV hepatitis C virus antibody　丙型肝炎病毒抗体

Anti-VCA anti-viral capsid antigen antibody
抗病毒衣壳抗原抗体

AOSC acute obstructive suppurative cholangitis　急性梗阻性化脓性胆管炎

APC acetylsalicylic acid compound　复方阿司匹林

APUD amine precursor uptake and decarboxylation　胺前体摄取和脱羧

ASCA anti-saccharomyces cerevisiae antibodies　抗酿酒酵母抗体

AST aspartate aminotransferase　天门冬氨酸氨基转移酶

ATP adenosine triphosphate　三磷酸腺苷

B

BAO basal acid output　基础酸排量

BBT basal body temperature　基础体温

BMR basal metabolic rate　基础代谢率

BO bowel obstruction　肠梗阻

BP blood pressure　血压

BPO basal pepsin output　基础胃蛋白酶排量

BSA bowel sounds active　肠鸣音活跃

BT bilirubin total　总胆红素

C

CA catecholamine　［ˌkætikəˈlæmin］儿茶酚胺

CAT computed axial tomography　计算机轴向体层摄影(术)

CB conjugated bilirubin　结合胆红素

CBC complete blood count　血常规

CC chief complaint　主诉

CCK cholecystokinin　胆囊收缩素

CD Crohn's disease　克罗恩病;节段性回肠炎

CEA carcinoembryonic antigen　癌胚抗原

cGMP cyclic guanosine monophosphate 环磷鸟苷

CK creatine kinase　肌酸激酶

CPCR cardiopulmonary-cerebral resuscitation 心肺脑复苏

CPK creatine phosphokinase　肌酸磷酸激酶

CT computed tomography scan　计算机体层摄影扫描;CT 扫描

D

DBP diastolic blood pressure　舒张压

DC dendritic cell　树突状细胞

DHTR delayed hemolytic transfusion reaction 迟发溶血性输血反应

DIC disseminated inravascular coagulation 弥散性血管内凝血

DSA digital subtraction angiography　数字减影血管造影

DU duodenal ulcer　十二指肠溃疡

E

ECM extracellular matrix　细胞外间质

EMR endoscopic mucosal resection　内镜下黏膜切除

ENBD endoscopic nasobiliary drainage　内镜下鼻胆管引流

EPSP excitatory postsynaptic potential　兴奋性突触后电位

ER. emergency room　急诊室

ERCP endoscopic retrograde cholangiopancre-atography　内镜逆行性胰胆管造影

ESD endoscopic submucosal dissection　内镜下黏膜剥离（术）

ESR erythrocyte sedimentation rate　红细胞沉降率

EUS endoscopic ultrasonography　超声内镜（检查）

EUS-FNA endoscopic ultrasonography-fine needle aspiration　内镜超声下细针穿刺

EUT endoscopic ultrasound tomography　超声内镜断层成像

EVL endoscopic varices ligation　内镜下静脉曲张套扎（术）

EVS endoscopic varices sclerotherapy　内镜下静脉曲张硬化疗法

F

FAP familial adenomatous polyposis　家族性腺瘤性息肉病

FD functional dyspepsia　功能性消化不良

FFA free fatty acid　游离脂肪酸

FFP fresh frozenplasma　新鲜冷冻血浆

FGID functional gastrointestinal disorder　功能性胃肠病

FHF fulminant hepatic failure　暴发性肝功能衰竭

FLC fibrolamellar carcinoma of liver　纤维板层型肝癌

G

GERD gastroesophageal reflux disease　胃食管反流病

GI. gastrointestinal　胃肠的；消化道

GITS gastrointestinal therapeutic system　胃肠治疗系统

GU gastric ulcer　胃溃疡

H

H healing stage　愈合期

HAV hepatitis A virus　甲型肝炎病毒

Hb hemoglobin　血红蛋白

HBAg hepatitis B antigen　乙型肝炎抗原

520

HBcAg hepatitis B core antigen　乙型肝炎核心抗原

HBeAg hepatitis B e antigen　乙型肝炎 e 抗原

HBP high blood pressure　高血压

HBsAg hepatitis B surface antigen　乙型肝炎表面抗原

HBV hepatitis B virus　乙型肝炎病毒

HCV hepatitis C virus　丙型肝炎病毒

HDL high density lipoprotein　高密度脂蛋白

HDV hepatitis D virus　丁型肝炎病毒

HEV hepatitis E virus　戊型肝炎病毒

HGF hepatocyte growth factor　肝细胞生长因子

HIV human immunodeficiency virus　人类免疫缺陷病毒

HNPCC hereditary nonpolyposis colorectal cancer　遗传性非息肉病性结直肠癌

HP Helicobacter pylori　幽门螺旋杆菌

HSC hepatic stellate cell　肝星状细胞;贮脂细胞

HVPG hepatic venous pressure gradient　肝静脉压力梯度

I

I/O intake and output　进出量

IBD inflammatory bowel disease　炎性肠病

IBS irritable bowel syndrome 肠易激综合征

ICU intensive care unit 重病监护病房

IDL intermediate density lipoprotein 中密度脂蛋白

IFA intrinsic factor antibody 内因子抗体

Ig. immunoglobulin 免疫球蛋白

IL interleukin 白细胞介素

IU international unit 国际单位

IV intravenously 静脉内

IV in vitro 试管内;活体外

IVV internal vertebral vein 椎内静脉

L

LBP low blood pressure 低血压

LC laparoscopic cholecystectomy 腹腔镜胆囊切除术

LD50 lethal dose 50 半致死剂量

LDH lactate dehydrogenase 乳酸脱氢酶

LDL low density lipoprotein 低密度脂蛋白

LEMG laryngeal electromyography 喉肌电图

LES lower esophageal sphincter 食管下括约肌

LESR lower esophageal sphincter relaxation 食管下括约肌松弛

M

MAO maximal acid output 最大酸排量

MARS molecular adsorbent recycling system 分子吸附再循环系统

MCD mean corpuscular diameter 平均红细胞直径

MCH mean corpuscular hemoglobin 平均红细胞血红蛋白量

MCHC mean corpuscular hemoglobin concentration 平均红细胞血红蛋白浓度

MCP metoclopramide 甲氧氯普胺

MCP moderate chronic pancreatitis 中度慢性胰腺炎

MCV mean corpuscular volume 平均红细胞体积

MI meconium ileus 胎粪性肠梗阻

MMC migrating motor complex 移行运动复合波

mmHg millimeters of mercury 毫米汞柱

MRCP magnetic resonance cholangiopancreatography 磁共振胰胆管成像

MRI magnetic resonance imaging 磁共振成像

N

N/V nausea and vomiting 呕吐

NCPF noncirrhotic portal fibrosis 非硬变性肝门纤维化

NHFTR non- haemolytic febrile transfusion reaction 非溶血性热性输血反应

NPN nonprotein nitrogen 非蛋白氮

NS normal saline 生理盐水

NSAIDs non-steroidal antiinflammatory drugs 非甾体类抗炎药

NT neurotransmitter 神经递质

O

OP out-patient 门诊病人

OPC out-patient clinic 门诊部

OPSI overwhelming postsplenectomy infection 致死性脾切除后感染

P

P pulse 脉搏

PAC proximal anal canal 近侧肛管

PAL posterior axillary line 腋后线

PaO₂ arterial oxygen pressure 动脉血氧分压

PAS p-aminosalicylic acid 对氨基水杨酸

PC polyposis coli 结肠息肉病

PCR polymerase chain reaction 聚合酶链式反应

PCZ pancreozymin 肠促胰酶素

PD protracted diarrhea 拖延性腹泻

PDF peritoneal dialysis fluid 腹膜透析液

PE physical examination 体检

PEC peritoneal exudate cells 腹膜腔渗出

细胞

PEM peritoneal exudate macrophage　盆腔渗出巨噬细胞

PERFW perforating wound　穿透伤

PG prostaglandin　前列腺素

PIA pancreatic isoamylase　胰淀粉酶同工酶

PLC primary liver cell cancer　原发性肝细胞癌

PMC pseudomembranous colitis　假膜性结肠炎

PNE pseudomembranous necrotizing enterocolitis　假性膜坏死性小肠结肠炎

POA pancreatic oncofetal antigen　胰腺瘤胎抗原

PP pancreatic polypeptide　胰多肽

PPED persistent post-enteritis diarrhea　肠炎后持续性腹泻

PPI proton pump inhibitor　质子泵抑制剂

PPI test proton pump inhibitor test　质子泵抑制试验性治疗

PPJ pure pancreatic juice　纯胰液

PS pancreozymin-secretin　肠促胰酶素-肠促胰液素

PS pyloric stenosis　幽门狭窄

PSB proximal small bowel　近端小肠

PSE portosystemic encephalopathy　门脉体循环脑病

PSPDA posterior superior pancreatic duodenal arteria　胰十二指肠后上动脉

PSR （extrahepatic）portal systemic resistance （肝外）门静脉系统阻力

PST pancreatic suppression test　胰腺抑制试验

PT physical therapy　物理疗法

PT prothrombin time　凝血酶原时间

PTCB percutaneous transhepatic cholangiobiopsy　经皮肝穿刺胆道活检

PTCD percutaneous transhepatic cholangial drainage　经皮肝胆管引流术

PTEV percutaneous transhepatic embolization of varices　经皮经肝曲张静脉栓塞术

PTP percutaneous transhepatic portography　经皮肝穿刺门静脉造影术；经皮经肝门静脉造影术

R

RBC red blood count　红细胞计数

RGC remnant gastric cancer　残胃癌

RNA ribonucleic acid　核糖核酸

RV rotavirus　轮状病毒

S

SaO$_2$ arterial oxygen saturation　动脉血氧饱和度

SAP severe acute pancreatitis　重症急性胰腺炎

SASP sulfapyridine　磺胺吡啶

SB serum bilirubin　血清胆红素

SB standard bicarbonate　标准碳酸氢盐

SD streptodornase　链道酶

SGC salivary gland carcinoma　唾液腺癌

siRNA short interfering RNA　干扰短 RNA

SIRS systemic inflammatory response syndrome　全身性炎症反应综合征

SLS S. streptolysin S　链球菌溶素

SND striatonigral degeneration　纹状体黑质变性

SNP single nucleotide polymorphism　单核苷酸多态性

SPECT single photon emission computed tomography　单光子发射计算机断层图像检查

SPK simultaneous pancreas-kidney transplantation　同期胰肾联合移植

ST skin test　皮试

T

TACE transcatheter arterial chemoembolization　经导管动脉化疗栓塞术

TAH transfusion-associated hepatitis　输血相关肝炎

TB tuberculosis　结核

TBA total bile acid　总胆汁酸

TBBC totalbilirubin-bindingcapacity　总胆红素结合力

TBIL total bilirubin　总胆红素

TBP tuberculous peritonitis　结核性腹膜炎

TBPB total biliopancreatic bypass　全胆管胰管旁路(术)

TC total cholesterol　总胆固醇

TC transverse colon　横结肠

TGL triglyceride　三酰甘油

TIPS transjugular intrahepatic portosystemic shunt　经颈静脉肝内门体分流术

TISS therapeutic intervention scoring system　介入治疗评价系统

TME transmural enteritis　透壁性肠炎

TNF tumor necrosis factor　肿瘤坏死因子

TP total protein　总蛋白质(量)

TPS trypsin　胰蛋白酶

TSV total stomach volume　胃总容积

U

U 单位

UB urine bilirubin　尿胆红素

UCBR unconjugated bilirubin　非结合胆红素;游离胆红素

UDCA ursodesoxycholic acid　熊去氧胆酸

UE ulcerative enteritis 溃疡性肠炎

UGIH upper gastrointestinal hemorrhage 上消化道出血

UK urokinase 尿激酶

UP ulcerative proctitis 溃疡性直肠炎

UU urine urobilinogen 尿胆素原

V

VEGF vascular endothelial growth factor 血管内皮生长因子

VGF vascular growth factor 血管生长因子

VH virus hepatitis 病毒性肝炎

VIP vasoactive intestinal peptide 血管活性肠肽

VLDL very low density lipoprotein 极低密度脂肪蛋白

VP vasopressin 加压素;抗利尿激素

W

WBC white blood cell 白细胞

WHO World Health Organization 世界卫生组织

Wt. weight 体重

Z

ZES Zollinger-Ellison syndrome 佐林格—埃利森综合征

二、常用处方拉丁文缩写
（依次为缩写词、拉丁文、中文）

a. c.　ante cibos　饭前

a. j.　ante jentaculum　早饭前；空腹时

a. m.　ante meridiem　上午；午前

ad us. ext.　ad usum externum　外服

ad us. int.　ad usum internum　内服

alt. 2h.　alternis 2 horis　每间隔 2 小时一次

Amp.　ampulla　安瓿

Auristill.　auristilla　滴耳剂

b. i. d.　bis in die　每日二次

c. t.　cutis testis　皮试

Caps.　capsulae　胶囊剂

Co.　compositus　复方的

Crem.　cremor　乳膏

dil.　dilutus　稀的

Emul.　emulsio　乳剂

Enem.　enema　灌肠剂

fort.　fortis　强的；浓的

g.　gramma　克

Garg.　gargarisma　含漱剂

h. s.　hora somni　睡前

i. d.　injectio intradermica　皮内注射

i. h.　injectio hypodermica　皮下注射

i. m.　injectio intramuscularis　肌肉注射

i. u.　internationalis unitas　国际单位

i. v.　injectio intravenosa　静脉注射

i. v. gtt.　injectio intravenosa guttatim　静脉滴注

Inf.　infusum　浸剂

Inhal.　inhalatio　吸入剂

Inj.　injectio　注射剂

L.　litrum　升

L. a.　lege artis　按常规

lent.　lente　慢慢的

Liq.　liquor　溶液剂

Lot.　lotio　洗剂

m. d.　more dicto　遵医嘱

medic.　medicinalis　药用的

mg.　milligramma　毫克

Mist.　mistura　合剂

ml.　millilitrum　毫升

Naristill.　naristilla　滴鼻剂

Neb.　nebula　喷雾剂

Ol.　oleum　油剂

p. c.　post cibos　饭后

p. m.　post meridiem　下午;午后

p. o.　per os　口服

p. r. n.　pro re nata　必要时

Pil.　pilulae　丸剂

pr. dos.　pro dosi　一次量;顿服

pr. jug.　pro jugulo　咽喉用

pr. narcos. loc.　pro narcosi locali　局部麻醉

用

pr. rect. pero recto　灌肠用

Pulv. pulvis　粉剂

q. 2d. quaque 2 die　每两日一次

q. 4h. quaque 4 hora　每四小时

q. d. quaque die　每日、每日一次

q. d. alt quaque die alterna　每隔日一次

q. h. quaque hora　每小时

q. i. d. quarter in die　每日四次

q. m. quaque mane　每晨

q. n. quaque nocte　每晚

q. s. quantum satis　适量

Rp. recipe　取

s. o. s. si opus sit　需要时

sic. siccus　干燥的

Sol. solutio　溶液剂

solub. solubilis　可溶解的

stat. ! statim !　立即!

Supp. suppositorium　栓剂

t. i. d. ter in die　每日三次

Tab. tabellae　片剂

Tinct. tinctura　酊剂

u. unitas　单位

Ung. unguentum　软膏

参 考 文 献

1. A S Hornby. 牛津高阶英汉双解词典. 第 8 版. 北京:商务印书馆,2014

2. 洪班信. 医学英语常用词辞典. 第 3 版. 北京:人民卫生出版社,2014

3. 史利卿. 世界最新英汉医学精选词汇. 西安:世界图书出版公司,2011

4. 史利卿. 世界最新汉英医学精选词汇. 西安:世界图书出版公司,2011

5. 武广华,李慎廉,程惠珍.精选汉英医学词汇. 第 2 版. 北京:人民卫生出版社,2010

6. 于洪昭,谢启文. 实用医学词典. 第 2 版. 北京:人民卫生出版社,2008